中國近代中醫藥期刊彙編

第一輯

3

利濟學堂報

上海辭書出版社

目録

光緒二十三年丁酉　第十五册

利濟學堂報

利濟醫院開講

委和紀處暑

二十三年

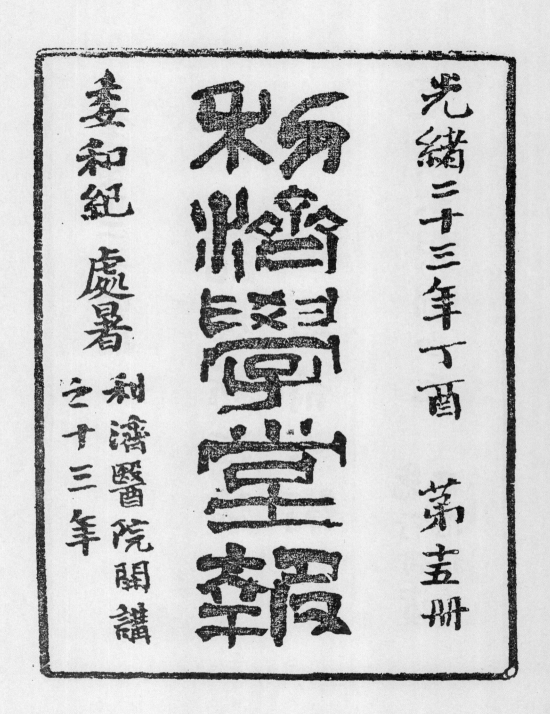

全年二十四冊

館在浙江溫州府前大街

定價大銀圓四元

先行付資
不准折賣

利濟學堂報丁酉第十五冊目錄

商務叢談　二則

見聞近錄　七則

近政備考　禮部[redacted]議覆奏考試策問請准引用本朝人名

書名摺

經世文傳　按察　蔡兩粵廣仁善堂聖學會序

藝事稗乘叙

東甌陳虬撰

峩峩中華亞土雄國近數十祀日趨窶弱溥海元元嗷鴻騰嘆瓶罄柚空閭邦符輸欲蘇支那首興藝事故姬旦官禮殿以考工今歐洲諸國製造神奇圜球商務牛耳讓孰東鄰三島近又勃興整飾百物異常粹美歲售別土獲資甚肥獨我黃人時形瘠乏保工之會不設華垊遂遜於外洋比較之廠不開市器遂流於窳鈍海隅鯫生深眍杞慮故於諸報文中稍涉斯涂輒殷採輯萃西方翔富之術作中夏藥貧之糧庶土壤涓流於山海不無猗裨焉

彙編

利濟文課卷三　彙編一之三

白喉條辨自敘

瑞安陳葆善撰　院次道一

白喉險症也靈素以來未詳著錄國朝道光間湖南陳氏雨春始著白喉嚨證論見白喉捷要常敘其鄉人瀏陽張善吾紹脩本其意作白喉捷要大旨言足三陰受病傳之於肺已失白喉本來面目而用藥又不出風火喉痹之範圍與手太陰燥火了無關涉鄭氏梅澗所著重樓玉鑰言此症或遇燥氣流行而發用藥以清肺養陰爲主頗爲中的然語焉不詳得失參半似未能洞徹源流者如既言或遇燥氣流行而發又言此症在少陰一經熱邪伏其間盜肺金之母氣云云用藥既以養陰清肺爲主又言只宜紫正散夫紫正散之荊芥防風荆皮細辛與養陰清肺湯之冬、地白芍丹皮奚啻冰炭何鄭氏竟相提竝論也　光緒戊子京師是症大發有耐脩子者以威串中多遺其厄悉心講求託之神道採二家之言著白喉治法忌表抉微選擇頗爲簡要然此君非素業岐黃之術者於受病之源流經絡用藥之色味氣性茫無眞知灼見故語多不根尤不足以津逮後學癸巳春余及二女一子於數日間次第傳染壬辰秋冬之交天久不雨燥氣盛行冬至後大霜雪尋常湖漵氷厚寸許甌郡地氣極暖不見此氣候者已六七十年至立春後雨水驟至是症輒大發聞郡城醫者多以辛溫表散從事小兒遭厄者甚夥長女以張氏法治之幾至不起幸以大辛涼合甘鹹寒法日進三大劑獲效張氏所列無治之症十一條已居其八次女少子遂悉用養陰法次女愈而少子夭此中疑團幾不可破甲午秋季少女時纔周歲患伏暑病身熱瘂厥痰嗽而喘投以清熱化痰通絡息風劑瘂厥愈而諸症不減至日晡時痰喘愈甚與白喉病將絶時形象宛然無異急用前方加入西洋石膏大辛涼法與之痰喘頓止而身熱亦愈始恍然於白喉病之標本傳變從前醫治之或得或失一一瞭如指掌且深悉張氏鄭氏耐脩氏三先生之書雖各有心得實未能窮極源流也於是潛心探索彙集衆長證以經誼參以閱

歷遲之數年作白喉訂正論一卷呈政於蟄廬主講主講曰是論雖詳然頭緒繁多篇幅長冗恐閱者未易貫徹盍仿吳鞠通氏著温病例爲白喉條辨庶幾綱舉目張作者既易於發明閱者復易於尋繹余曰善退而作條辨一十五條稿既脱因爲敘其大旨雖當仁不讓於張氏鄭氏耐脩氏三先生之言間多指摘然非三先生開先河之功余亦安能遽集其成也後有作者倘能闡發微旨匡茲不逮豈特余與三先生之幸抑天下生靈有厚望焉光緒二十三年歲丁酉夏月

目錄

辨病源第一

陽明燥金司天之年或秋冬之交天久不雨燥氣盛行邪客於肺伏而化火至初春雨水驟至春寒外加夏至後發者更重少陽相火不能遂其條達之機遂挾少陰君火循經絡而上與所伏之燥火互相冲激痒乘咽喉清竅而出或發白塊或白點名曰白喉互相傳染大人易治小兒難治

時疫喉症不外外感六淫爲病六淫者卽經所謂風寒燥溼暑火六氣是也歷攷古人喉科方論言風火者固多言寒溼者亦頗不乏獨未有專言燥氣爲病者蓋內經脫秋傷於燥一條後

人遂有燥氣不爲病之說至沈目南喻嘉言始各有所得各出方論沈氏以化氣爲濕爲主故立方偏於苦辛微溫喻氏以復氣爲火爲主故立方偏於辛涼甘寒賴吳鞠通氏有燥氣爲病輕則爲燥重則爲寒化氣爲濕復氣爲火數語而燥氣發病之理始著後之治燥氣者亦有門逕可入（欲治白喉者非先讀沈喻吳三先生之書恐終無從下手）此症之發必於燥氣盛行之年且見症經脈傳變治法無一不與燥火二字脗合故知病屬燥氣無疑（詳觀後辨自明）唯間多挾少陽相火少陰君火而發不得不兼治耳鄭氏梅澗雖言此症或遇燥氣流行而發而支離籠雜尚非眞能探及源頭者至張氏漫言火熱（喉症屬火熱者比比皆是）耐脩氏言肺之灼由於胃之熱胃之熱實由於腸之寒糢糊影響全無確見更不足辨矣大人小兒治法本同何分難易實以小兒在五六齡以內者未識人事看驗服藥處處不能如法故治之較難也

辨經絡第二

素問陰陽別論篇曰一陰一陽結謂之喉痺一陰指少陰一陽指少陽少陽主相火少陰主君火故凡一切風火喉痺莫不揭重二經主治而白喉則獨以手太陰爲本以二經爲標蓋二經爲病主風火而太陰爲病主燥氣其有傳及他經者皆非白喉本有之症或因循不治與治不得法火毒漫延累及他經也知其所在以法治之

張氏紹脩曰此症當作足三陰受病傳至於肺且引十二經脉足太陰之脉上膈挾咽連舌本散舌下足少陰之脉循喉嚨挾舌本足厥陰之脉循喉嚨之上入頏顙下絡舌本爲証不知十二經之脉除足太陽外其餘十一經皆內循喉嚨不獨足三陰也且既言足三陰受病必有足三陰見症今內經傷寒具在可復按也足厥陰爲肝素問刺熱篇曰肝熱病者小便先黃腹痛

非民强之效歟日本明治之初强師壓境東人幾不國矣然維新以後藝興於下政明於上俊傑有爲之士奮其身爲國家用夫日本之民不過四千萬人耳以視中國殆僅得其什一也然而用民必信鍊兵必精一切取法於泰西撫之三十年而軍隊之雄伯仲英德異矣哉商鞅之言曰民强國弱國弱民强有道之國務在弱民嗚呼此秦之所以二世亡也異矣哉商鞅之言也

然則强民之道將何如曰虎賁趣馬周禮以之命官軌里連鄉管氏因而霸國沒齒不識兵革未有臨敵而能前者也平居不知講武未有蹈險而不驚者也今且復古人守望之義編戶爲兵給以軍械寬以歲月聯以保甲資以簡練予以權利假以仕途五家爲鄰鄰必有長五鄰爲里里必有師設塾以明其教講學以堅其志蒐苗獮狩以習其數進止坐作以彰其度而尤必牖其智慧廣其學術恣其製造通其情愫縱其遊歷拓其聞見胥吏不復製其肘

有司不文致以法士强於學農强於耕工强於藝商强於財總之四民皆强於兵而後人人有敢戰之志天下無不可用之人夫古有行之者矣罝兔知兵腹心干城女子行露强暴不陵我念文王治岐之政爲淒然以思也

難者曰耕鑿作息不知不識此古皇帝大同之世也今欲易文章彬雅之俗而從事於遙蕩恣睢轉徙之塗域內擾擾禍端將起風氣大開法網遂弛子奈何挾四方開闢之制例我古聖人四千年損益相因之治彼亦一是非此亦一是非是亦一無窮非亦一無窮子又何屑以治斯民爲夫古人不得已而弱天下所以鋤豪傑草澤不平之氣而俾遊乎我之藩也今子爲是說將適以張刑天蚩尤之狂燄而使我民踵亞力山德拿破崙之餘敎矣其又奚救焉且中國所爲幸四海無事而相延以有今日者奸民之不作上得以劵其權也唐宋以詩賦舉士前明以制藝取人非不知其無

用也殆亦有操縱轉移之妙術歟况今海宇多故夷狄鴟張縱外侮之交逼猶內訌之未揚則以我民但循故智而不敢言自强也奈之何以薪止火以湯去沸而遽曰强民耶强民耶夫洪楊之禍我民之從亂者亦常矣經營十餘年轉亂爲治今而後我無復望矣人亦有言迷陽迷陽無傷吾行吾行卻曲無傷吾足我不敢言禦外之策而但以安其內者爲良

嗚呼子但知民强足以生亂而不知民强足以止亂也夫人亦各惜其身矣愛其家矣寶其名矣畏其刑戮矣髮膚身體皆父母之餘生厚地高天動尊親之隱念上下之分亘古不移教誨之躬忍昧斯義而必甘於爲盗爲賊爲禍首爲莠民吾知千人中必無一二也而况乎訓之鍊之督之率之鼓舞而激揚之彼方將奮其忠勇鼓其義俠而思以報其國家者莫能自已矣亂奚爲焉且民之從亂也不以强而以不强益民亦非不知順逆之名嚴而誅鋤之

爲禍大矣然而平居薾靡不振徼幸旦夕無事以爲樂一朝禍發倉猝無能爲備爭之不能因而避之避之不能因而從之服之尊之奉之奔走之一夫夜呼應者四起彼固知力之不能與敵也嗚呼世之言治天下者不務强民吾見其驅天下羣不强之民而爲强者之一助也不然使洪楊發難之初卽有奇傑之士慷慨前往率數千節制敢死之師建義旗以赴敵吾知髮逆之禍必不如昔者之甚矣而乃重闉洞開望風爭潰以一匹夫無賴之子逋竄四出躪蹂徧十六行省未有能起而遏其鋒者然猶賴湘淮義旅民團之力幸以削平大亂然而我國家元氣之衰至今日幾不能復矣嗚呼豈非民之不强至此哉且今日之外侮迫矣子毋慮內亂之難平也況內亂者殆亦將乘外侮而起者與川竭而谷虛邱夷而淵實魯酒薄而邯鄲圍我其如民何哉民哉民哉瓦解之禍小土崩之患大

耳	鼻	背
足少陽下耳後其支者從耳後入耳中出走耳前其筋出太陽		
足陽明上耳前其筋支者結於耳前其絡入耳中上絡左角	足陽明起於鼻之交頞中下循鼻外其筋下結於鼻	
手陽明之別入耳合於宗脈	手陽明上挾鼻孔	
手太陽入耳中其筋之支者入耳中直者出耳上	手太陽抵鼻	
手小陽之別者入耳合於宗脈其支合耳後其筋之支上耳前		背
足太陽之支者從巔至耳上角	足太陽之筋結於鼻	

十五

	枕骨	完骨	顴	頄
之前循耳後				足少陽之筋結
				足陽明之筋支
				手陽明之筋支
		手太陽之筋結於耳後完骨	手太陽斜絡於顴	
其標在耳後上角				
	足太陽之筋直者結於枕骨	足太陽之筋結於完骨		足太陽之筋支

	頔	頬	頣
於頬	足少陽抵於頔	足少陽下加頬車下耳下曲頬之後	足少陽之筋下走頷其別出頣
者合於頬	足陽明之正上頞頔	足陽明循頬車其筋之支者從頬	足陽明却循頣後下廉
者結於頬	手陽明上頞頔	手陽明支者貫頬其筋之支者上頬其別上曲頬	手陽明之筋直者下右頷
	手太陽其支上頔	手太陽支者上頬	手太陽其筋之直者結於頷上
	手少陽至頔	手少陽下頬其筋之支者當曲頬其支交頬	手少陽之筋上乘頣其正出頣
者結於頬			足太陽之正出頣頷中

	顏	人中	承漿	咽喉
頷中				足少陽循喉嚨其別上循咽其正上挾咽
			足陽明下交承漿	足陽明循咽喉挾咽之動脈其正上循咽
		手陽明交人中		手陽明上循喉嚨
				手太陽循咽
頷中				手少陽之正挾咽
	足太陽之筋下顏			

嗌	口	舌	唇
足陽明之別者下絡喉嗌	足陽明挾口其筋之支上挾口其正出於口		足陽明環唇
	手陽明挾口		
		手少陽其筋之支者入繫舌本	
		足太陽其筋之支別入結於舌本	

七

齒	頸項	肩
	足少陽循頸其支下頸	足少陽至肩上
足陽明入上齒中循牙車	足陽明之別上絡頭項其筋別上頸	
手陽明入下齒中其別偏齒	手陽明之筋直者從肩髃上頸其支從缺盆上頸其別屬頭項	手陽明上肩出髃骨之前廉其
手太陽之筋支者上曲牙	手太陽其支者從缺盆循頸其筋支者循頸出走太陽之前	手太陽出肩解繞肩胛交肩上
手少陽之筋支者上曲牙	手少陽其支上項其筋走頸合手太陽	手少陽上肩其筋上肩
足太陽有入頄循齒者名曰角孫上齒齲取之	足太陽下項從膂上出於項其筋上項其正上出於項	足太陽循肩髆內下貫胛其筋

天地人物	天地人物	天地人物
天地人物	天地人物	天地人物
天地人物	天地人物	天地人物

癸

天地人物	天地人物	天地人物
天地人物	天地人物	天地人物
天地人物	天地人物	天地人物

子

天地人物	天地人物	天地人物
天地人物	天地人物	天地人物
天地人物	天地人物	天地人物

丑

天地人物	天地人物	天地人物
天地人物	天地人物	天地人物
天地人物	天地人物	天地人物

寅

天地人物	天地人物	天地人物
天地人物	天地人物	天地人物
天地人物	天地人物	天地人物

卯

天地人物	天地人物	天地人物
天地人物	天地人物	天地人物
天地人物	天地人物	天地人物

辰

按太一之例太極爲心四元環立天下地左人右物上天元之乘累而下故每下一層每多一天元地元之乘累而左故每左一行每多一地元人元之乘累而右故每右一行每多一人元物元之乘累而上故每上一層每多一物元兩元相乘居橫直相當之位故三元之地人四元之天物位居對面無橫直之相當舊法相乘寄之夾縫恐易致混若三元連乘四元疊因尤非舊法夾縫中所可寄者今增寄位諸表則太一之位次備矣

正數加𝍠𝍡𝍢𝍣𝍤𝍥𝍦𝍧𝍨之類無斜畫者皆正數也

負數加𝍠̸𝍡̸𝍢̸𝍣̸𝍤̸𝍥̸𝍦̸𝍧̸𝍨̸之類有斜畫者皆負數也

按正負之名從加減而生眞虛異數不可加減故借正負以別之不加之加正數所由出也不減之減負數所由立也

記太式 舊法於太極之位必作太字記之數既排列復作太字於旁殊覺繁雜不若借代數之括弧以代之簡便數倍如太為五則作(亖)太為七則作(丅)比舊法之記太字於旁何啻天壤矣

立元式 如()丨為立天元一丨()為立地元一()丨為立人元一丨()為立物元一舊法於每元之位必作本字記之今借括弧以作太則但視在太之何方卽知為何元一切記字可省

寄左式 先得此式未有同數故暫寄於左以備得同數後相消之用也

同數式 眞數之內已有此式虛數相求復得此式數雖不同而所函之數則同舊名如積言兩積相如也

今云二式 據今有之數求其同數相消式曰今式據祇云之數求其同數相消式曰云式按立二元非止得一同數相消卽可求其得式須得兩同數相消而後可故從今有祇云數中求得兩同數相消則二元之得式出矣

三元式 按立三元則今云二式仍不可以求得式必有三同數相消而後可故又從三元中求得一同數相消名之曰三元式

物元式 按立四元則增至三元式仍不可以求得式必有四同數相消而後可故又從物元中求得一同數相消

名之曰物元式

副通次上中下各式 猶借甲乙丙丁等字樣任意作記初無一定之則

消式 相減也不云減而云消者因減有定而消無定也減則以此減彼必不能以彼反減此消則以此消彼亦可以彼消此此消彼與減之所以異也按消之次第有寄位者先求消去寄位有多行者先求消去多行或一同數而相減或齊同而互乘或齊同而剔分或左右對列而齊同大抵皆同齊通分之意詳下四條須一一辨之

同數相消式 齊兩式之太極使之同在一位挨次依減法消之即得其式

齊同互乘法 取兩式中所欲消去者以爲法互乘對消即得其式或兩兩欲消去之數有比例可約者取比例之約率倍其小數而消其大數亦得其式

齊同剔分式 此法截一式分而爲二各自之相消而後與他式相消因兩式之層數或行數有不齊者用剔法馭之最簡便或直剔一式使少行增爲多行或橫剔一式使少層增爲多層則彼式之多層多行可消矣隨宜用之按剔分之理最簡明因各式之數正負既自相當則任以一數乘之除之其相當必不變即其數任分爲二各自乘而對減其所得仍相當不變也

馬向左左手反掌曲肱隨身輪過左耳後復撥掌外推向前環
至右乳上緜緜轉圓如單轉轆轤狀如是六次右手舒直上下
反覆與左手相應右倣左
除關節不利筋脈壅塞風寒濕痺惡血流滯
宜肩臂空靈機神活潑
忌肩髃帖實曲肘不伸

十四

圖十四

第十四勢

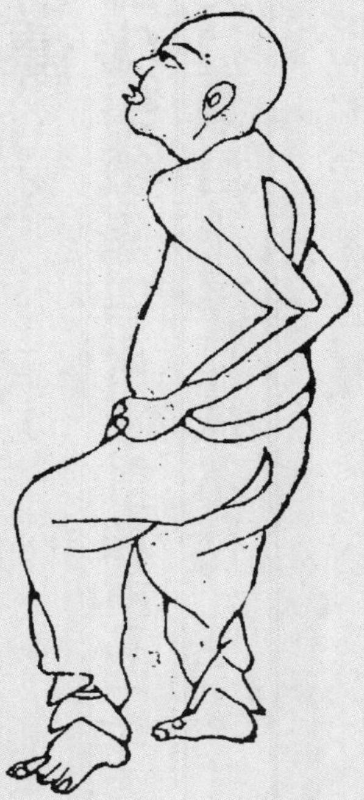

隨將兩手收住至髀傍曲肱握拳身先下墜乘勢屈膝上躍如
攀懸物狀如是踴躍六次
除下重難屈伸
宜身輕脚捷氣若凌空
忌拘縮不前膝强身重
此圖初學若以兩脚先繫鐵條四兩漸重加至四十兩能跳高
六尺去鐵則身脚更捷踰垣上屋無往不利

圖十五

第十五勢

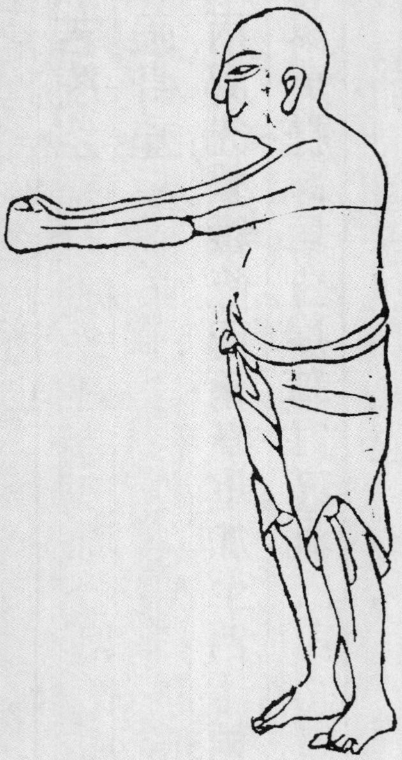

教經答問卷三

叢書二之二

經學章

問何謂經。答經常也。古今之常道也。

問經之目有幾。答十三。曰易。曰書。曰詩。曰周禮。曰儀禮。曰禮記。曰春秋左傳。曰春秋公羊傳。曰春秋穀梁傳。曰孝經。曰論語。曰孟子。曰爾雅。

問世稱五經七經九經何謂。答易書詩禮春秋爲五經。加論語孟子爲七經。再加周禮孝經爲九經。

問十三經卷數各幾。何注疏約幾家。可詳述歟。答可。

問易。答周易正義十卷。魏王弼晉韓康伯注。唐孔穎達疏。

問書。答尙書正義二十卷。舊題漢孔安國傳。唐孔穎達疏。

問詩。答毛詩正義四十卷。漢毛亨傳。鄭元箋。唐孔穎達疏。

問周禮。答周禮注疏四十二卷。漢鄭元注。唐賈公彥疏。

問儀禮。答儀禮注疏十七卷。漢鄭元注。唐賈公彥疏。

問禮記。答禮記正義六十三卷。漢鄭元注。唐孔穎達疏。

問春秋左傳。答左傳正義六十卷。晉杜預集解。唐孔穎達疏。

問春秋公羊傳。答公羊傳注疏二十卷。漢何休解詁。唐徐彥疏。

問春秋穀梁傳。答穀梁傳注疏二十卷。晉范甯集解。唐楊士勛疏。

問孝經。答孝經正義三卷。唐元宗御注。宋邢昺疏。

問論語。答論語義疏十卷。魏何晏注。梁皇侃疏。

問孟子。答孟子正義十四卷。漢趙岐注。宋孫奭疏。

問爾雅。答爾雅注疏十一卷。晉郭璞注。宋邢昺疏。

問讀經益處何在。請言其概。答讀易而知化。讀書而知政。讀詩而知情讀春秋而知義讀禮而知節文餘如周禮具治國之經孝經立人倫之極公穀深明名例爾雅有益見聞至論孟二書尤爲孔孟心法所在平正切實讀之尤爲有益於身心家國洵入德之門作聖之基也

問讀經之法答每讀一經畢當掩卷靜玩想見當時之典制名物政治風俗與其人之性情氣象蹤迹學術神與之往則所學自進矣

史學章

問何謂史答記事者也先王有左史右史以記言動故即名之爲史

問自漢迄明正史之目有幾答二十四

問何謂二十四史答由十七史加宋遼金元四史爲二十一史

國朝詔增舊唐書舊五代史并　欽定明史爲二十四史

問二十四史之目答首史記次漢書次後漢書次三國志次晉書次宋書次南齊書次梁書次陳書次魏書次北齊書次周書次隋書次南史次北史次舊唐書次新唐書次舊五代史次新五代史次宋史次遼史次金史次元史次明史

問二十四史何人撰著有無注釋各若干卷可彙舉之否答可

問史記答史記漢司馬遷撰褚少孫補凡本紀十二表十書八世家三十列傳七十計百三十篇都百三十卷宋裴駰集解晉司馬貞索隱計三十卷唐張守節正義

問漢書答漢書漢班固撰其妹班昭續成之凡本紀十二年表八本志十本傳七十計百篇分爲百二十卷唐顏師古注

問後漢書答後漢書宋范蔚宗撰凡本紀十志十列傳八十都

中俄增設電綫

日本報云。俄人商之中國政府。欲增設電綫。通至遼東。繞出黑龍江之外。海辣痕溥埠。更以一綫由西伯利亞鐵路之發軔處。繞出愛泉潭。以達東西伯利亞鐵路之尾。中國總理各國事務衙門允之。錄新聞報

西人將校

太晤士日報云。往年中國聘英海軍將校。待遇之法。頗有失禮。故邇來中國欲復聘將校。而英不允。中國政府陳謝往年失禮之故。懇英代聘將校。英政府乃許之。遂命海軍少佐滕臺斯氏往應。滕君現在那爾投保護國。英政府已電招矣。錄博聞報

鐵路借款

蘆漢鐵路。向比國借款。計英金四百五十萬磅。鐵路所需各料及機器匠。須由比國承辦。將來另築緊要鐵路。亦須由比國承造。錄

時務報

鄂捐推廣

揚州采訪人云。籌辦湖北賑捐。揚州保甲局總辦王季堂觀察。接得湖北來文。內開湖北賑捐。前經督撫憲奏准展限一年。茲以災廣人多。不敷施放。兼之工賑並舉。需款浩繁。現又經大憲奏請。將鄂捐推廣。准捐翎枝。三月十九日。准戶部咨開本部議奏。鄂捐推廣一摺。擬請如有報捐現銀至一萬二千兩以上者。准其專摺奏請優獎。至報捐翎枝。應照部章加收一成。本日奉旨俞允等因。爰即照錄出示。俾衆咸知。示尾復黏列清單。計開鄂捐推廣新章。如有報捐現銀至一萬二千兩以上者。即行詳請專奏優獎三品以上報捐花翎者。收照塡銀一千八百兩。折實收銀一千兩。四品以下報捐花翎者。收照塡銀九百兩。折實收五百兩。報捐藍翎者收照塡銀四百五十兩。折實收二百五十兩。錄申報

中國寶星考

寶星之製。原始泰西。所以褒賞勳勞。以彰榮耀。自中外通商。於光緒七年十二月。經總理衙門奏定寶星章程。以爲外邦之通好。而華人之旅居外國者。苟有勳德。亦荷其國之賚與焉。按中國寶星之製。頭等第一。專贈各國之君。第二給世子親王宗親國戚。第三給各國世爵總理各部大臣。頭等公使。二等第一。給各國二等公使。第二給三等公使署理公使總稅務司。第三給頭等參贊武職大員。總領事官總教習。三等第一。給各國二三等參贊領事官正使隨員。水師頭等管駕陸路副將教習。第二給副領事官。水師第二等管駕官陸路參將。第三給繙譯遊擊都司。第四等給各國兵弁。第五等給各國工商人等。其頭等用赤金地法藍雙龍。第一中嵌眞珠。金龍金紅色帶。第二中嵌紅寶石。第三中嵌光面珊瑚。俱銀龍大紅色帶。二等用赤金地。銀雙龍中嵌起花珊瑚黃龍紫色帶三等用法藍地金雙龍中嵌藍寶石紅龍藍色帶四等用法藍地銀雙龍中嵌青金石綠龍醬色帶五等用銀地嵌硨磲藍龍月白帶頭等寶星式尙方計長三寸三分寬二寸二分二等以下式尙圓二等徑二寸七分三等徑二寸五分四等徑一寸九分五等徑一寸六分其上皆環首頭二等帶均長一尺一寸寬一寸五分兩頭有穗綵繩束結三等帶長一尺三寸寬一寸五分四五等帶長均五寸寬一寸五分凡頭等第一二三暨二等第一雙龍寶星均可佩用斜絡大帶大帶結於右肩寶星垂於身左其斜絡大帶顏色花紋悉照原式小帶圓式酌量展放合宜尺寸自製佩帶以上爲寶星定制但寶星之名甚多見聞尙罕茲特不嫌繁瑣附考於此俾閱者知其製焉　錄蘇報

東省鐵路新章

中國東省鐵路現擬開辦所有章程擇錄如左　一凡鐵路經由

各處除官地概不給價其餘旗民人產酌照地土上中下從中定價一每地一畝上等給價十六兩中等十兩下等六兩凡房屋每間十二兩一凡鐵路所經有坆墓處所總須繞越如萬不能繞越者每坆一屋給遷費八兩一經由之道有樹木處酌給銀費每株五錢木料概歸業主一已種之地無論菜蔬糧食每畝酌給青苗錢二兩無青苗者不給一地價按縣放給銀兩存於附近集鎮之殷實鋪家業主執票據往取一各業主無論地畝多寡各給取銀票一紙其中經本公司量妥酌准數目價值銀數票根存於放銀處一凡勘定經由之地皆鐵路必經萬不能繞越者各業主勿得輕信浮言謂可關說免讓致遭撞騙錄直報

抉剔錢蠹

津都有所謂大小口袋者蓋代錢鋪以帖換錢者也若輩或一二人或二三人逐日以小車推運現錢以供錢鋪之用倘某錢鋪或

開罪於若輩即相約不收其帖聲言某鋪將荒閉相約取現錢無論如何殷實錢鋪一時週轉不及欲不荒閉而不得制軍王夔帥訪悉此等匪徒有害市面札飭保甲總局李太守力爲整頓以維圜法而便商民云　節申報

德人借地近聞

德人欲借福甯福州交界之東鍾口爲泊船屯兵之所事經駐京德欽使與總署往返會商迄未成議按東鍾口即三沙海灣與臺北相對設有海關凡船隻之往來福甯福州者皆於此徵稅焉地頗廣闊可容兵輪數十艘較之厦門遠勝數倍未知　朝廷果如所請否或謂中東之役俄德法三國仗義執言爲我　朝索還東三省地其功頗偉而俄則奉吉黑三省鐵路及礦務歸其辦理法亦獲廣西礦務及龍州鐵路惟德國尚未沾利益恐我　朝準情酌理不能固拒也　錄福報

俄境酒政

俄境酒歸官售。所以保衛民生也。茲總理酒政衙門。特行文各地方鄉學師長等。飭每月造具清冊。以便查核售酒多寡。民間醉夫共若干名。亦善法也。錄官書局報

集議團兵

上海法界創設團練。悉由法工部局首董汞興洋主罷倫君。稟請法總領事。邀集寓滬西商籌議。此事公舉工部局總辦麥奈姆及打樣西人邵祿君等六人爲隊長。督率團兵。按期操演。亦安不忘危之意也。錄申報

俄艦會集

俄廷現令該國所有亞細亞艦隊。散布中國日本各海者。均號召回國。聚集於烏拉西保斯德港。不知有何事故。聞所駐日本之長崎橫濱各兵艦。已於西歷五月四號。同日起椗回國矣。錄蘇報

俄國通使攷略

俄羅斯雖通中國已久・至明寖强・明末大清兵於天命間征薩哈連部・卽黑龍江所屬地・是爲黑龍江隸中朝版圖之始・而俄羅斯東部曰羅刹者・亦踰外興安嶺・侵逼黑龍江北岸之雅克薩尼布楚二地・又南侵拉布特烏梁海・兩師相値・旋各罷兵・此俄羅斯與中朝相遇之始・至順治十二年・俄羅斯察罕汗始遣使來朝貢方物・世祖章皇帝嘉其誠款・頒敕誥・並恩賜令來使賫回國・十三年・復遣使奉表來貢・以來使不諳朝儀・卻其貢・遣還之・十四年又遣使來貢・途經三載・十七年始達京師・表稱俄羅斯一千一百六十五年・廷臣謂其不遵正朔・宜逐之・奉旨該部與宴・量加恩賚・因其表文矜詡・不令陛見・諭而遣之・迨 聖祖仁皇帝臨御於康熙九年四月・遣使奉表投誠・文字不可識・因召來使譯文以進・十五年・遣尼果賴貢方物・奏言僻處遠方・不諳中華文字禮儀・兩次抒

誠致多闕失今特敬謹遣使入貢奉旨准其通貢二十五年上疏
言　皇帝所賜書下國無通解者下國邊民搆釁請察明正法除
遣使議定邊界外乞先撤雅克薩之圍書奏命薩布素解圍俟使
至定議二十九年遣使吉里伊法尼齊等至京三十二年遣使進
貢是年廷臣覆准俄羅斯察罕汗奏文與外國奏文體式不合將
貢物奏文一併發回但該國地遠不知中國制度將原奏不合式
之處明白曉諭來使召見時照常恩賜其帶來貨物仍令貿易嗣
後俄羅斯奏文先令黑龍江將軍開看有不合式處卽自邊地駁
回驗明合式方令入奏到京之日令來使於午門前跪奉置黃案
上行三跪九叩禮是俄羅斯入覲禮儀於康熙三十二年已垂令
典奉行既久也三十九年遣使齎奏至諭旨嘉獎五十九年使臣
伊思邁羅付至六十年遣使來朝及　世宗憲皇帝雍正五年遣
使表賀　上登極附貢方物并遣子弟入國子監習滿漢語言文

字居會同館十年更代爲例八月　上遣郡王策淩策與使臣薩
瓦議定楚庫河等處邊界隨召見薩瓦等賞賜有差並優賜俄國
王察罕汗尋遣薩瓦歸國九年俄羅斯貿易之郎哈前來先由邊
疆地方中報奉旨特給銀一萬兩以爲途中買換馬畜之費及
高宗純皇帝乾隆十九年土爾扈特使假道俄羅斯入貢時俄羅
斯久乏之貢使至　仁宗睿皇帝嘉慶十年遣使來至邊界議禮不
合而返十五年三月喀爾喀王蘊端多爾濟奏在恰克圖會見固
必爾那托爾據云俄國欲遣使納貢仍請荅使奉旨該國如果恭
順呈請納貢遣使入覲一面具奏一面遵旨辦理倘呈請文內仍
有荅使之語卽以不敢具奏飭駁旋未遣使迨　宣宗成皇帝道
光二十五年十一月因在監讀書換班學生呈進書籍三百五十
餘種語極感恩懷德迺逾尋常歷攷俄羅斯遣使入覲其朝儀一
遵會典未之或改嗣後中外通商情殊勢異禮隨時制固難以古

而律今矣。節蘇報

俄人好學

俄國伯亦省統領駐防軍營某君。在該省設立華文學堂肄業者皆營員也。擬自一千八百九十七年起。至十九年止。學中功課以練習中國語言爲第一要義。即在營中舉行。其綜稽文事。講求武備各事宜。責成副管帶某君辦理。所有堂規。概與教習秉公商訂。聘請東海濱總督衙門文案繙譯多布羅威多福君爲華文正教習。另請華人副之。月薪二十五盧布。由營發給。營官學習華文。共分三期。第一期自一千八百九十七年正月初七日起。至五月初一日止。第二期自是年十一月初一日起。至次年五月初一日止。第三期自九十八年十一月初一日起。至九十九年五月初一日止。學堂每班不得過七人。如多須分班教導。應由該管官員擇其情願來學者挑選名冊。留營存查。現訂星期一周就學三次。每班教導兩點鐘均於武官公餘交課每屆期滿由總辦考查以覘造就考取者准於下屆接習經費自備惟一切入門指南各書則由官購備用但入學諸人無論已否畢業均不得別尋門徑俟有成效方給文憑奉差入華焉 約博聞報

法人闢土

法員論闢土之舉議論紛紛莫衷一是而不知即在阿非利加洲也查地中海一帶地方歐羅巴洲人於彼處開墾甚多而法則無屬土於其間則其所欲據者必阿非利加洲東之馬達加斯加島耳然此屬法與否尙難凡斷故今又欲在印度東及阿非利加洲之西北境謀闢土地屢經派人赴該處查驗地勢有志竟成可爲法人決也 錄集成報

變通銀票

日本政府改用金錢擬鑄五圓十圓二十圓三等限於明治三十

一年四月一號禁用銀圓之一律收回計其數有六千萬圓但維新以來所用銀圓并一圓銀紙日用甚便今一旦禁止祇用一毫二毫小銀未免大不便於商民是以三月三號已選舉之議員并進步黨人紛紛建議謂倘禁銀圓及銀紙必須求效美國所用銀票爲妥票內註明此紙五張可兌換五圓之金錢如此方便商民云錄集成報

礦務新開

美國新地近又有礦師查出地方數處可以開礦三專司地方出金礦綫約長一百六十啟羅邁當布拉提亞海灣勞恩地方出銀鉛礦苗甚旺礦綫約長十六啟羅邁當厚五邁當聞有某公司現已稟請政府願報効五百萬馬克准其自行招股開採錄德國哥侖報

暹羅要簡

暹羅僻處南陲。國勢極小。惟政令乖僻。現與歐美各國。屢有齟齬。各國皆檄調戰船。前赴暹境。暹人加意防護。添築礮臺。湄江中密布水雷。並向他國購辦軍械。前月暹廷在甘始查地方抽兵。强令編入營伍。其中有入法籍者。法人聞之。遂致書詰問云 錄集成報

不平法政

中英立約分緬甸之邊界。並開通兩粤之西江。中國總理衙門亦已允之。但法公使阻撓挾制。中國許其興築兩廣鐵路。以防西江開後貽法人之害。現幸未允許設使此說屬實。法使眞無理也。法使在北京所爲。屢不顧盟約。凡其國人所欲。無不左袒。而我德人忍之尤甚。凡德國有所求於中國者。不蒙中國見信。幾盡爲此公所弄。中英分畫緬界。大費脣舌者。亦由此公有以致之。及事已垂成。竟爲此公迫挾而阻撓之。不大可惜乎。英人豈能斂手相容耶。約知新報

法國新船

法國在新拿些亞裝有新戰船，名利馬成拿，此船係法員巴氏繪圖裝造，船中機器可抵馬力九千二百匹，每點鐘可行十七海里，載重萬一千九百二十四墩，內置大礮四門，另快礮多尊，各礮位皆用鐵甲保護，倘兩軍相遇於洪濤巨浸中，無論或勝或敗，或進或退，立時可以添配快礮十一尊，向敵轟擊，船中配有水雷管四枝，爲開放水雷之用，船身用雙層鋼板包裹，堅固異常。約循環報

添建校場

法國軍報第一千六百七十九號云，法國現因校場太不敷用，擬添購兩地方作爲校場，將舊有校場竭力推廣，一切事宜均歸陸軍大臣辦理，聞一建於歐樓格乃地方，專備第五第八等營操練，其一尚未擇定地方，因沙臾斯校場已專爲礮隊操演之所，故須另擇地方，建立校場，專備馬隊操練，現正在邁來特羅丸葛爾維

來森寬等處，與地主商買地畝，但尚未定妥價值。錄官書局報

義勇艦隊

俄國水師兵艦隊外，尚有勇船一隊，合十三隻，有事時為巡船，往來相助打仗，平靜時聚會俄秩薩城，為國家往來海參崴海口，載運軍械貨物，如逢收茶期內，則順楊子江達漢口，滿載而歸。上年載茶回俄，不下三十餘萬噸。錄官書局報

日臺通電

去年臨時臺灣電信建設部，由大隅設海底電綫，以達臺灣，至本年東歷五月二十九日始告蕆，日人之設海綫，實以此為嚆矢。其始外人紛紛議論，謂當僱西人為監督，主其事者力排斥之，然自始至終，工程毫不阻滯。聞技師言，東京臺灣間，一日夜祗得傳信二次，合計各埠可傳信一千五百次，想一經傳電，魚來雁往，自當不絕於途，特不知其專遞公文歟，抑亦許商家傳遞消息也。錄日

本報

西礦善採

紐約格致報云、前年西班牙國共產鐵礦五百三十五萬二千墩、所用工人共一萬二千九百二十六名、統計每人每年能採得礦苗四百墩、與我美國之煤相較則我美共用工人一萬五千一百七十四名每年共採得煤炭一百六十五萬九千墩每人僅約得煤炭一百墩耳又云英國採礦若能如西班牙之得法亦必比今加倍云約知新報

德奧相善

奧國外務大臣、我兒秋士基以正月下浣抵德京、道路喧傳、謂奧大臣此行使兩國彌加親善、而互相輔益、歐州情形非復往日可比、今俄國崛起稱霸、形勢大變、倘使德奧堅守前盟、不至於此、此乃德國欲博俄懽、而轉被其辱、俄法之盟日密、德奧意之盟日疏、

而德國將不能自主。故德與聯絡。實爲理之當然也。錄官書局報

滋生善政

法國國義會爲令法民滋生起見。公議八條。稟請首相美利納核准。所擬條陳如左。　一禮兵等部所設官學。原有津貼經費。請除例給諸生下餘之款。專分與一家至少有三孩者。向例每家不得有二分津貼。今請一家有五孩者。仍准給發二分。　二戶部向有爐稅一項。請除例應分給窮民下餘之款。專分與一家至少有三孩者。　三國家恩賞項下。請留一分。分給一家至少有三孩者。　四民間生育子女。地方官查明數目。酌貼養贍之費。　五民間應交房室地基遷居之官稅。請按子女多寡徵收。　六照鐵路公司章程。按子女多寡。增加津貼小費。　七凡一家有子女三人以上者。給予家主一定權利。　八凡已婚婦女。國家僱以作工者。生育養息期內。給予應得工資。錄官書局報

湘學章程　附書樓章程

一學會分别三門．曰算學．曰輿地．曰方言．算學務求淺近實用之法．輿地須習測量繪圖之法．方言專習英文．所有詳細章程．由學長自行酌定．送學院批准．

一學會分調三學長各專一門．學額每類四十名．逾額卽分作前後兩班課習．

一學課時候．方言每日早八點鐘起．至十一點鐘止．算學十二點鐘起．二點鐘止．輿地三點鐘起．五點鐘止．凡各學肄習時．學長必在學堂．屆時無一人來學．亦不能退歸私室．

一學會總理一人．卽派監院司理賬目書籍雜務．一人由公紳選充．學院札委．公紳二人由學院商同省中紳士聘請．

一公紳為管理學會一切事務．若選舉學長．管束學生．進退司理．以及修理學堂書樓．清查書籍．添置器具．整頓條規．綜核數目．皆其專責。其權在總理人之上。
一學會中收支清賬由司理人每月造冊三分。由總理分送。一存學院。一存公紳。一存學會俾知此中盈絀以昭覈實以防弊竇。
一學長三人除例調入書院內課。每月膏火銀八兩外另送繕金。每月銀六兩。照一年膏火例支送十箇月。
一學長教課不勤。或不足爲諸學者表率。可由公紳隨時函商學院更換。不論何時。皆可另行選充。
一學生不論生童。及年歲大小。曾經肄業書院及非肄業書院。皆可報名入會學習。
一入會肄業之生。伙食自備。會中祇能終年豫備茶水。將來如能公費充裕。再由公紳察核添備伙食。
一報名入會之生。皆准給予上樓看書憑據一紙。以便到學之時。過早可先上樓看書等候。及課畢後准其上樓看書歇息。

一凡願入會學習者。先令自備錢二十千文。交司理轉交公紳經收作訂。方准報名入會。其學習之期。定以三年爲滿。期滿之日。仍由公紳將錢如數交還。如有不遵學規。滋生事端者。由學長司理總理會同計議。告之公紳。除將該生扣名出院外。并將所存之錢一併充公。以示懲責。惟有因事故告退。查屬實在者。不在斯例。

一凡報名入會者。先赴司理人處交清錢數。取有回條。再至總理處報名。膳寫三代籍貫年歲名。條登簿編號。給予憑單。方准入會學習。以外不收分文。如有容情先付憑單者。由總理加倍出。每名四十千文。收入公費。即將學生出會。以肅規章。

一現所當籌公費。每月銀一百兩。豫備學長膳金。修理書樓。添置書籍器具。及打掃房屋地板。前後院天井。洗擦窗格玻璃。夫役薪工。以及每月日記優劣等次獎賞。每季公紳查考獎賞。每年學院大考獎賞。均出此中。

一報名時每月給予三十葉日記一本不取分文學生領回須逐日將自己學課及可疑不解之處寫入記中到學即呈學長批點每月由學長詳察勤惰評定等次封交總理由總理轉交公紳公同閱看秉公加閱亦准重定次序即寫案實帖學會東廊優給前列獎賞以示鼓勵每月發案不得逾十日至日記則每月給發

一正在學習課之時有非學會肄業之人擅自入室者責成司理人告知情由令其退出因而羞怒爭論者准肄業諸生同聲正告毋許遷延停留片刻如來人係學生之親友學生出為阻護者准學長將該生肄業憑據扣留候公紳總理秉公令其一併出院如有願看學會規矩及會中功課者准其預先告明司理或公紳處給予憑紙司理方准領入以資博覽以杜淆混如有要事須見學長學生者由閽人通知引至廳事立談數語擅入被斥者自誤

一每季由公紳另請專門之人到堂查課將優劣評定發案給獎

一每年由學院到堂大課一日發案後超特等前列諸名公紳按名製贈學會獎賞小銀牌上刻學生姓名年月等第並給予超特等憑單預備將來保送總理各國事務衙門及南北大學堂等處三等皆無給獎

一學生屢列前名由公紳總理將其姓名記存以備續充學長

一總理衙門

奏准新例如有學業優長者總理公紳同名公舉由學院會同撫院列名　奏保

一學會書樓每日七點鐘開門五點鐘關門五六七八四箇月每日六點鐘開門五點鐘關門過遲過早惟管書人是問

一欲看藏書規制不論何人皆准上樓游觀惟看書須由公紳給予看書憑單至樓看書時由管書人先在樓下驗收方准開櫥付書看畢交書後將憑單交還如有損失等情即將憑單存留稟明

公紳辦理

一憑單分註院內院外字樣凡非院內之人皆不准攜書下樓卽院內人亦須查明確係常住齋者方准攜書入齋房看書限十日

一繳過期由管書人於冊上註明三次逾限者卽將憑單扣存稟明公紳不准再給看書憑單院長學長看書亦由公紳先送憑單以免冒領

凡院內所領之書由管書人逐日寫於大白漆牌懸掛樓邊以備檢查并寫收存付底冊備檢

一公紳無更換之期實在有事辭退卽請公紳舉保續理之人再由學院商同省諸紳妥議聘請

一會中經費不充公紳皆有力好善之人決不計較薪水故不致送

一司書人原有歲給薪工銀五十兩茲既有管理賬目雜務諸事

當另行籌款加給。其數每月不得過十千文。

一打掃房屋地板洗擦窗格玻璃夫役一名。每月給薪工錢三千文。擦損玻璃賠補。即於薪工上扣算。因畏賠懶擦。致玻璃昏黑。及不勤打掃者。司理轉告公紳。驅逐另換。

一學會非一人私主之權。凡有礙窒更動之處。學院及總理皆不得任意專擅。必由公紳約集省中。秉公酌奪。以昭公允。

一學會凡初二初九十六二十四等日。為休沐之期。師生皆不到會。每年二月十五啟會。十二月十五散會。清明立夏端午中秋重陽冬至各令節。准於休沐之外。給假一日。休沐之日不啟書樓。

一學會及書樓章程條規。上下人等均須恪守。不得稍有違越。有礙章程者。由公紳總理辭去。務須任勞任怨。力除情面。事事核實。始足永久不廢。錄知新報

重開學會

京師强學會封禁以後。一二有志之士。倡爲小會。數日一集。每假陶然亭棗花寺等處。爲講學之地。後官書局復開。而此小會仍別行相與講求實學。惟日孜孜。頃聞集者益衆。已有數十人。共集資在琉璃廠甸內。僦一屋。極壯麗。由總理衙門存案。作爲公舉。延請通西文者數人。作爲教習。每日皆有定課。會中人自九點鐘至三點鐘。咸集會中。其常住會中主持一切者。爲刑部主事總署章京張君菊生元濟云。節知新報

盲啞學校

日本拓務省派員查教盲啞之學。今已回國。現新建盲啞學校。該學經費。或由國家撥款。或由士商捐集。有臺灣人蔡蓮舫者。聞斯美舉。助金百圓。餘三氏及通譯官某。亦皆有助。此學校若成。著有奇效。則可補天地生成之缺矣。錄時事新報

學部新錄卷二終

養蠶學校

倫敦電音報云、近猶太國地方名士利亞島國、考究養蠶之法、新建書院一間、使農家子弟肄業、專教農學並養蠶之法、現入院肄業者已有三四十人、聘請教習一名、此教習由法國大書院考起優等、每早在院與學徒講求養蠶之法、考求何法以免蠶病、何法使蠶由弱而强、及教人用顯微鏡以察蠶子、如蠶子壯大則留之、如弱小則棄之、教習又云、士利亞風土絕佳、宜於養蠶、英國養蠶會、曾擕此處蠶繭考究、以此蠶繭爲最美、可知養蠶之業、到處皆宜、但人愚魯、不知用顯微鏡察蠶子之壯弱、故成功甚難矣、法國養蠶、先於士利、而其蠶不及士利、此養蠶書院、大有益於民也、錄知新報

江島浴蠶

武藏國所屬上下縣郡、設有蠶業連合傳習所、刻下琦玉縣之兢

進會。延聘三等教師山川利太郎爲社員。於前月到會。年僅二十六歲。熟諳蠶務。並攜帶各種機器以備察驗蠶子及哺育之需。今將飼育各法。附錄於左。　肉又種。初生至上山須三十三日。哺出郎强壯。飼育容易。食桑省。成繭多。絲縷細而佳。惟出絲不多。錦龍種。初生至上山三十四日。哺育與上同。絲頗有力。又昔種。初生至上山哺育成繭。出絲均同上。亦熟法國種。掛合種。蠶體不齊。成繭多。惟絲縷太弱。高縮種。飼育及眠起日期參差不定。食桑甚費。絲縷細美。黑羽靑白種。初生至上山三十五日。飼育亦易。絲縷無力而不長。朝鮮種。初生至上山三十四日。哺育速而且易。但絲不勻淨。靑熟中華種。初生至上山三十一日。但病蠶多。絲縷適中且勻淨。純白種。初生至上山三十五日。生發遲緩。飼育艱難。生絲色澤解潔。惜力量少減。法國白繭種。初生至上山三十五日。飼育不易。食桑多。出絲少。色甚光澤云。　錄蘇海彙報

新加坡華商會館規條

大地既通萬國交涉處變則戰以兵處常則戰以商故商戰尤重於兵戰焉近東西各國無不設有商會章程週備通財合力所以壟斷權利爭先取捷舉國商民旣沾其益而國家亦或收其效如英之取印度不過以十二萬金之商會爲之起點蓋興商大利莫有善於此者也中國向無商會號爲散商各立行棧不相顧恤商務中一切利病既無從講求而市貨盈虛價情低漲亦懵然罔覺故洋商得以持其緩急每每把持抑勒而人懷其私袖手旁觀不一援助如此而欲興商務何異求進而卻退也又華民之旅於外洋者日益衆多領事既未遍設卽設亦不能助華商之力而寄居强圉受治外權若無商會尤無以爲抵制自保之地上年總署議各行省設立商務局各省遵辦漸有所聞近悉旅居新加坡華人創立華商會館擬定一切規條頗有泰西議院之風其入會者皆

先納貲若干。其總理董事皆同人公舉。有年會月會之期。有關繫商務利弊交涉之事及華商爭訟等情。皆由總董集議公斷。合衆禦侮集財興業。他日收回華民自治之權。當於是萌芽矣。聞此館乃合福幫廣幫潮幫三幫人而爲一。倡是議者始自福州人。現雖定議。事未成也。今得其會館規條。亟先錄之以勸來者。　一本會館稱爲華商會館。　二本會館之設原爲保護生意而起。凡生意場中利弊有關於衆者。必盡力設法興除。創立成規。藉資遵守。與凡一切爭執錢債細故。兩造經投調處。亦必代爲秉公裁斷。　三凡入本會館者須先納館底銀。擬分三等。一等納銀三十六圓。二等二十四圓。三等十二圓。　四凡屬本埠做生意之人。以及行店股戶人等。准入爲本會館同人。其出行店名字入分者。分爲三等。一等每號每年定捐規銀十二圓。二等捐銀八圓。三等捐銀四圓。出人名入分者。亦分三等。一等每名每年定捐規銀六圓。二等捐銀四圓三等捐銀二圓以上二款俱定於每年春二月完納　五本會館開辦之後不拘何時如有人再欲附入者亦准隨時附入但須總理協理人等集衆議妥以人多准者方可　六凡有議事及公推總理協理各事不准他人代替並館內同人有欠到規項未經交楚者卽不得與有公舉之權然每間行店只准一人開聲公舉

七凡有列名於本會館內之行店如各股東俱不在店可立憑授權與司事人到館公推議事　八會館中之人如有立意違犯本館規條者任由總理協理人等集衆公議將其逐出然必須在場者有過半皆云應要逐出方得施行　九凡遇年會並特會之時至少亦須有會館內之人十名到場方能作爲合規否卽改期再議　十本會館應辦之事及銀項出入事務須於年會時公推董事人二十三名辦理於此二十三名內再推選三名總理以爲主席副席司庫之職其餘二十名卽爲會辦協理凡辦各事有八

位到場便作足額可以便宜行事如有游移不決之事卽准捨少從衆之法倘或從違各半者卽決之主席　十一總理人等每月至少亦要會議一次是爲月會或從多次會議者則由主席副席傳簽請議所議之件須先在傳簽內題明再將事由表白安放議事桌上以便會館內各人得以閱悉如齊集時主席副席均不在場則在場之人可以公舉一人權當主席之位　十二如遇總理協理等其虛懸者可集衆暫行掄舉別位充補俟下屆年會之際再行公推　十三總理人等須照公允請司理人一名副理人一名　十四本會館定章於每年二月便卽集議一次是爲年會但同人等因有要事欲請額外集議者則須由主席副席先行傳簽聲明其事方能集議　十五凡諸要事有礙本埠生意或與中國及別處懋遷之業有礙者均可於年會或特會時議及然必須於五日前將其事由列出傳單遍佈俾衆預知　十六總協理等如

故增改章程或訂立新章可將事由於十日前傳單集衆公議以便舉行　十七本會館之銀項由總理協理等議妥安放銀行如遇取用支銷由司理人簽名復由司庫加簽方得取用如司庫不在叻地則總理協理等公舉一人加簽亦可凡一切應開銷之項總理協理等於平常月會時將其數目呈出至於本會館年結數目由同人內推舉二名查核妥後簽名數簿內再將總數列出黏貼館內以便同人隨時查看　十八本會館每年須備辦報章一摺將經辦之件詳敘俾會議准行後刋印派送諸同人等　十九以上規條除刋印外仍須照式登正於本會館錄事部上俾凡入分之人於入時得以簽名其上以作底據　二十本會館司理人及副司理人每日由早十點鐘至下午四點鐘均要在館內聽候以便有事即行通知應議之人　二十一本會館凡有會議事件或代人調停各事司理人或副司理人須要在場凡本館經辦之事

以及數目一切須設部存記所有生理形狀往來書信亦須存底並會館內一切應辦事宜如總理協理等要辦者司事人亦要承理不得推擋　二十二凡一切應行通傳事務歸諸副席或司事人辦理　二十三本會館內文件等不許亂動別挪所有本館經辦各事如無總理協理等之命亦不准外揚　二十四凡有事要在年會或特會時議及者須預早五日通知司事人以便傳帖通知應議之人該帖上須敘明所議何事　二十五本會館創設之始未能建屋則先暫稅會館一間所有經費即在本館公項內支銷如各友有自願送銀項書籍物件一切凡有用於本館者均准領受以歸公用　二十六總理協理等每年須於其中公舉三位以便專理本會館調停爭執公斷是非之事　二十七調停爭執公斷是非事件每一件事公斷人至少應得規銀五圓至多不過二十圓此外加收會館規銀至少十圓至多不過一百圓其應收

規銀多少由調停之人酌量事之輕重費時日之多寡而定如到求了事之人以擬取之銀過索不公則可決之總理協理公論

二十八本會館應收之規銀應由兩造爭執之人具妥保結擔認方可代理至該規項應由兩造中誰人支理亦憑公斷人秉公判斷

二十九凡有事投到本會館求爲調和公斷者即由公斷人再行選定公親首領之人不拘調和何樣事件兩造須要案照臬衙所定章程簽名立單存據本館方可舉行代辦凡向本館求情調和事件兩造之中至少亦有一位係屬館內同人方准代爲理處如兩造均與本館無涉者則不許代爲調停

三十凡爭執是非事件經本會館調停公斷之後兩造之中有因證據未得齊全或因情理未能詳剖以致未洽於心不甘輸服者可於判斷後三日內以字報明本會館請限五禮拜將其事再斷屆時兩造各於本會館董事中添請公親三名聽其自擇照常捐出規費再行聽

斷視從違之人數多寡而定其曲直以昭公允若其事於初斷時證據昭然情理確鑿則本會館不允再聽　三十一本會館每日應派總理協理董事二人輪流到館視事逐日由上午九點鐘起至十一點鐘止再由下午二點鐘起至五點鐘止該值日董事務必親到館內若有急事或疾病或暫往別埠者應先時書報司理人以便通知主席派人權理否則議罰　錄知新報

廈門劃界

廈島周圍止三千里許通商之界惟海口一隅又不甚廣自磯臺沙波尾廈門港寮仔後島美新填地以及海灘一帶不過三里許商客生意聚集於斯取其輪隻便捷出入各貨易於運載近悉自磯臺至沙波尾一帶定爲俄國租界自廈門港至寮仔一帶定爲日本租界新填地一帶爲德國租界惟島美一帶依舊歸英掌管省憲札委辦理此事爲前任海防廳張司馬兆奎　錄博聞報

車載鐵橋

有自京南黃村來者談及是日由火車拖帶載貨輪車四輛上架鐵橋一座高八九尺寬亦八九尺長至三十六步有奇並不拆卸不知上落時作何處置毀後復帶一車中載修橋鐵器共重約數十萬斤駛行絕不濡滯云　錄直報

暹王有志

暹羅雖小國其王有志振興自與法議和以來事事倣求西法近日命駕出洋訪求行政商務諸大事三月初十日行至星加坡攜帶介弟三人一爲山巴虱親王一爲沙勿親王一爲馬希亞親王又有王子四人係暹王飭令隨往歐洲入書院肄業者並有選取之學童十四名伴王子同往皆由王出資爲學習歐洲有用之學以期佐治效力王家抵叻後赴英總督署拜會游覽西醫院總督設筵款之旋展輪往檳榔嶼轉附郵船逕向歐洲進發暹王志不

在小亦可知已約益聞錄

異族狡謀

西人自互市以來凡權利所在皆欲盡奪歸其手已非一端中國軍事既定力求自強首以鐵路銀行爲富國之本簡能授職使盛杏蓀太常總其成海內將於此拭目觀新政矣聞有西人某久在中國攬大權者欲將鐵路奪歸掌握而未得間乃在各國新聞紙中散布謠言多端誣揑盛公又陰嗾各國使勿以巨款相假歐洲各國一時鼓噪人心爲之搖撼云日前聞有無名氏寄論二首與香港某華文報館屬刻入報中其一論中國鐵路借款必不能成其二論中國鐵路宜交諳習華務之洋人舉辦其語閃爍殊不可測某報館以事關大局置之不刻云本館前譯柏靈某報亦有汙衊盛公之語無所不至比而觀之西人狡焉思啟者眞無所不至矣可驚可歎錄知新報

開辦金鑛

阿穆爾金鑛公司、於去歲十二月覓得新鑛、所得之金、約値一千五百圓、俄海濱省、有鑛三十座、係在阿穆棍河一帶亦歸該公司開採、現已開採數座、餘尙封禁、錄官書局報

女子求出使

美國婦人名力軋者、上書大總統馬子吉烈氏云、願充駐劄哥倫比亞國公使、聞該婦人係著名社會改良家於十五年前考取律師、此次上書要求出使、並云女子不能作官國家律例內向無此條、不妨以我爲嚆矢也、錄集成報

新製窺敵氣球

西貢臬電保路言近日所製氣球、能牽八千五百磅之力、煤氣可容四十五墩、每點鐘可行空中二十五咪現德與俄皆有此等大球若一旦與他國有爭戰之事則數點鐘久、氣球可至其地該國

之火藥局及城邑皆難保護。約博聞報

奧國買地

去冬奧國駐京大臣羅公買定台基廠北總稅務司署迤東榮公府外宗室榮宅房基一段，計價銀二萬二千五百兩，不日諏吉興工。又奧國新派公使齊幹君聞亦將持節來京駐紮，並帶有學生來華肄習語言文字云。錄循環報

見聞近錄卷二終

可見地利不可強同等因欽此。聖謨遠察。洞見本源。天津新庵鎮一帶淮軍從前所開營田數百頃。經臣派員設局。妥爲接辦。積累經營。漸有成效。可見創辦之難。他處遇有地勢相宜。自當逐漸推廣。以興水利。而厚民生。總之直隸負山面海。上游合數省來源。伏秋之際。百川騰湧。由一綫海河歸於溟渤。兼以土少沙多。易於積潰。水患頻仍。自古難治。臣忝膺重寄。惟有盡心量力。次第辦理。以期順軌安瀾。仰副　聖主慎重河工之至意。奉　硃批知道了欽此

議覆褚給事成博奏考試策問請准引用　本朝人名書名摺　禮部

奏爲遵　旨議奏事。光緒二十二年十二月十七日准軍機處交出給事中褚成博奏考試策問請引用　本朝人名書名。軍機大臣面奉　諭旨。禮部議奏。欽此。欽遵到部。查原片內稱科場條例。

第三條不得以 本朝臣子學問人品策問士子。乃近來試官誤會例意。竟將人名暨所著書史概禁引用。以致士子動多避忌。恆有引其言而匿其名者。請 飭部申明例意。嗣後各項考試策問。凡 本朝人名書名。悉聽引用。惟不准逞其臆見妄肆褒譏等語

臣等查鄉會第三場策問。不准涉及 本朝臣子人品學問。原以防黨同攻訐之風。惟溯我 國家右文制治。代有名儒。所著各書。非無援古證今。堪資博採者。若概禁引用。則士子臨場避忌。轉不足剴切敷陳。臣等公同商酌。應如該給事中所奏。嗣後考試策問。但求學識淹通。即 本朝臣子人名書名。亦聽引用。惟不准逞其臆見妄肆褒譏。以符定制。所有臣等遵議緣由。是否有當。謹恭摺具 奏請 旨。光緒二十三年正月十四日奉 旨依議。欽此

奏覆緩征片　總理衙門

再臣衙門於光緒二十三年正月廿八日。准 軍機處抄交司業黃

兩粵廣仁善堂聖學會序 光緒二十三年

廣西按察使 蔡希邠

曾子曰。君子以文會友。以友輔仁。豈不然哉。夫孔子之道。仁與不仁而已。中庸仁者人也。鄭康成以為與人相偶。偶者會也。天有會。地有會。魚鳥有會。珠玉有會。草木有會。鬼神有會。體有會。氣有會。日月有會。聲色有會。天之會。五星集於房。地之會。江河朝宗於海。鬼神之會。黃帝會萬靈於明庭。終歲會聚萬物而蜡饗之。魚會於淵。鳥會於林。玉會於山。珠會於淵。草會於澤。水會於藪。質點相會而成體。元氣相會而成化。日月相會而成望。顏色相會而成文。聲音相會而成樂。人類相會而成國。學者相會而成教。舉天天之中。物物之內。不能有一而無二也。則不能無會也。有所會而後有所成。不會則散。散則毀矣。其會大者其成大。其會寡者毀而不成。是故會無量算數無思議之空氣而成為天。會無量算數無思議之士而成爲地易曰大哉乾元乃統天乾元者會其有極也禹會諸侯於塗山執玉帛者萬國故名其地曰會稽此古今莫大莫古之會而禹爲大會之魁也武王大會於孟津諸侯八百而著王會之圖周公建都於洛四方民大和會宣王大會諸侯於東都會同有繹賦車攻之詩大會之次也齊桓兵車之會六衣裳之會九會陽穀會甯母會貫澤葵邱孔子稱其仁武王周公宣王齊桓皆大會魁也春秋之會無譏而鄭伯逃會則惡之爲彝狄是春秋之義會爲中國逃而不會者爲彝狄記稱樂羣而惡離羣孔子曰吾非斯人之徒與是誰與若不會則孤寡獨夫爲不祥之實乃謙遜之詞詈罵之語人情所憎惡故孔子作春秋以爲彝狄也孔子弟子三千爲士人大會之魁祖墨子徒屬從死者百八十人澹臺渡江弟子三百孟子從者數百呂氏春秋記孔墨之弟子徒屬彌滿天下充塞天下古今會之至大者後漢張興蔡宗鄭元弟子皆萬人

曹曾樓望九千人。其餘數千人者不可數。太學生多至四萬。貞觀太學生亦至萬人。程朱陸子講學皆五六千人。皆自古大會。爲聖學極盛之軌。若博士倚席不講。生徒散匿於山谷。黌舍鞠爲園蔬。閔馬父不悅學。則爲聖學最衰之候。而國亦隨之。若夫香山九老會。司馬溫公耆英會。皆爲元夫碩人盛事。王陽明開惜陰會。其弟子傳之涇縣。有水西會。寧國有同善會。江陰有君山會。貴池有光岳會。太平有九龍會。廣德有復初會。江北有南譙精舍會。先正羅文恭石蓮洞會。新安有程氏世廟會。湛甘泉傳白沙之學。開九十九會。與陽明相埒。其後徐華亭開靈濟宮會者九千人。爲最大矣。若高忠憲公同善會。劉蕺山證人會。湯文正公志學會。皆一時名賢盍簪講學。發揚大道。激厲後士。聖學之光。古今稱盛焉。皆會之爲功也。今小雅廢矣。聖道欲墜。學者自咿唔求爵祿外。無嘉會講學之事。斯仁人君子之所憂也。泰西一切學術。庶業皆由會出。意人以三千金之教習而徧圜球之大地英人以十二萬金之商會而滅萬里之印度世俗有文昌會關帝會觀音會乃獨無孔子會椎埋奸宄之徒擭竊禹武周公孔子之會名而士夫乃反遜讓而避之夫今制六合天下舉人而試之曰會試京邑謂之都會省城謂之省會凡都會省會郡邑之地皆有士夫湯沐商賈輻輳各大會其鄉人經營室館而名爲某省之會某郡之會某邑之會故會館彌滿於天下其歲時宴集則會同年會同門會同鄉皆雜沓數百雲萃鱗集自京師迤及直省皆是也且夫小人有會而君子無會朋宴有會而講學無會雜鬼神有會而孔子無會此於國勢政教盛衰所關非細故也昔京師士夫開强學會書局人才萃焉事旣上聞　聖上嘉悅升爲官局領以大臣歲撥巨帑可謂盛舉矣今桂之士夫追同善諸人志學之墜緒發先正涑水陽明念庵之餘風大陳圖書廣開學會庶幾傳孔門大教而不墜春秋彝狄之

貶、其將傳之天下、吾樂從之遊、而觀其成焉、學者其爲不悅學之
閔馬父、逃會之彝狄、孤寡獨夫、離羣索居鋑啟之小人耶、抑其從
禹武周公孔子朱子陸子陽明高忠憲劉蕺山湯潛庵諸先生後
耶、

丁酉利濟學堂報學蔀新錄卷二目錄

丁酉利濟學堂報時事鑑要卷二目錄

光緒二十三年丁酉　第十六冊

利濟學堂報

泰和紀　白露

利濟醫院開講之十三年

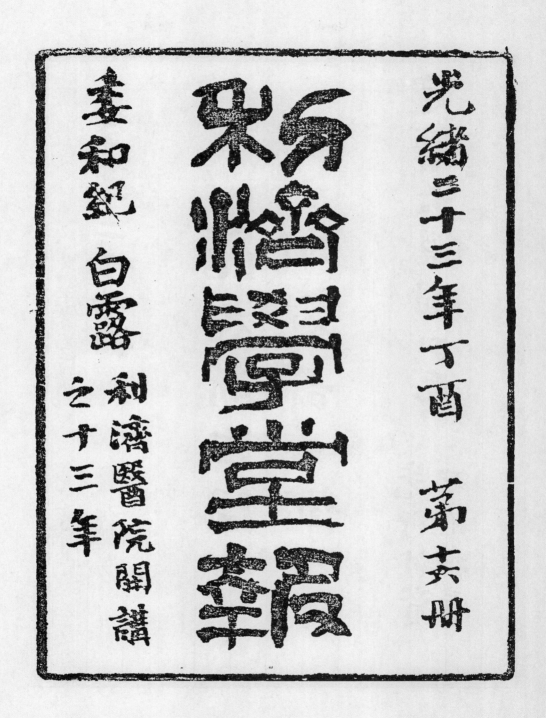

全年二十四册

館在浙江温州府前大街

定價大銀圓四元

先行付資

不准拆賣

利濟學堂報丁酉第十六册目錄

目錄

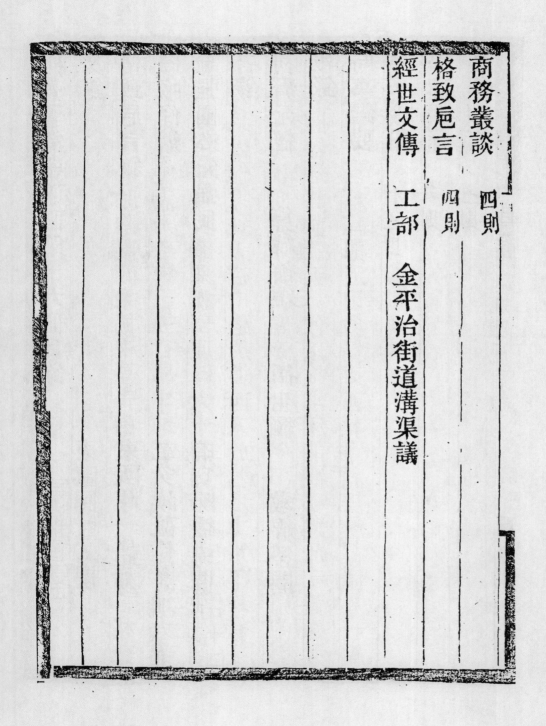

格致卮言叙

東甌陳虬撰

芒芒兩儀肧胎陰陽剛柔協中亭毒萬彙大學一書始言格致卽物窮理絶詣乃臻中土五行皐牢坤乾炎漢魁儒多通大義歐洲斯業雖獲輿賾然析剖原質六十有四分合離復生生罔窮探其機緘大致詎越中趨於道西入於藝形上形下均有隻長灑源挹流似落末象乃黃裔檮眛神智日昏白人靈穎新法閎闢圖器憑其試驗天算假以推求遂能洩秘鑰於元黃顯妙締於毫杪製器尚象近出愈精東西報章新理疊襍匯爲一編足裨藝事瓶管瑣識庶觕擴焉

白喉條辨續前稿

多卧身熱熱爭則狂言及驚脅滿疼手足躁不得安卧而傷寒
論厥陰篇提綱亦言厥陰之爲病消渴氣上沖心心中疼熱飢
而不欲食食則吐蛔今白喉初起有是候乎足少陰爲腎刺熱
篇曰腎熱病者先腰痛胻痠苦渴數飲身熱熱爭則項痛而强
胻寒且痠足下熱不欲言其逆則頭痛員員澹澹然而傷寒論
足少陰篇提綱亦言少陰之爲病脉微細但欲寐今白喉初起
又有是候乎足太陰爲脾刺熱篇曰脾熱病者先頭重頰痛煩
心顏青欲嘔身熱熱爭則腰痛不可用俯仰腹滿泄兩頷痛而
傷寒論足太陰篇提綱亦言足太陰之爲病腹滿而吐食不下
自利益甚時腹自痛今白喉初起又有是症乎既無是症其不
得妄指爲足三陰明矣唯刺熱篇肺熱病一條所列之候與白
喉初起一一脗合（詳下症治第一條）而一陰一陽結爲喉痺亦爲古來
治喉家所自祖聖訓昭然不知徵引反憑虛懸揣以毫無關涉

之足三陰當之或泛言肺腎或言胃熱腸寒愈去愈遠甚矣著書之難也此症於初起時認明三經脈候有無兼症對病用藥未有不應手奏效者卽已誤治傳及他經亦須細心察驗確知何經見症治以何經之藥未必不可斡旋也

辨色第三

時疫喉病喉間必紅腫甚則紫而此症則獨發白或點或片或塊色如雞脂或發熱後數日始見或頃刻滿喉病勢雖有輕重之不同其爲手太陰燥火則一服藥後轉爲微黃色者病將已也其間有紅腫者以挾少陽相火少陰君火也紫則大勢劇而成毒矣

張紹脩曰此症熱症多寒症少（善按果係時疫白喉必無寒症）有以色白爲寒者不知此症初發於肺肺屬金其色白爲五藏六府之華蓋處至高之位毒氣自下薰蒸而上（二語未確）肺病日深故本色日著云云恰與丙經肺熱病者色白而毛敗又肺風之狀色皏然白數

語相發明鄙意更有進者肺色既白而所傷之病又爲燥燥氣屬金金爲西方白虎其色亦白故他肺熱喉病不發白而此獨發白也其間有紅紫者則挾君期二火矣

辨脈第四

白喉病初起餘脉如平但右寸微數而濇或沉數者手太陰伏邪本病也其浮數或緊者挾有外感時邪也左寸關動數者少陽相火少陰君火并病也洪滑者火鬱而成痰也延之日久或經誤治兩手脉滑數甚按之搏指者火勢劇也洪大無力按之芤或散大者陰涸已極也

張紹脩曰凡病此者兩關及左尺脉多沉數而躁其意專指足三陰受病而言以余所驗頗覺不然唯不腫不紅咽乾無痰手太陰燥火自病者右寸必微數而濇紅腫且痛初起即痰涎多挾有少陽少陰風火者左寸關必動數其他病脉皆誤治後始

見初起時未必盡具也

凡治內傷病必先脈而後症至六經必脈症參合方有把握甚有舍脈從症者如伏脈與絕脈實難區別參之於症便易分曉若專恃察脈最易致誤此實閱歷以來屢試屢驗非欺人也

辨手太陰本病症治第五

白喉病初起頭痛身寒熱右寸脈微數而濇咽燥無痰喉間發白或咳或不咳或痛或不痛但介介如梗狀飲食如常此手太陰肺經燥氣本病加減喻氏清燥救肺湯主之右寸脈浮惡風寒甚者挾有外感時邪也前方畧加辛涼藥如春則薄荷夏則荷葉扁豆花之類或已誤治咽燥舌乾甚或絳者鄭氏養陰清肺湯亦可用素問刺熱篇曰肺熱病者先淅然厥起毫毛惡風寒舌上苔黃身熱熱爭則喘咳痛走胸膺背不得太息頭痛不堪此症自始至終與經旨一一脗合故決爲肺經本病主以加減喻氏清燥

救肺湯以此方實燥氣化火之祖方中西洋參色白味苦性涼有清無補他參如高麗東洋潞黨及吉林參之類斷不可用恐其太補肺氣痰喘立至也石膏色白氣辛味甘性寒二味爲清手太陰經燥火專門之藥複以開冬則清中有滋矣臣以桑杏甘草則辛寒而合苦甘矣與內經燥淫於天治以辛寒佐以苦甘語恰合此症往往遇外感時邪而發有桑杏便無引邪入裏之弊且性味清降較薄荷荷葉等味尤爲易用至枇葉花露金汁不過佐使之藥藉以清熱解毒且疎通經隧不致留邪入絡遺患將來也平素痰多或服藥胃中覺寒可加入蔞貝橘枳等味者以藥在對病既有是症即可用是藥古人方中往往大開大闔寒熱温涼並用如仲師之大青龍麻杏甘石等湯是也曩謂仲師二湯恰是治燥氣之祖方蓋化氣爲濕麻桂可以散之復氣爲火甘石可以清之極爲合拍如白喉病發於秋冬之交重感外寒者似可先用麻杏甘石一二劑唯不可用青龍耳其仍用鄭氏養陰清肺湯者以既經誤治肺陰受傷并及營血非冬冬地丹芍實難奏效然鄙意須加入西洋石膏本經藥方

爲至善

此症輕者飲食如常初無痛苦稍延至旬日而轉爲痰喘身熱者若初起時妄用張氏方之粉葛馬勃殭蠶等味或以氷麝等藥吹喉未有不轉輕爲重者余大小女恰犯此獘本春三月余友蔡拔萃逸仲曾患此以婚期在邇（約三五日之內）頗著急余曰無患也以此方畧加減與之日再服二日內全痊

加減喻氏清燥救肺湯

西洋參（宜入煎）　生石膏（杵碎布包）　大麥冬（去心劈用）　生粉草（切片）　苦杏仁（去皮尖杵）

冬桑葉（生用）　枇杷葉（刷去毛用露更佳）　生金銀花露（分沖）　金汁（宜取真者分沖）

右共九味不務定分兩者以病有輕重宜臨時斟酌也如法用清水煎二服去渣冲入花露金汁分二次溫服日再劑甚則三如平素痰溼重或服藥數劑後覺胃中微有寒意勿怪當守服唯量加入蔞貝枳橘半夏旋覆等味

未完

抑亦有天運焉陰慘陽舒孰盈孰虛剛柔變化氣質之餘一如寒暑之往來晝夜之乘除故治天下者能順其用而徐爲之引不能逆其機而强爲之驅夫五方有虛旺五行有生殺五官有動靜五臟有健弱倚於此者伏於彼制其始者尅其末此固君不能得之民父不能得之子師不能得之弟而天亦不能得之人也何者壓力重斯漲力大拒力巨斯抵力多萬物自然之原質也何獨於人有疑焉今耳能聽也目能明也手足能屈伸也心智能覺悟也而必使之委焉靡焉若囚若奴若瘖聾若麻木終其身一無設施吾未知其能安焉否也即安之矣而以積不能平之氣抑而爲妬爲忌爲奸爲恐爲怨毒斯尤非吾所敢知也不然血氣不正實傷太和伏陰沴陽氣數云何且將蘊而爲疹爲癘爲疾爲疫爲水旱即不然以什伯千萬有識之生鋤其性抑其氣制其才力一無發洩而特積於一二人暴戾之身於是有劉曜石虎高洋侯景朱粲黃

巢張獻忠李自成楊秀清苗沛霖輩出乎其閒殺人如麻慘無日天此亦天地戾氣所必不能無者矣又不然禍亂之積不在中國而在四夷殺伐之機始於他種而終我族悲夫悲夫白人亦强矣哀哀我黃土德中央天道西往乾戌一方彼其夷我於非美而等我於印度波蘭耶而我不懾也我且勵我以自强之道而何慮彼族之我弱哉

電之傳於空也孰爲引之聲之依於浪也孰爲激之光之迴於照也孰爲遞之古人之治其民也夫固有從而引之激之遞之者矣而究何以引何以激何以遞也百物之生依質以行呼吸養不均斯爭是故禮樂以導其性兵革以達其用誠亦知人力之足以有爲也而何取於鐍之錮之閟之絕之糜爛之以有用之質置無用之地夫豈天地生物之心哉鳧脛雖短續之則憂鶴脛雖長斷之則悲予之喙者去其角附之翼者兩其足夫亦貴調劑之得宜

而何取於强弱之不齊歟瀛寰九萬里白人執鞭箠走四海其民之格致勝我也斯其智强矣製作先我也斯其器强矣舟車利我也斯其用强矣學術師我也斯其心强矣而我民之梏於文法猶故也疲於科舉猶故也役於八股試帖猶故也溺於章句訓詁猶故也嗟夫我民之不强也夫不强者之不能與强者爭久矣大海茫茫寰宇蒼蒼天高水長吾安適從黃種之滅亡兆矣敢告神州其有賦袍澤而來者乎小我板屋同予何人我盍蹻足須之矣

我　朝深仁厚澤垂二百餘年踐土食毛以生以養尺寸之膚皆
朝廷賜也然百年以來軍興者屢矣杖義死難之臣落落如晨星視宋明之時猶不及焉而中日之役但見其曳戈以走聞風而遁盜不戰而奔潰者多矣嗚呼孰非臣子獨無義憤賈長沙所爲痛哭而流涕者也雖然東事既定中朝士大夫亦稍稍震動而求所以啓民之智張民之力者不可謂不切矣不至矣即草茅之間

灼然於世運升降時勢强弱之故惻心怵目冀得一當雪國家恥亦不爲無人矣然而朝野猶閡也聲教猶阻也道路猶梗也疾苦猶未上聞也弱者怒色强者怒言然且有悲憤太息於居平而至大庭之中務含忍隱惜苟求免禍於朝暮者抑且有食恥飲詬誘諸氣運之適然忘祖宗之辱負君父之恩煖衣飽食自分爲異域之鬼而不悔者此真可爲無人心者也黃帝之靈孔氏之澤　社稷之赫　宗廟之鑑臨之在上質之在旁而能聽其澌滅以至於盡耶夫學堂之設官書局之興報章之行製造之舉此皆中國今日自强之道也雖然我將爲名乎名者實之賓也我將爲實乎務其實不務其名可矣不然我　國家嘗糜餉千餘萬以養無用之綠兵矣久之而招鍊勇然又糜餉數千萬以養無用之鍊勇矣久之而設武備陸師各學堂然又恐糜餉數千萬以養無用之學生矣夫當日本搆釁之始　西方之士固早知勝敗之所在

矣嗚呼以中國之大人民之衆乃見挫於東國一小邦且逆爲西人所料若此我爲四萬萬人發憤而道曰不大弱者不大强中國之强盖自今者始

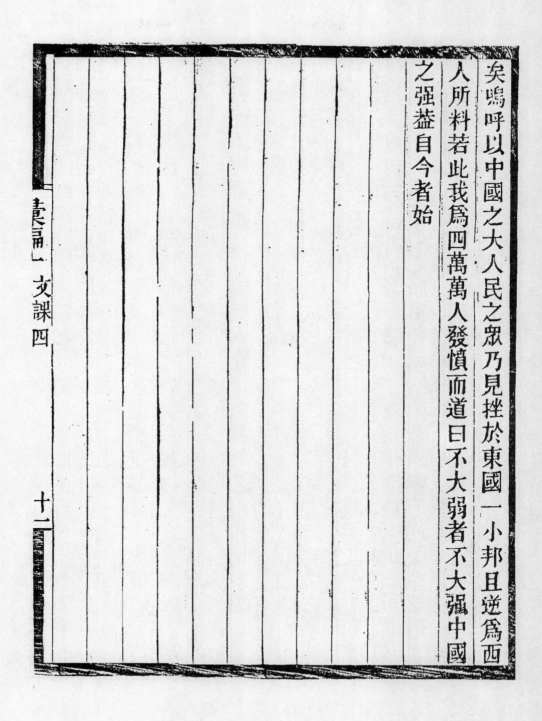

青刹十

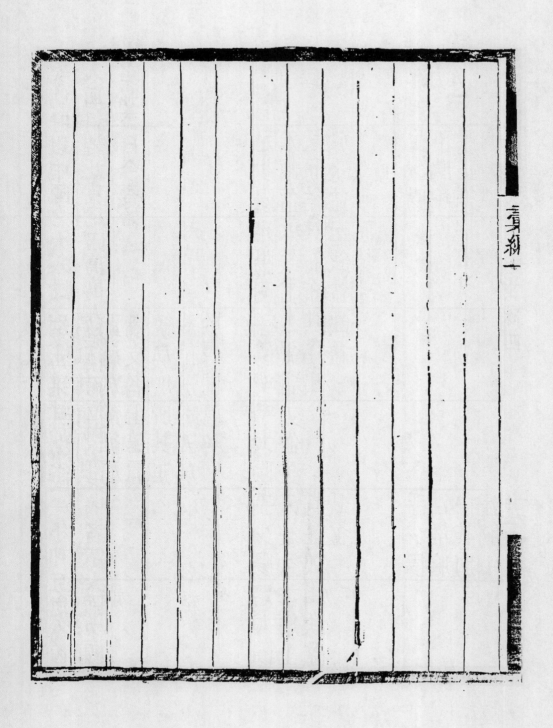

	缺盆	胸
	足少陽入缺盆其筋結於缺盆	足少陽下胸中其正循胸裏
	足陽明入缺盆其筋布至缺盆而結	
別上乘肩髃其筋結於髃支者繞肩胛其正別於肩髃	手陽明入缺盆其正出缺盆	
其別絡肩髃其筋循肩上遶肩胛其正別入於肩解	手太陽入缺盆	
	手少陽入缺盆其正入缺盆	手少陽注散胸中其別注胸中
之支者結於肩髃	足太陽之筋上出缺盆	

十八

膻中	膈	乳	腹	臍
	足少陽貫膈	足少陽之筋繫於膺乳		足少陽下挾臍
	足陽明下膈	足陽明下乳內廉	足陽明之正入於腹裏其筋上腹其支者下循腹裏	足陽明下挾臍
	手陽明下膈	手陽明之正從手至膺乳		
	手太陽下膈			
手少陽布膻中	手少陽下膈			

背脊	膂	腋	脇
		足少陽直者下腋其筋直者上走腋前廉	足少陽循脇裏直者過季脇其
足陽明之筋屬脊			足陽明之筋上循脇
手陽明之筋挾脊		手陽明標在腋下	
		手太陽之正入腋走心其筋入結於腋下	
足太陽挾脊其筋挾脊	足太陽入循膂其正循膂	足太陽之筋支者從腋後外廉入腋下	

	腰	䏚	手大指	手小指
筋直者上乘季脇		足小陽之筋直者上循䏚		
			手陽明起於大指次指之端	
				手太陽起於小指之端其筋起
				手少陽起小指次指之端上出
	足太陽抵腰中			

左右對列齊同式以求得之左右二式平列爲左行右行以左之右右之左爲內兩行以左之左右之右爲外兩行內兩行相乘得內式外兩行相乘得外式二式復列得消數

按太一消法以太極爲升降進退之樞紐若北辰然不可少有移易一移易則四元之位置皆失措矣若已消去天物則太極可以逐層上下譬猶以天元或物元乘之與除之也若已消去地人則太極可以逐行左右譬猶以地元或人元乘之與除之也因天物去則上下無牽制地人去則左右無牽制故或一消或再消或累消務消盡一元而後所求之真數出矣

易位式太一之位以天元爲順若求他元必令與天相易而後得直下式

得數式得式之後即可不論太極元數但記所得二層爲除式三層爲平方式四層爲立方式餘可遞推

除式上層爲實下層爲法

平方式上層爲積中層爲廉下層爲隅

立方式 上層爲積·次層爲第一廉·三層爲第二廉·下層爲隅·

諸乘方式 三乘有三廉·四乘有四廉·愈多一乘愈多一廉·上層積下層隅各方所同

借根方術算例

定位表

前	後
眞數	○
根數	一
平方	二
立方	三
三乘方	四
四乘方	五
五乘方	六
六乘方	七
七乘方	八
八乘方	九
九乘方	一○

大旨與太一術一元位次表同·

多號 ⊥ 凡數有多者·用此號記之·如 一平方⊥二根 指一平方多二根也·則如此列之·

少號 — 凡數有少者·用此號記之·如 一平方—二根 指一平方少二根也·則如此列之·

相等號 ＝ 凡數有相等者·用此號記之·如 二平方＝八 指二平方與八相等·則如此列之·

代數術算例

丄　正也加也　如丄甲指甲為正數也若左旁無號亦為正·　如甲丄乙指甲中加乙也

丅　負也減也　如丅甲指甲為負數也　如甲丅乙指甲中減去乙也

∽　相減也凡言相減必以小數減其大數與丅號微異·

×　相乘也　如二×三指二與三乘也　按相乘之式·亦有不作×號者·惟元數可省·如甲×乙可兩元並書·為甲乙若係真數·則必作×號否則為十進數無別矣·如二×三為二三相乘·若二三為二十三·斷不可混·或於兩數中間作•號·亦恐與記整零式相亂·故棄之·

一　除也約也上約下也分數式也　如甲一乙指以甲為法·而除下乙實也若以甲為母乙為子亦同·

÷　以右約左也　如甲÷乙指以右乙為法·除左甲實也

()　括弧也所以包括其內之各數使之自成一數而後與括弧外之他數相加減乘除此代數多項式中便用也

如（甲丅乙）丄丙　指甲乙較內加丙數也。

如（甲丄乙）丅丙　指甲乙和內減去丙數也。

如（甲丅乙）丙　指甲乙較與丙相乘也。

如（甲丄乙）/丙　指以甲乙和除丙數也。

{}重重包括也。指其中既有括弧內之數與括弧外之數相加減乘除，又當自成一數與重括弧外之數相加減乘除，故作{}號以別()之用。又有作[]號者亦同。

如{[甲丅（乙丄丙）]丄丁}天　指甲內減去乙丙和加入丁，乃後與天相乘。故於甲內減乙丙和加入丁之數，作{}以別內已有()也。或作[甲丅（乙丄丙）丄丁]天亦同。

元之左邊有數目者謂之倍數（又謂係數），省同元相加之繁也。

如甲甲可作二甲　如乙乙乙可作三乙　餘可類推

兩手握拳從下伸上向前微注高濶平肩將拳連膊節降下一尺復舉與肩平微注如是十二次

治肘臂困倦肩膀痺痛

宜肘臂懸提神含力蓄

忌曲肘搖臂蟄氣不實

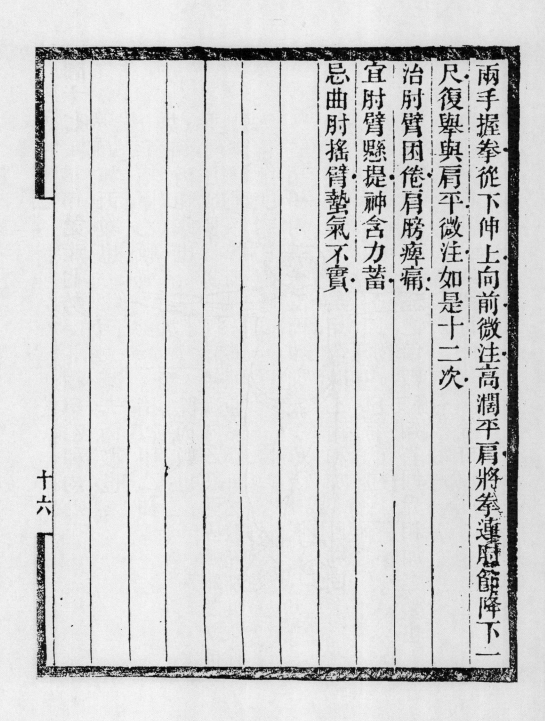

圖十七

第十七勢

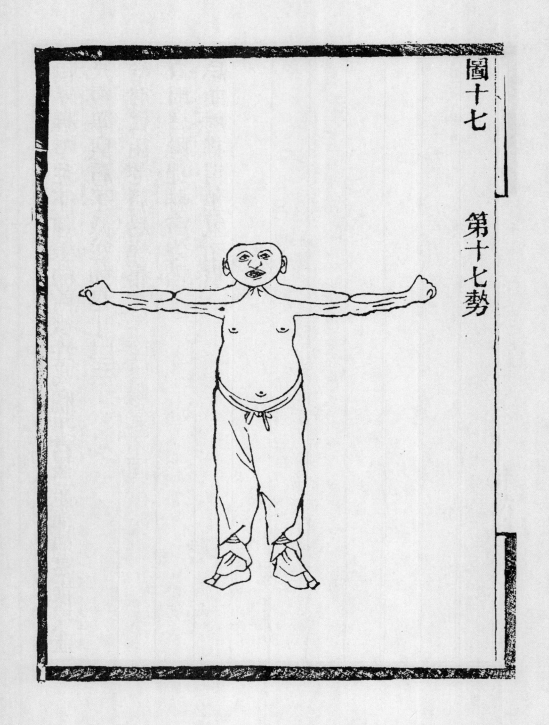

隨勢將兩手分開，足趾注地，身從後仰，復撲而前，如鳥振羽狀，呼氣從口出，吸氣從鼻入，呼吸三十六息。

治背脊寒冷，臍腹痹痛，手足倦憊，陽氣不固。

宜隨身起仰，肢體相應，忌足趾離地，植身不實。

十七

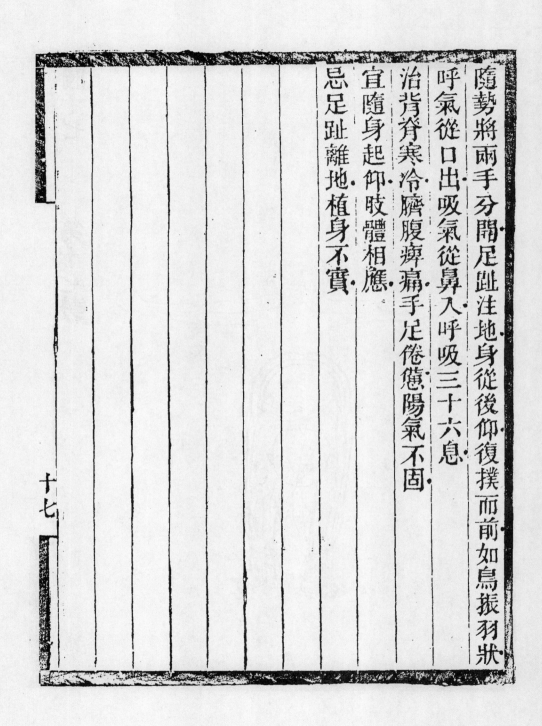

圖十七

第十七勢

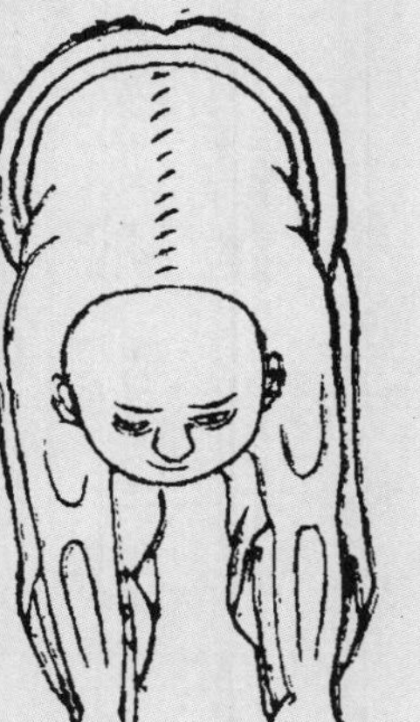

緬甸條約論

中國與英國改訂緬甸約章。西歷本月五日。已在北京互換。總理衙門特張盛筵。以慶告成。緣一千八百九十五年六月二十日。中法所訂之約。中國以江紅之極東邊地南武之上之孟阿全境及南孟阿北孟阿二村落讓歸法國。此一款有違一千八百九十四年三月朔日中英所立之約。故英政府請於中國更修緬甸約章。另索數地。以償東隅之失。目下所請諸事。悉經中國議允。所有緊要各條款摘錄於下。以供眾覽。　一中國允改邊界。自互相議定之處展至太平。　二英國允將南碗以南之地。西至南墨河之支河及毛修山。至萊州嶺。又折向東北至喜冏里河。為中國屬地。惟此全境之內。一切政事胥由英政府治理。中國概不與聞。此地由英國永遠承租。應納租費。此後再議。　三中國以科干之山地歸與英國。其地方四百英里。不小於孟阿。其庫弄全境。亦歸英國。

四中國允自今以往凡孟亭或江紅之地倘不與英國預先申明立約斷不以之擅給他國　六中英二國當各派人員勘定邊界九舊約凡載運貨物往來於緬甸中國者但准於孟養及山西二處經過現在所有緬甸中國邊界各路之便於商務者皆可准其往來　十二中國允考察雲南商務情形可否興辦鐵路倘可興辦當築一路與緬甸鐵路連接　十三舊約中國可在漾貢設一領事英國可在孟漾設一領事現在中國之思茅摸兒面或順甯府皆可設立領事英人或英國保護之人可在此等地方貿易一切悉照通商口岸辦理　其餘各款均照一千八百九十四年三月所訂之舊約　另有一款中國允於簽字後四個月內將西江開埠通商　以上中英所訂緬甸新約披讀一過頗愜於懷雖大旨似偏薄於中國然一千八百九十四年所立之約內有關係緊要一款中國倘猝意違之恬不爲怪故凡有益於中國者我亦

得廢之蓋彼此立約本當均享其利倘利我者彼奪之則所利於彼者我何能使之獨享此坦然持平之道非吾之過不待智者辨也平時我英國常慮中國之翻議今與訂立新約特以言餂之得其一諾則出之於口見之行事昭然入於衆人之耳目如綸如綍縱後有翻議之意似不能一再食言目下中國所訂各款雖似爲我所挾不得已而爲之而爲英國計猶所得不償所失蓋前此之一誤爲害實非淺鮮耳幸我所索各地已得如願以償蓋中國允將科干之山地割讓與我此地不小於一千八百九十四年誤割與法人之地并允將南碗之南一帶俾我永遠租賃中國不於此設官治理壹是皆由英官主政我英國亦願認此地仍屬之中國此事辦理可爲極妥所可訾者初英外部大臣創議之時僅欲向中國暫時租賃而不爲長久之計其失孰甚約中所論商務諸事亦極鄭重深望旦暮之間便見諸施行則雲南四川二省不久可

與歐洲互市以目前情形而論日後英國商賈之貿易於滇蜀者
必以緬甸爲孔道訂約之時建造鐵路一款中國以尚須斟酌對
夫雲南建造鐵路利害輕重本當請中國熟計而行第恐其瞻顧
徘徊未必能毅然立決蓋中國素善延宕倘所議之事非其所喜
將有一思數百年而杳杳無期者非速向其執政諸臣力迫之不
可至在中國緬甸之間多闢商賈往來之路實大有造於英國此
爲一千八百九十四年之約所無而今約所得之利益也舊約未
訂以前商販於中緬邊界者尚有數處可以往來及至舊約訂定
往來之路祗有孟養山西二處今之新約不論何處皆可任我往
來四通六闢惠我實多惟約內華文辭意似可以假借互用其爲
掉弄筆墨留他日毀約地耶我不敢知也順甯府思茅及摸兒面
設立領事爲國家計亦爲商旅之計此種邊僻之地一經我英人
及我保護之人在此經營如各通商口岸其商務之可興與否必

能潛心考察竭力講求而得其究竟也以上爲中英所訂緬甸新約然此次訂約猶不止爲緬界之事我英駐華大臣克勞特墨克唐納爾因中國違背一千八百九十四年之約改訂新約遂將西江通商一事同時議定見機而動乘間而入誠可謂使於四方不辱君命者矣　按倫敦報章大半皆登載此事但所言僅修改緬甸邊界之一端而絕不及我今日所得之利益如西江開埠中國邊界各處許我設立領事及准商賈居住貿易等事殊爲疏漏也

們乞斯他之辯挨第恩報言法國駐華公使狹拉因中英訂此新約將不利於彼國使其三載之經營謀畫一旦雲消霧散盡付東流故深滋不悅殫心竭慮百計阻撓以冀我事敗垂成然我恐法人於此亦嘵嘵徒勞耳十年以來中國南方及西南方商務之利本爲法人所壟斷今我得於西江開埠實勝於江河運道既便運費復輕法人自不能已於言矣此次新約各款中國實格外從

優更有意在言外．而非外人所能窺測者．我英其有爲中國出力之處．故以此相報乎．是未可知．日久當能自見也．節時務報

時事鑑要卷二終

土希議和消息

各大國干涉土希之事·各使臣與土之外務大臣商議和約·其中交涉一切由俄使臣辦理·其約中條款·則由德使臣辦理·至應償兵費則由英使臣辦理·所有基列島·欲屬希臘一事·今由島民公舉迷格理暫攝島事·土廷之意·欲在沙里城簽押約章·以資利便·而希廷致各國書·力拒更畫疆界·且希力祇能償軍餉些少·不能再賠軍需·至更議降款一事·亦難從命云·節益聞錄

美國陸軍新礮

美國陸軍·在江爾治加拖州蝦路安路拖那可路拖公司·定造約路拖阿多馬氈庫散彈子之礮·其礮式用三脚架·置礮身於架上·重約四十磅·極爲靈便·騎兵隊中用此礮·可攜帶在馬鞍之上·而行·施於自轉車隊中·兵士亦攜帶無碍·此礮之捷·每分鐘可發四百响·前曾在陸軍隊中試驗·皆以爲適用·録博聞報

希土兵數

希臘與土耳其兵連禍結·疊遭挫敗·現查兩國海陸艦艇步騎細數合亟譯錄·以供眾覽·計希海軍防艦二艘·一等巡洋艦三艘·三等巡洋艦三艘·礮艦九艘·一等水雷艇六艘·三等水雷艇十一艘·陸軍步兵一萬六千零三十九人·騎兵一千一百四十六人·礮兵二千二百八十七人·工兵二千二百十三人·共計步騎礮工兵二萬四千八百七十七人·土耳其海軍鐵甲戰艦二艘·海防艦七艘·一等巡洋艦九艘·三等巡洋艦二十二艘·礮艦六艘·一等水雷艇十九艘·三等水雷艇七艘·陸軍步兵五十八萬三千二百人·騎兵五萬五千三百八人·礮兵五萬四千七百二十八人·工兵七千四百人·共計步騎礮工兵七十萬零六百二十八人·外設豫備兵十萬零四千五百人·按希土兩國艦艇兵數·彼此較絜·眾寡懸殊·希臘偏不畏强禦·從事干戈·今果兵敗禍連·未免勇有餘而智不足·不知將

來何以善其後也。約循環報

日本國債

日本戶部總冊內附國債一款。查日本欠本國銀號商款共一萬七千二百零六萬一千七百元。前年借充軍需者一萬二千零四十二萬一千九百三十五元五釐。商款三千六百零三萬六千二百二十元。續款二千二百元。公款一千六百九十五萬元。舊公款五百四十一萬六千三百六十二元。鐵路六百萬元。保險公司四百萬元。共欠三萬七千六百九十五萬六千一百一十七元。此係本國債款。洋款不在此列。現在政府擬於二年內淸還洋款。然庫款支絀。擬再向銀號借銀五千九百二十八萬元。鐵路公司借五百三十二萬七千三百元。似此則將來國債更多。惟政府現撥二千八百萬元設立製造公司。三千萬元設立官銀號與農務將來所獲之利。可償此國債也。錄倫敦郵報

俄路述聞

俄人由琿春築鐵路以達哈勃勞甫格埠．日役工人一萬人．刻已築長一千二百餘華里．大約今秋再築一百餘華里．卽可行駛火車矣．錄西字報

火日違言

本月初十日倫敦來電云．火奴魯魯島主禁止日本人登岸．日廷派員詰問．火奴魯魯諸官置之不理．恐日本與火奴魯魯從此失和矣．錄申報

新設水師會議司

意國君主飭諭設立水師提督會議司事有五端．一妥籌備戰之法．二擴充水師及講求海防事宜．三妥立整頓水師章程．四講求造船之法．五詳訂水師官員升遷調章程．該司每年至少須會議三次．或在海軍部．或在水師衙門．總候海軍部大臣批示遵行．現

經海軍部議定、嗣後水師大操、即派會議司領袖水師提督充當總統、并考查水師各隊官員勤惰、兼管各船廠工料事宜、錄德國三日軍報

破踏車軍隊法

踏車軍隊近日太西各國多有以此制勝者、此軍營中創製也、近德國柏林某員思得一法、以破敵人踏車之軍、其法率犬千頭、使之習練、爲預攻踏車軍所用、所選之犬、以英種爲尚、每日在演武場訓練、使其認識誰是法意俄敵人、并何人爲德軍、與軍又將各軍勻雜、使犬見敵噬之、下車以亂其軍、倘誤噬德澳人、則笞之以鞭、噬敵人、則飼之以肉、教訓不過數日、犬能分辨誰是敵人、誰是主人、他日有事用、此犬以破踏車軍可操必勝之券也、錄蘇海彙報

報論選舉

日本質質新報謂議院選官章程似應量為變通者。略有五端。筮仕之途。向由考試。苟不與考。雖有高才。無由自見。是猶困以資格也。擬嗣後有才能卓著體用兼賅者。即量授以職。以示朝廷宏攬人才。不拘成格之意。此其一。當差之人。半皆衰老。練歷雖久。神智已昏。是徒貽以叢脞也。擬嗣後筮仕者。必加遴選。非年富力强不派。議院以課功績。此其二。議院選官人數太少。闚見既隘。時有遺才。是猶限以額數也。擬嗣後量為加增。至少亦須五六百名。以廣登進。此其三。選官之時。例輸選費。寒畯無力。徒自嗟嘆。是猶責以資財也。擬嗣後選費遞減至五萬元。以示體恤。此其四。初登仕版者。其歲數不得過二十。以便歷練。此其五。苟能即以上五條實力行之。議院有不整頓者乎。且國家選官。選其才與人耳。嚴加考試問之以時務。兼用格致算學命題。亦未免吹毛求疵耳。故考試一途。不可不裁也。錄木司寇新聞報

貨幣條陳

美國家商務局條陳銀行事宜・茲錄其略如下・一金元應作爲通行執中之幣・美國銀票國家應全行收回・庶不妨礙商務・二國家銀行有任便核計股本所値多寡製造行用金銀元之權・三裁去行用金銀元釐稅・四民間銀行可遵官銀行辦理核計股本多寡製造金銀元・五行用製造金銀元之銀行・應開設於至少有三千民人之處・六所造金元照德英美法西等國通例・以九成淨金製造・每枚以値五佛郎爲中率・七金銀元通行天下萬國・錄官書局報

議院集議

路透局電云・印度議院今日會議九大款・第一款各書院乃培養人材之地・須啟迪教誨方能收效・近日有名無實・除甄別外・無他講求・宜亟力整頓・俾收實效・第二款凡工役遷徙章程須奏明

辦理。第三款在馬達拉士及孟買等省須設立總督公局。第四款所有地稅章程六十年後方准更改。第五款印度各王不得參革如有參革必須將所犯何罪明示於眾。第六款印度內地各省唯其設立議院與孟嘉拉孟買馬達拉士省相同。第七款議院大臣責任綦重朝廷特委華君當之是何取義請將原由剴切示眾。第八款那君樸誠可靠請派充英國下議院議員。第九款須籌六千磅運往英國作為議院經費　錄官書局報

地下鐵路

美國紐約地方目下開鑿地下鐵路。計長四十二西里。一切工費共計五千萬元。計隧道深一百尺。闊二十六尺。高二十尺。鐵軌來往兩條。停車場計三百三十尺。闊六十尺。高三尺。場屋長八十尺。直徑十七尺。搭客升降機器臺六座。一分鐘搭客升降可三百四十八。錄叻報

論英國水陸軍經費

今人論英國者，莫不曰英人稱强海上，專恃水師，不知陸軍亦極力經營也。考英境與屬地陸兵之數，共十五萬八千七百七十四名，印度防兵尚不在內。兵丁口糧，頗屬不貲。近日兵部復籌一百三十六兆元，作爲造兵房、設陸軍學校、備防險要及躲避船隻之海口。今將英國本年所估水陸軍經費大概情形，分列於左。

陸軍經費四百五十四兆佛郎

海軍經費五百五十二兆佛郎

額外經費一百三十六兆佛郎

海軍工程經費七十兆佛郎

以上經費共一千二百十二兆佛郎。雖額外經費或可減省，而英國南境邊防及倫敦防務，斷不可稍有遺誤。是英國水陸經費至少需用佛郎一千餘兆元。節巴黎𦿟論日報

德國兵制

德人武備日修現有兵六十萬有事則能增至百萬其一等名舊兵係先一年之兵約二十五萬皆曾經訓練者每年加新兵三十五萬皆未嫻戰陣者新兵以舊兵訓之新兵旣諳戰守則舊兵退歸田舍仍食軍糧遇事始行調出國中所有丁壯必須當兵三年而後能退爲他業復有前數年之兵五十萬共一百萬其新兵皆不過二十五歲舊兵則間有過二十五歲者至老弱則絕無矣可謂勁哉（節巴黎新聞報）

土疆日蹙

土耳其所轄之地當西歷一千八百十七年時計二十一萬八千六百英方里五十七年與法國立約割地後只存十九萬三千六百英方里七十八年又與德國立約割地後僅存十二萬零五百英方里目下則國境日促剩有五萬七千英方里而已（節申報）

調撥海軍

俄國雄視北海陸有西比利亞鐵路海有堅利新式鐵艦茲據英國泰晤士報紀俄國今年調撥海軍分駐太平洋地中海處置周密海軍有調駐東海者皆十年內造一等巡洋艦七艘小兵艦數艘調駐地中海者大鐵甲艦四艘小兵艦數艘以上各艦所派海軍提督四名參謀官六十名武官三百二十九名機關士九十六名軍醫四十八名僧官十三名水兵一萬一百一人內有副提督二名一名安度利弗一名洗苦祭也弗按安氏所轄地中海水雷驅逐艦一艘水雷艇二艘弗氏所轄太平洋水雷驅逐艦二艘巡洋艦三艘此三艘載海軍學生終年在洋面練習風沙水綫各事又二艘一名雜軋多一名煞毋也迭在太平洋北冰洋等處巡察本國漁業云 約蘇報

緬甸分省

印都喀爾喀搭來信云英人割據緬甸而後幽緬王於此間一應國事悉由英員執掌今又擬分緬境以爲印省每省設巡撫一員隸於印度總理大臣又各立議院一所許緬人公舉賢者入院議事自西本年五月一號爲始各巡撫陸續赴任大抵更派九人爲幕友或就職員中揀派其四其餘五人或以無職者選充皆所以匡巡撫之不逮者也要之此法旣立緬王永無復位之望天下事之可慘孰有甚於此者哉錄萬國公報

教皇親軍

意國教皇護衛兵共分五項一爲諸貝爾親兵二爲施維才爾親兵三爲護宮兵四爲巡捕兵五爲出獵兵諸貝爾兵共五十名專用羅馬世家子弟充當每月當差不過數日施維才爾兵共一百名專管守門均係瑞士國丹壇省人護宮兵僅於令節良辰或盛會慶典始往教皇宮邸當差專用奉天主教之羅馬人共分兩哨

內有音樂兵一隊巡捕兵共一百二十名管理街道事務出獵兵共三十名隨時從教皇當差錄德國三日軍報

法覬鄰邦

西四月三號倫頓朝郵報云法人名利懷者以賣書爲業一日收得國中大臣一摺內云我法欲以戰取利於人當以何國爲先或曰當以德爲先駁之者曰德之所强以戰爲最我國何敢與其作難若爲德戰有負無勝若與英戰或可得利然英戰艦之多已甲於天下但其戰艦之製多係倣於他國從無有能自出一善式者我法幸有精巧大戰艦數艘可以勝彼且英爲富國其民多文弱未必勇於赴敵而於陸戰尤非所嫻且英之糧多運自他國若以兵艦封其海口待彼糧盡則不戰而自困矣戰艦雖多兵不足用一有事則艱於徵調矣此所以或可得利也吾等立此議者欲使國人知所取舍不致見利忘害耳節知新報

建造籌款

前日本議院奏請每年由內帑撥出三十萬元並在各官俸薪內約扣一成以備建造之用日皇以爲由內帑撥銀三十萬元尚屬可行至扣各官俸薪一節未能盡善蓋每月俸薪百元以上者扣減一成尚無大礙倘每月俸薪僅二三十元若槩減一成則立見窘絀殊失朝廷設官養士之意故現尚未批准查該國每年由各官俸薪內扣出之銀統計一百七十九萬九千五百一十九元其例始於一千八百九十四年今軍務平定擬復舊制 錄日本郵報

瑞國改制

法國兵部改易槍礮軍裝德奥兩國將起而效之瑞國亦欲步武此事已預備應用佛郎三百萬元擬將行軍火礮全行更換快礮法國練鋼邇來頗勝於德此項快礮擬盡購之法國數禮拜前瑞軍已派武弁一人往法訪察細情矣 約巴黎辯論日報

日軍將撤

近日中國欲令威海衞所駐日本各軍退去而日人亦以志在輯睦謂須將所償之欵一律交清卽可撤退中國現已允許故日軍將不日盡去云 節循環報

俄營高麗

俄國經營高麗其意深遠而高麗亦有降俄之勢茲據駐高麗之日本人稟呈政府內云韓王現仍住俄公使署俄員派練高麗兵勇并特籌巨款借與高麗淸還日本債款種種情形深爲可疑呈請外務大臣大隈伯趕緊設法以備不虞 錄日本郵報

高麗亂黨

高麗東學黨現復倡亂勢甚狓猖京畿道一帶皆遭擄掠山松巡撫亦爲殺斃現該國派兵彈壓 節官書局彙報

各國養兵數目

地球雄國獅英虎俄法德意奥日本並鷹瞬鶚視睗睒伺隙修器械增軍實鑄鑱造物螻蟻人命以求一逞故俄養兵三百餘萬人每兵歲需銀一百兩每歲約需銀二萬萬兩英養兵六十餘萬人每兵歲需銀二百六十兩每歲約需銀一萬五千萬兩德養兵一百七十萬一千人每兵歲需銀一百十三兩法養兵九十七萬七千人每兵歲需銀一百三十五兩奥養兵八十五萬七千人每兵歲需銀一百二十五兩意養兵七十六萬五千人每兵歲需銀一百二十兩日本養兵二十四萬九千九百八十三人每兵歲需洋銀一百二十元（此各國常時養兵之費若戰時另有加增不等）其餘如荷如比如丹如瑞典或數十萬或十萬不等惟美國養兵衹三萬有奇巴西養兵衹二萬五千有奇爲環球所僅見而議者已爲之隱憂合五洲養兵之數計之每歲耗銀不可以億兆計不知昊宰何心乃爲此奇險相持之局耶　節湘學新報

卷三終

學部新錄卷三

湘學大興

中西學校言變法者。首爲講求。前經各省立有學堂以開其端。而地方官率多奉行故事。目笑存之。此所以人才不振。徒負 朝廷苦心。至可惜也。近湖南巡撫陳右銘中丞。與江建霞學使。實力提倡。風氣大開。頃擬創大學堂講求中西政治之學。每年常欵已集有二萬餘金。規模可以大開。現已分門聘請名師。并廣購儀器圖籍。聞下半年卽可開辦。三十年來各學堂之規模。未有善於此者矣。錄知新報

各國讀書數

近有西人查明各國讀書之數。謂初學堂教師。法國十五萬一千八百五十人。德國則十二萬二千四百六十二人。日本六萬九千六百八八。意大利五萬四千一百九十三人。英則四萬五千四百

三十四人。奧則四萬三千七百八人。俄則三萬四千四百八十六人。土耳其三萬三千五百八十四人。其學堂。則美有二十三萬六千八百八十四所。法有八萬一千八百五十七所。意大利五萬二千六百三十九所。俄四萬七千九百七十所。德四萬七千三百九十一所。日本二萬五千三百七十四所。英一萬九千四百九十八所。奧一萬八千五百九千八所。土耳其九千五百五十所。堂中學徒總數。美有十四兆一萬五百三十三人。法有六兆三億三千四百六十二人。德有五兆八億七萬四千三百九十人。英有四兆八億八萬五千三百三人。日本三兆一億八百八十六人。奧則二兆九億三萬八千五百七十五人。意大利二兆九億一萬四千五百十一人。俄則二兆二億三萬三千五百六十八人。土耳其一兆五萬二千四百八十四人。可見讀書之盛矣。錄益聞錄

京師大學堂章程條陳

去年　京師設立大學堂。奉　旨著官書局妥議章程。有局中某部郎。曾擬聘請教習招選學生之章程。上於管局大臣。道達周密。頃學堂事仍未大定。他日舉行伊始。必多所採擇矣。頃從都友寄出。特錄之以供先覩。　一設總教習華人一員。西人一員。每院設分教習華人二員。西人一員。　一華教習當取邃究經術。深諳掌故。通識時務。周知四國者。不論爵位。不拘年齒。　一聘用華教習。或由　特詔飭中外大臣舉。或由管學大臣徵。惟不得以尋常京官充當。致成庶吉士教習故事。　一剏設師範學堂。以小學堂之教習爲學生。三年學成。即升爲大學堂分教習。　一聘用洋教習。須取經彼中大學堂考給文憑者。或照會西國國家派。或由管學大臣徵。惟不得以尋常教士充當。　一各院西人分教習。本爲教專門之學而設。若三年之後。師範學堂有成效。則華人亦可補此缺。或初開時。即先調出洋學生。經在外國學堂考給文憑者。亦可因其所長。充當此缺。不必定以西人爲主。一大學堂生徒招舉貢生監投考。試以五事。一經史子學。能以今日經世之學引證古書者。二時務論。能言五洲各國情形及中國應興應革之事者。三本朝掌故。能言本朝制度與前朝異同者。四語言文字。曾學俄德英法等文。能略通句法文法者。五算學。能通筆算加減乘除。分數比例平方立方者。一以上五事。通三以上者取爲內舍生。通二以上者。取爲外舍生。如格即取。毋濫毋屈。一大學堂設內舍生額一百人。外舍生無額數。一初立學堂之年。請明降諭旨。或由管學大臣移文各行省招人投考。以後每逢鄉會試榜後。投考一次。一凡投考之人。必須年在二十八歲以內者。但需同鄉京官一小結。即可應考。毋庸州縣起咨。一初次投考時。如內舍生不足額。即懸缺以待。下次投考。如已足額。則下次投考者。一概皆爲外舍生。以俟挨補。一外舍生挨補內舍生之例。

有二端一以投考時名次之高下二以入學後功課之高下　一投考學生。於堂中試之一日而畢。准給燭不糊名以教習爲試官。凡五八人占一門。閱畢取定後。彙比之通三以上者爲內舍生。通二以上者。爲外舍生。如格即取毋濫毋屈。　一初入學三月之內。由教習察其姿禀之聰鈍。功課之勤惰。如可受教乃准留學。如察有文理。與投考之試卷不符者。則知其必由鎗替有惰學不能依中學課程者。則知雖教之數年。亦必無成。如此者。皆勒令出學。一留學後。仍以功過勤惰紀功過紀過五次者。勒令出學。內舍生紀過三次者。降爲外舍生　錄知新報

購書發院

浙省廖中丞購到師船表五十部。札發求是書院武備學堂。俾肄業諸生。藉資觀摩云。節集成報

貧女學堂

紐約緬士維地方富人集貲建一貧女學堂請女師教以女紅烹飪之事謂女子學成貧家娶之更可籍其持理家事今人娶婦女多不能作女紅不諳烹飪其家既貧凡事多假手他人則更貧苦矣學堂中不獨教以女紅調味之事並教以畫花草現陶器多出皆有花草若教之畫陶器尤佳國家如多設此學堂則人皆得所矣節紐約農人報

創建學堂

安慶撫憲鄧大中丞莅任以來勵精圖治百廢俱興不遺餘力前籌款創建銀元機器局業已興工各營兵丁輪流運土填基惟工程浩大必須秋後纔能告竣近日又委員建造中西學堂擇就城東天台里施家塘地方已經勘定委周大令啟運赴鄂採辦木料張大令廷權尹參軍瑞麟鄺少尹鴻廉監造學堂工程事宜云錄滬報

建屋護氣

西五月十七號倫敦農務報云．凡種植家．欲保其瓜菓蔬菜各種發生之易．必須建一玻璃小屋．俾於冬時可以避寒．亦可以收熱方敢望收成之豐稔．其建玻璃屋之製．係先鋤地深六英尺．寬二十尺．長五十尺．地面即以玻作墻．高五尺．四面開活玻璃窗．如遇天氣太熱．即開窗使生風透入屋裏．瓦面全用玻璃．亦遍開活窗以便啟閉．屋脊作金字形．自鋤入之地．計至屋脊頂處．宜高一十五尺．內設煤爐．如天氣嚴寒．即將爐火透發．使屋內溫煖．其安放種核之法．係從鋤開地下處積泥三堤．中開二坑．以便人行巡視如法建置．便稱合用．究農人初製此玻璃屋之意．因蔬菓多生於春夏至秋冬便槁死．故特建此屋．使秋冬能種蔬菓．而藉以生利又可便人．但農家恐費耗資本．故不敢建造．細思此等玻屋．頗能補造化之缺憾．如花果各品．為天寒時所無者．置玻璃屋中．均能種植。如有收成。可向富家大室。并各行商店求售。亦可獲利。約計三兩年間。便可收回建屋之費。此亦何樂而不爲之。又趁天寒時可預將春天所應種之物。先下種於此屋內。俟春時移植於田畝比之尋常種作收成。不更捷乎。不知農家者流。有心於是否也。（錄知新報）

植物學堂

西四月十七號紐約格致報云。美欲於地球之上。設一最大學堂。考究醫治植物之理。凡食穀果瓜菜之人。與及愛花之人。皆喜得而學之。此爲前所未有之新學堂也。植物之疾病。必分等類。即人與禽獸之疾病亦然。此學堂之大醫士。必先將每年農人禾稼菜蔬所受之各種病。分爲門類。先於此等要物。得其綱領。其餘各物。可以類推。且欲以新醫理教農圃之人。以開其智識。想數年後。可勒成植物之醫書。以徧傳各國也。新學堂現爲加勞威君主席。吾往遊其工房此工房以玻璃爲之設於醫堂之後內有各種受病之瓜菜考其致病之由因培養之肥料不甚適宜之故又旁有一房能轉變天時以考究各種瓜菜之有病與否當吾遊覽之際恰値試演農事聞言最要者爲麥病美國農人受此害者不鮮故此農學醫院往產麥各方搜尋嘉種共有千類在院試種若得一二種不染鐵鏽蟲病則大有補於農也加勞威常加此病種於新麥上看其變動若何又以萌芽之穀種置於生棉之上以易生蟲病之水而潤之又將別處與本土之麥相混而種之更見其試演一藝甚奇係一種紫色花樹一無生氣吹動最易受病加勞威取紫色花樹以玻璃罩密覆之不使空氣出入取能犯此物之微蟲開水灑於其上漸見其葉起黃點而隕落若非先有壞氣侵之則無礙故一將玻璃罩移去此紫花樹不久卽復回元氣矣又下肥料於植物亦驗得奇效彼植一種嫩禾其粗細參差不齊係以水內

有鹽質者灌之此鹽類皆田中所常有者禾根有吸水管水內之鹽質漸加漸濃至某限度卽傷其吸管而禾苗槁矣凡生於海邊之草其根之吸管甚大所以吸鹽甚多若農人能考出田中之鹽類多少卽可知禾苗能結穀多少別種植物亦同此理彼有試驗淋清水之法尋常者祇將水淋於坭面聽其滲入坭中樹根吸之惟新法則使水自下而上在花盆底放浮瓦管一條兩端另接以管通上盆面將水加入管內則由管之浮眼滲上其用意未識何在又一藝係植物傳種能令其力增強其最顯而易見者是百合花花之心如鐘形各有六七花瓣有一瓣狀如扁頭鍼體長而頭扁頭上有溼潤膠其餘花瓣形如猫尾尾之末節甚黃黃色者是花粉花心一搖動花粉卽落傳過鍼形之花瓣被膠黏緊不脫漸鎔化而滲入鍼下之吸管此管形如漏斗百合花仁卽在此結成加勞威察得若將猫尾之花瓣盡行剪去祇留鍼形之瓣久則變

爲紅色花樹長成更形壯旺此法施諸高一等之生物每有相同之功效又試弄夜合花法將此一種之夜合花粉傳過別種之夜合花粉則可任意得其花色但此花之弊在夜間合閉其蕊或謂此花所畏者人之肺氣若無肺氣之處雖遇夜晚之炭氣或不自閉云至前所論天時房係以玻璃爲之以木架分爲上下二層下一層有熱氣管能將房內之熱度升至甚高又有輕三淡氣之器具能將房中之熱度減低至初度而下又有吸氣筒能使房內之氣任意厚薄並可運入各種氣質調劑其氣使之更變又可或變爲燥或變爲溼故房內花木隨時能使生長院中新置機器一架能將每杪時樹葉所放出之水稱出幾何植物出汗亦與人同發汗愈多其根吸水亦愈多而生長亦愈速其法將花盆連花樹同置於準靈天平上花盆之口加立罷樹膠彌蓋不使洩氣僅留枝葉露外待至枝葉放出水氣僅及一釐平即搖動又有法能將其

吐出之水氣。復凝爲水。如是約一打鐘之久。計其減重幾何。即可推出每秒時所吐者爲幾何也。而植物之吸管。亦宜細心究之。有格致家。能知植物之上等與動物之下等。相較其材質所差甚微。植物有各種病。與動物之病相同。付羅列省之橙樹。每因濫用肥料。培補過甚。以致不消化而死。更有植物之葉上。徧布小紅點。狀如人痳症。而葉即脫落。且植物之質弱。與人之血少相同。亦由於鐵質欠缺所致。故古人有教加釘入樹。或藏馬甲於樹脚之法。欖樹吸水管內。每生牛乳餅之疾。此毒能傳徧樹身。能治之者。惟斬去受病之枝也。加勞威自稱嘗聞多人倡說植物。醫士宜先從學後往大園莊中習練。至精與獸醫士相同。故能悟出醫植物之新理。惟醫生類多好猾。農人延請之者。當效華人之例。蓋華人嘗有延醫於無病之時。一日無病。即一日謝醫金。一旦有病。即停謝。誠足懲勸業醫之人也。錄知新報

日貨暢銷四則

西歷今歲四月分日本煤炭販運出口者共有十七萬二千六百七十一墩値銀八十七萬二千三百四十八元比諸去年四月多値錢二十五萬元有奇　西歷本年春季日本棉紗運至中國者共有二萬五千三百九十包入夏以來當又有萬包目下華商在日者尙多方購辦逆料將來市價必大有起色故預作壟斷也或曰花紗以美國美思涉鼻河地面爲最多因彼處前遭水災棉地沖決將來價値必高出異常　日本茶葉雖不及中國之佳然日人留心種植加意製煉洋人亦有購之者得四月二十六日橫濱消息言今歲各洋行購茶頗多就今日開行之間拿打火船計已載去九十八萬五千斤　日本製造自來火柴東京及神戶運往上海天津烟臺等處者不少卽神戶一口而論上年不甚興旺時亦有四十六萬四千七百箱　錄廣報

德國通商情形

德國商權擴張於東洋諸國蓋世人所共見其在西歐商權亦甚爲展擴英國駐亞莫士的見當（荷蘭京府）荷蘭之領事見德貨將奪英銷路於荷蘭國內慨然報告於本國政府且具陳德商沮礙英商之事開列於下 一德商作買賣皆用信約之法故頗多隨便若英商則不然多用現銀交易且於既賣貨物之後或被買之者詰其貨物之不佳彼必亦不顧慮德商則頗用意於此間稍從寬例故論者多贊美德商也 二英國度量權衡多不合宜如不更變舊日所用之制則英國製造業家等與執逢十進位制度之國貿易必多不便也（十進位即以十進位之謂如以十錢爲一元之類也） 三英國以類分別貨物鋼品及鐵品則無分別如英國爲其分別則須準據歐洲大陸之例現如德國最稱得法云 四德國好採用保護商業之制故輸出外國貨物亦頗從廉賤也（節時務報）

晉省招商集股稟定章程

一晉省此次籌辦商務事煩款巨，首爲開采煤鐵業已勘定平定潞澤三處礦苗最旺之處，以次購機開廠分爐煎煉，隨時運銷，次爲火車鐵路，係與煤鐵鹽務運銷相輔而行，潞安平定兩處并擬接入蘆漢幹路，借可搭載客貨，廣開利源，三爲機器紡織，卽以本省棉花毛貨織成布疋毡毯，分路行銷，免致利權外溢，餘如蒲萄酒煤油自來火等，皆擬次第招商興辦，計購機爐鋼軌買路設棧一切約需成本銀八百萬兩以上，方敷周轉，現就本省所招股本銀兩，先行擇要試辦，一俟商股招齊，卽當次第辦理，一用款既多，不得不廣爲招徠，除本省紳富官場由總局收銀付息外，所有外省招商集股事宜，現擬稟明撫憲札委妥實紳商分赴外省通商各口岸，廣爲招集，其收款滙解，統由新泰厚大德通大德恆等票號就近經理，一所招股本每股庫平足銀一百兩爲一股，自至千股皆可附搭每股作兩次交自註册之日起每股先交銀五十兩付給局中收條半年後定為二次交銀之期再交銀五十兩即將前次收條繳回由經手之票號換給股票息摺以憑取利分紅如第二期之五十兩不交即將股分銷除并將以後應得紅利扣除不能分派

一晉省設局官督紳辦照中國買賣常規參以外洋公司章程所有各項司事多於商股之中選充以期得力不派委員并除去文案書差名目其挂名乾館之類一律禁絕糜費既少利息自豐至各項出入均有總簿每日有流水每月有小結每年一總結隨時皆可查核有股之人亦可隨時入局察看開辦一年之後按年刊刻總結清單分寄各省俾有股者一覽而知以免蒙混侵蝕各弊

一各股應得息銀均自各事開辦之日起算如礦務係從開鍊煤鐵之日起鐵路係從開車行走之日起織布係從開機動工之日起每年除正臘閏不計外其餘十個月按五

釐行息餘外再分紅利付利分利皆於每年臘月中旬由晉省總局先期知會各省即由各票號就近按摺支付一商局辦有成效至結帳之期除將每年官利應提稅課及紳董礦師薪水局費勇糧一切開支外作爲十股計算二成提充公用一成提作總局花紅餘七成按股均分作爲紅利如擴充鐵路及推廣生意需添湊成本之處或即從此七成內提款或另請股東添本均由總局臨時知照股東辦理一股大任重計派人常川在局充當司事以便稽查凡股分一萬兩以上准派一人二萬兩准派兩人到局應辦何事應受薪水若干須由總局量才酌派若其人不稱職或不安本分准由總局隨時辭退仍請原主另派不得徇情悮公一本局興辦各事需才甚多所有司帳監督工匠人等均量才器使約給薪工按月支發不准挂借挪移除飯食燈油紙張雜用按照實數開銷外所有應酬等項概不得冒銷倘有侵漁虧空等弊由

局總辭退另舉。仍惟原保之人著追賠墊。以重公項。一晉中五金各礦最多。自設商局後。不得任意私開。如各省有願出已資集股開採者。除平定潞澤三處外。准其妥議章程。稟由地方官詳請大憲核示。一面親到總局公同考核。俟奉批准後。再由本局照章勘驗。稟明後發給憑單。收取貼費。俾令開採。此外如織布製造洋火紙酒之類。凡須購機辦理者。皆許各商出名認辦。然總須由總局發給憑單。以昭畫一。如有私行招股。虛設公司。影射漁利。欺騙所至。或累及本局聲名。一有風聞。即當認眞查察。稟請嚴究。一晉省設局。量力任事。嚴禁糜費。可無意外虧折。如或日久利微。亦斷不累及股主。派認虧空。特先聲明。俾無顧後瞻前之慮。一買得股票後。或有要事需款。願將股票轉售於人者。聽其自便。本局按期付利。但憑股票股摺辦理。惟不准中路抽掣股本。緣股銀皆已成貨。不能搖動大局。一各廠章程。均用西法開礦之西師製

造之洋匠均須稟明撫憲函知出使大臣在各國訪延名手訂請來華綜理一切庶不致虛糜巨款

一晉省設局官與紳商同心合力不恃官勢不使商權銀錢帳項買賣各事紳商經理彈壓地方保護利權官爲主持如有事涉衙門有紳承當決不致貽累商民無可疑懼

一晉中設局本係創辦凡各省官紳士商有能明晰機器製造礦務利弊者或訪聞總局中有何弊端無論有股無股之人皆可來局面談或路遠以函相示要知此事爲保我中國利權凡我中國之人諒無不願襄成此舉本局中深願集思廣益決不敢自私自用蔽塞聰明

一本局創辦之始周年行息初定三釐因恐商情不能踴躍故改定五釐此後無論外省本省一律以五釐起息以廣招徠查各公司章程有隨時擇便酌改之例本局此次重訂與前訂者微有不同總期振興商務非敢好爲紛更

以上招股章程十五條均稟經大憲核定先行刊刻俾衆周知此

外礦務鐵路織布等事各有專訂章程。隨後稟定刊呈。特先聲明。

錄益聞報

杭州電燈告成

杭垣現設機器電燈公司。在城內萬安橋左近。先定大燈五十盞。小燈三千盞。核計成本能點至小燈三千盞每月公司中一切開銷。及股友官利。均可敷本。然至三千盞以外。則皆係贏餘之利。已由上海信義洋行。代爲招股。一面即託該行向德國定購機器。攷電燈原屬泰西成法。近年上海店鋪。以及輪船絲紗等廠。久已仿行。見者莫不稱美。且電氣燈。光亮色白。並無火燄。手近燈邊。並無熱氣。用燈燃熄之機。皆在電廠機關一轉。可免回祿之災。每日取制錢二十五文。不歸公司裝備者。每日取制錢三十文。欲燈樣之新奇。燈光之倍大。照耀。盛大慮而利市廛。將於此電燈卜之矣。節新聞報

種葵用廣

慈谿陳君啟懷精究化學近來考得向日葵爲用極廣多種可以避疫其子可以榨油若作乳哺嬰勝於牛乳其稭及葉乾後燒灰則可爲極好肥皁又聞西人將葵稭用化學提鍊可以抽絲光澤不損蠶絲是其利用又在肥皁上矣　錄農學報

太陰變動

現美國格致師猜利地維登天文臺用遠鏡測月謂現下月中有變動前數年天文生已考之亦略得其故但未明晰以余考之月之寒暑大變雲氣之烘於月者亦變現尚未能盡窺其微倘有人更製精妙之遠鏡必能剖析分明然月之寒暑變動可以實測更可以類推非余創說也昔有格致師名緘笨打考得日間月之寒暑有五百度夜間月之寒暑有二百五十度此可知月中必多火質或月中之冰質時有爆裂夫寒暑既有分別則月必歷久而大

變現月中有一角已變動至月之鏡面或有水晶甚多更有竅噴出煙燄如地球火山然火山有變則月亦不能無變矣又有格致師利雲士頓者在亞非利加洲高華山峽通出大訥沙河彼沿溪而行見左右山色蒼翠氣勢嶒崚山石層疊觀山之碎石便知此地初成之時由地球熱質炸裂石旣微冷復當日之中線火力照於石上是以此石破碎日當中時利雲士以寒暑表插於石面熱至一百三十七度夫日離地甚遠尙熱至如此更可知日裏甚熱旣日入時其石之熱自退而石裏之熱尙未凍夫石在地球上一寒一熱尙有變而謂月無變乎此利雲士之言可證者二也地球上有許多碎石質卽如月裏之碎石質但月裏之碎石質日積仍不能生植物蓋石質日積而日變則寒暑不能無變四十年前曾有一塊錫在大廟堂瓦上檢出其錫亦縮短一尺凡錫經日火灼熱必發漲而縮下錫質因日灼之尙有變況月借日之光無變乎

如兩片石同一類用火燒之一甚熱一不甚熱其熱之甚者變多於熱之不甚者曾用一石考之先繪其石形方寸後火之既離火石畧漲大與舊形不同矣其次用土磚二塊橫斜疊之磚角離二十度用火烘至大熱至夜已凍量其石角與舊痕離開數度可知一寒一熱必能使物變動其次又用雲石磚二塊每塊長三尺寬五寸厚二寸磚面磨甚滑兩磚互疊磚角離十七度置一年之久其角自移開半寸兩磚互疊之處有磨礪之痕可知兩磚相疊無人移之尚有變動況月無變動乎此爲月之變動可以實測更可以類推也　約紐約格致報

考驗糖質

近有化學家考得草木動物皆可取其甘汁做糖但內有可釀酒者有不可釀酒者如甘蔗高粱葡萄牛乳皆可熬糖釀酒按各項以甘蔗糖爲最佳樹汁菜根之糖畧遜葡萄糖含有水質故次之

蜂蜜及乳糖俱可充爲藥料。以其質極潔也。錄集成報

皮裏樞機

紐約格致報云。人之心臟。無異於吸水機。長約六英寸。徑四英寸。每分鐘動七十次。每點鐘四千二百次。每日十萬零零八百次。每年三千六百七十九萬二千次。若人生七十年。其心動至二千五百七十五兆四十四萬次。每次度血二安士半、每安士合華權七錢五分運行於週身。則每分鐘運血一百七十五安士。每點鐘六百五十六安士。每日七墩零百分之三。按人全身之血。約爲三十磅。每三分鐘之久。卽盡運行心臟。此吸水機雖小。每日所作之工。能舉一百二十二墩之重而起一尺之高。或舉一墩之重而升一百二十二尺之高。亦卽能舉十六人各重約百斤者。升至甚高之樓頂。若盡人生七十年而計。此細小之奇器。經運行一十七萬八千八百五十墩重之人血。無須臾或息。其服勞於人者如此。錄知新報

平治街道溝渠議　光緒廿三年　戶部　金

竊以王道蕩平、爲三古之美談、京師首善、尤八方所會極、國朝定鼎燕京、沿承明制、皇城撥水歲有例支、營繕司案水斗等八十餘具歲給五成實銀廿四兩街道設廳、溝渠設員、鄭重街政、典至美備、近年以來奉行不善、漸形廢弛、街道廳則按年更替、有整飭街道之名、無平治道路之實、溝渠大臣則分而爲四、事權不專、更調既亟、推諉尤易、雖有例銷之定款、毫無辦事之眞際、以致街衢積穢、釀成癘疫、車馬載途、動成傾覆、誠有如御史恩溥所陳者、若不大加修整、不足壯天居而保民命、謹擬辦法三端、一宜籌巨款也、查會典城周四十里、光緒七八年間、順天府測量得內城東西均闊二千四百五十四丈四尺七寸、均長一千八百五十餘丈、以平方尺推之、內外城共容羃積八十二萬六千七百五十丈、內除宮室官署廬舍市廛曠地十分之七、則所餘羃積二十四萬八千二十五丈、以里法約之得百三十七方里又九分里之七以碎石灌漿鑲砌成弧形兩旁瀉水爲明溝每方里工料不及萬金總計約及百萬而足全城當得坦途如一時不能並舉則先籌幹路爲逐漸擴充之計亦須籌足二千萬金爲採買玉料之需舉十年例銷之經費爲一氣呵成之實事一時似覺繁費日後可省支銷事理至爲便利一宜專責成也九城向設溝渠大臣四員提督總兵三員街道廳二員官多則呼應不靈例繁則咨詢轉滯今請並爲一官或提督或工部堂官或五城御史一員專司京路工程設局開辦略仿上海天津工程舊章繪圖估計不准假手吏胥亦不准有向來節省陋習在局官員必選熟悉工程繪圖測算之學方准充當其分段工役卽責成監督必優予薪資俾可自給得以盡心實事如有別滋弊竇卽嚴予糾參士夫愛惜聲名較委任木廠吏胥其利弊較然易見一宜借資兵力也查外省河工往往調防營修築光緒十年故山東巡

撫張曜開挖護城河即係借資兵力且精捷營本有修築溝渠之責今請辦理調八旗坐食之兵爲開築之事就本有之糧丕須另籌經費利一習胼胝之事可以作其筋力利二既有兵役兼作可免工匠居奇利三雖然三端旣舉尙有三弊不可不防舊例不除則新章不行如工料則有例價勘工則有料估給款則有算房驗收則有冊銷名目繁多增一項則增一染指之人於國帑之出納工程之堅瑕全無交涉轉滋蠹弊今旣專責承辦大臣估修奏銷朝廷惟當考其堅瑕不當繩以事例設或有弊責有專屬不難指參嚴辦若因循舊例爲辦事之至律大臣以例爲諉過吏胥以例爲蠹藪工程偷減不難指例爲開支言官雖有糾參不難引例爲唐塞是例者舞弊之護符非覈實之定平也弊之宜除者一風水不破則民情易惑東城向設明溝西城向設暗溝沿習旣久以爲風水所關查地球渾圓旋轉於黃道十二宮有日周年周之分

即有昏曉寒暑之辨並不爲人趨吉避凶而設凡孤虛旺相天官占驗七煞年神之說皆古時蓋天之餘術已爲不驗之言此大公六韜所謂作爲譎書而寄勝於天道尉繚子云世之所謂刑德者天官時日陰陽向背者也黃帝者人事而已矣泰西發掘地寶開鑿舊藏不遺餘力鐵路電綫礦產工程在在而有初不聞有禁忌之說而國計商利民生且日盛於昔風水之不足信亦可概見今宜測量地勢眞形務期疏鑿得宜至於宜忌瞽說一切可以不問惟事屬創舉倘有造言生事之徒託名風水阻撓工務與邪說誣民無異即執法嚴懲不貸俾知善舉期於必行庶於從事多所排阻弊之宜除者二造路旣興不善養路難以持久養路之法一在防損路一在勤修路查顧炎武日知錄載後唐明宗長興元年宗正少卿李延祚奏請止絕車牛不許於天津橋來往明制兩京有街道官車牛不許入城兩條又泰西馬車鐵路間各有分馳之道

各有受載之所・並非任意馳騁・漫無稽察・今擬照辦・令重載車牛・立一總會之所卸載・不准馳逐新路・另由輕車分遞載往・則新路不致受損・可以經久・此以不損路爲養路之二法也・泰西街道巡捕章程・每段立有巡捕房・稽查街道諸務・其歲修經費有鋪捐房捐車捐之目・今擬參酌辦理・其臨街鋪面住宅・按租抽稅・定一簡法・其營運車輛・必給有執照・始准裝載・每月捐項由巡捕各歸各段抽收・合成整款・由工程局按月支修・籌款出於眾擎・則易舉・修理皆歸實用・則樂輸・此以修路爲養路之一法也・造路而不防損路・與不造同・防損路而不籌修路・仍與不造同・弊之宜除者三・如此則三弊既祛・三善乃興・一以壯國體・案周禮有滌狼氏・滌除道上狼扈・而使之潔淸・是周盛時之事・左傳紀晉文之霸・曰司空以時平易道路・陳靈之衰・則曰道路若塞・街衢之微・關係國事如是・更證之近事・薛福成日記・稱比國都城街道閎整精潔・德國柏林

城中街衢寬闊道路整潔望而知爲振興氣象法國巴黎街道之寬闊閎闠之宏整實甲於地球李圭地球新錄稱美國華盛頓都城道路寬展潔淨多用油拌土而築極平坦堅靭繆祐孖俄遊彙編稱俄國都城街衢甚闊中鋪方石左右用木解段切作八稜立布於地既平且堅又有以石子砌之者凡屬歐境各城多如是此皆華人紀西事得於目驗無溢美之詞可知更證之西人著述李提摩太新史稱法國附近會城之道路修潔平坦歐洲各國恆首推之各國人遊法國者著書立說稱道弗衰外人謹嚴街政與古事吻合竊以神京赤縣宜有端直之規如矢如砥非徒崇飾皇居亦以抗稜四表也一以便商民案荀子王制篇修採淸易道路以時順修使賓旅安而貨財通治市之事也往稱周禮野廬氏之職而七國時寄之治市是便民之事見之傳記此其一端衢路既闢市利斯興街政既肅豪暴亦緝濡軌無傾仄之虞商賈廛如歸之

樂其爲利便民爲人所易知一以消癘疫案管子禁藏云當春三月萩室熯造杼井易水所以去茲毒也度地云請除五害以水爲始置水官令行水道城郭隄川溝池官府寺舍及洲中當繕治者夏有大露原煙噎下百草食之傷人令五官之吏與三老里有司伍長行里順之令此宣幽鬱以消沴戾古有其說又英人雅士蘭儒門醫學有保生一條稱市鎭人居稠密之處較之鄉閒易受疾疫若二十四與十七之比又英倫敦自展寬道路疏導溝渠之後往時一千人中受疾疫者二十四人今只二十人又一鎭每年因治溝平路而免疫者三千七百餘人又李提摩太新史稱昔年英國不知潔治道路往往停潢積潦居其傍者咸受穢氣發爲疾疫今各城市地下均砌陰溝房居高爽令飲潔清之水又設防病部以理之曾不數年疫氣全消同登壽域其治印度也亦然此清街道以銷沴戾今有其證以上諸端或爲外洋所通行或爲舊章所

引而未竟其緒。或直省已行而尚待擴充。其利益有確然之效。其辦理有成法可循。惟當此庫儲支絀。籌款自未敢輕言。然南洋一隅。刱開馬路。糜款至多。尚不甚惜。似京師根本重地。爲萬方拱衞之區。更不宜惜此重費。且每年例支一萬五千金。同於虛擲。今併款興辦。例支可以裁省。二十年計之事。歸𥳑實款。轉節省。與歲歲補苴。節節彌縫。徒糜餉項。永無觀成之日。其孰得孰失。不可同年而語矣。職需次考工。詳求利弊。偶有見聞。不敢緘默。謹就管窺所及。疏通證明。縷晰上陳。是否有當。伏乞鑒覈。

丁酉利濟學堂報洋務掇聞卷三目錄

丁酉利濟學堂報農學瑣言卷一目錄

光緒二十三年丁酉　第十七冊

利濟學堂報

利濟醫院開講之十三年

婁和紀　秋分

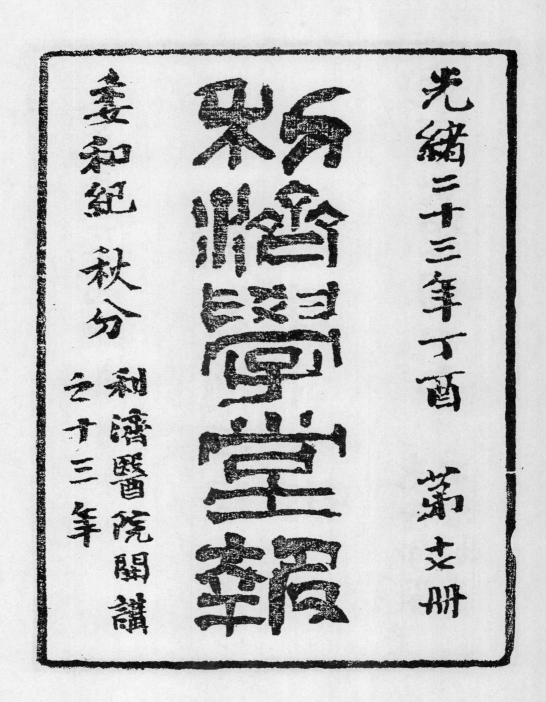

全年二十四冊

館在浙江温

州府前大街

定價大銀圓四元

先行付資

不准拆賣

丁酉利濟學堂報第十七冊目錄

見聞近錄　十七則

近政備考　總署　議覆依克唐阿調員開辦遼東礦務摺

經世文傳　御史　奏請變通積穀摺

本館告白　第十六册教經答問爲裝訂者所誤致未列入今於本期補列

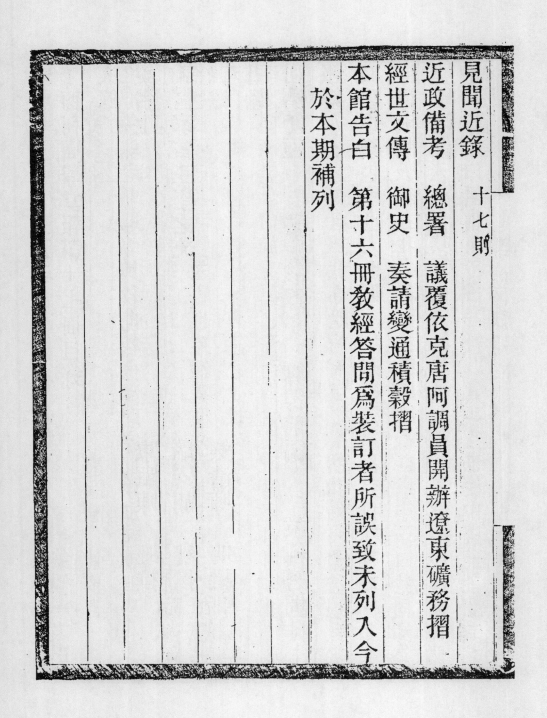

說名上

東甌陳虬撰

孔耶佛耶老耶耶耶其教也名也漢耶宗耶中耶西耶其學也名也夏耶夷耶文耶蠻耶其地也名也君耶師耶官耶民耶其人也名也莊子曰名者實之賓也雖然我惡知爲其名者之有其實也夫自周綱解紐六籍燔廢有識之士撫殘唾於灰燼之餘蓋神聖薪火僅庶幾什佰於千萬之存而爲古名家言者往往鉤鈲析亂區別塗徑賤異貴同畫疆自帝雖以歐美數雄國政治之良制作之盛人才之美且多我亦既俯而傚之矣然我猶得傲彼以其名曰教也學也地也人也嗚呼我亦善於爲名矣我亦善於爲名矣雖然我懼彼將名我之名而我直無以名也皋牢子曰我固知爲其名者之未必有其實也夫無其實而爲其名此殆中國所由弱歟皋牢子曰無實何名名者將以實其名也使中國而能實其名

則中國豈眞弱哉則中國豈眞弱哉

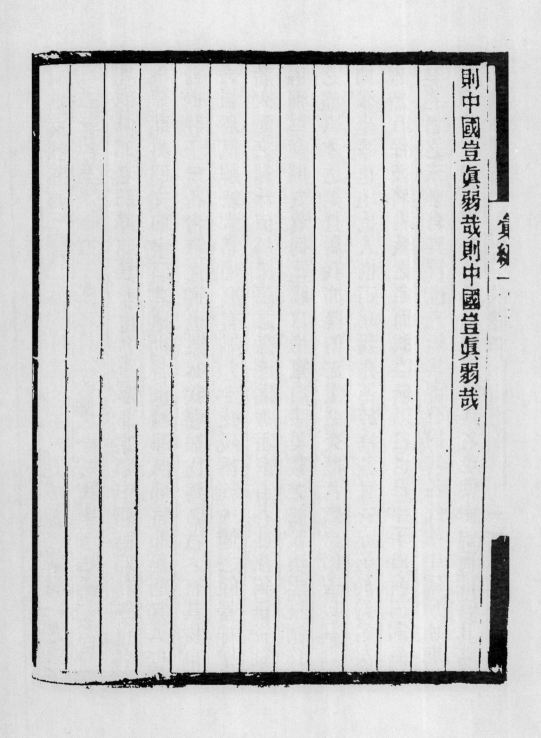

論醫家古三學之流

瑞安胡　鑫撰　一院次濟

班孟堅曰方技者皆生生之具王官之一守也蓋周衰道裂疇人四散其冢宰所隸食醫疾醫瘍醫獸醫之職皆泯焉無遺秦漢以還學業日替雖有一二大儒欲恢復神聖大寶而炎熊三學之原狉獉莽舛卒不得其綱領於是狐鳴篝鼓之羣剽竊無稽偶以一偏之識聛睨聖經知者不㜸盲瞶相承遂致謬種流傳古書庋閣太始天元之文玉版金匱之論皆湮闕無彰此有心斯道者能無積慮而巨憂歟吾故揭三學之原宣貴生畢數之義正告天下尚以三代以下迄乎隋唐其間卓碩之士悲今憫古贊翼聖言爲繼往開來學者代不乏人惜古籍無存不能推闡其旨歸因於百家傳記之餘存聞異義蒐羅剬葺以益所不足乃立規矩準繩擇中而變通之述三學之流

其一曰祝由依聲象形胎息庖爻修身不忒邪僻內消此太古之

治也乃世衰道格茲言罔券軒岐之時已稱弗驗後世豈足盡哉獨以古道所寄妙契燮理故羣聖相襲咸以徵言典厥義若岐伯之授黃帝北斗辟疫之方弟父之祝北面莞席芻狗之訓皆古聖人法陰陽和術數之學也並靈素以後著錄弗詳道氏者流竊而爲吉凶禍福之談雖有四歸八悬持刀作法之術其已得麤而忘精矣唐人思邈剔弊振衰感龍馬一元乾坤六子之宗懲祓除咒訣之誕漸入左道乃參葛洪抱璞金壇符籙家言而作禁法禁咒之篇是蓋知至靜之道有律厤所不能契若神機鬼藏陰陽相勝之術所謂三要五賊者皆聖人知幽明之道不得陽驅而陰遣之乃制變於象數聲形以外涵養其太眞後世不察妄藉符篆執三千八百之語假神道以救療其謬甚矣

其二曰毒藥神農播百穀養萬民知寒暑風雨之變不能無疾病禍乃以赭鞭鞭百草別大毒小毒無毒五苦六辛之宜首垂本

上至黃帝臨觀八極與天師岐伯發蒙解惑作君臣佐使大小奇偶之劑始神明其用藥之理其後阿衡作湯液尚得之傳聞春秋之際所謂秦醫和緩者又皆有傳人無傳書文獻不足徵秦漢以還長桑扁鵲公乘倉公之倫其學不名一家間有以湯藥聞者亦皆無成書惟史家所記之太醫每曰博通經方不知漢時之經方果桐雷方餌之齊黃帝度鍼石調百藥之眞經歟及長沙大師鑪冶千聖悲大道之淪亡乃勤求古訓撰傷寒金匱專以毒藥治病始方法大備遂爲千古立方之宗生其時者惟元化一人學擅針灸不僅端倪方物若叔和以下恆不出其範圍矣吾故謂漢以前毒藥之治尚寡雖有經方流傳類皆古聖人所垂餘猶素問小金丹蘆茹丸之流非上工不得其運用之妙自漢以後長沙學興四氣發病之根六經用藥之本津梁洞徹雖下工亦得反肩而覬覦是以隋唐以降迄今日未見昌明絕學窺三聖之牖者皆長沙門

法所宥也
其三曰鍼灸黃帝滅榆罔誅蚩尤習用干戈兵刑兆生始知邪僻內攻有非毒藥所盡者乃寓五兵以作鍼灸靈樞一經專爲鍼法立言其發明臟腑高下經脉根結俞穴淺深微針九針砭石灸焫之理左右交錯備極詳細故俞柎之診不以湯藥醪醴鑱口蹻引一撥見五臟之輸乃割皮解肌訣脉結筋揲荒爪幕湅精易形其術則通乎神矣及周官分職金瘍潰瘍腫瘍折瘍之祝藥劀殺之劑同掌於瘍醫始鍼灸之學肇祖瘍科周秦以降道業尚盛扁鵲倉公之倫咸能揆度奇恒案杌灸熨其原診救療者每以厲針砥石而聞若涪翁郭玉之流隨氣用巧毫芒不乖尤得方診六微之契自是以後元化挺生三聖之學闡發靡旣其以針石聞者神異所窮至刳背破腹洗胃滌腸抽割積聚湔擱腦髓若熊經鳥伸吐懸蚍之奇尤得古聖入絕形氣紀化元之秘也惜懷寶殺身遺

入炬師範不立道業中戾後此諸公雖有旁通問難詳究明堂流注術者已十全四五僅得下工所謂推步甲乙度量九墟之學者亦補苴罅漏而已於是長沙方藥之學盛行博識之士恆以謂劑之技易於用針斯針道不復講問從此而長夜已

嗚呼三學之漸也自漢以後吾不欲觀者矣夫祝由先不驗於靈素毒藥始大備於長沙鍼灸遂絕業於方藥後之作者僅於經方之宗剖晰其一偏之見未有探賾索隱求百代之淵源也千金秘方雖牢籠三學而思索求知去古已遠先聖王測隱之術灼龜藏兆紀焉弗詳降是以往世道式微狐鳴諸子不絜矩短長妄奮述作竟至牙香心劍瞀鴻四音以靈蘭石室之區作言誹心戰之域士生今日欲觀古聖王制作之原能無惘然以悲歟況西方近祀拳毛隆準之徒挾層羊剸豕之技狼籍手中國溯厥源流僅得吾中國鍼灸之滓子而彼反瞠目靈素詡然而議其後者蓋知中學

論胥日久雖毒藥一本之流猶似續而尚虛此四千年神聖大道之墜猶强弩之末不穿魯縞者矣雖然老氏有言曰萬物之總皆閱一孔百事之根皆出一門窮西之源實中之流闡中之賾將析天裂地亙古而無遺西欲雖盛豈能爲中學韜明哉獨以五緯盈縮辰孛飛流大道蒸否異學瘤贅後此之倫雖欲志恩黎元學述岐摯而素問九墟靈樞甲乙太素巢源玉函金匱之文及删繁鬼遺之論黃素綠帙之方皆菌茵茂草薙刈就荒雖欲擭之其安得哉吾故寘寘然思鳥鳥然慮慨天下大心仁人當有願巨恆河宛微塡海捐疲勞饑渴之形神研鑽闕牒搜剔秘書爲祖述農黃憲章仲聖學者余當盥沐焚祝以共慶厥成想軒岐在天之靈亦當默庇其肖餘歟

利濟文課卷三終

諷隱

樂清陳　明撰　院次濟四

陳子作鍼儒既畢反覆觀玩於訓詁義理詞章與夫一切顯晦雅俗之儒已略砭其病矣而於隱逸一流則未之及焉既而淵淵思睊睊憂以爲中國近時之大勢岌岌不終日而猶潔身自賢捐時艱於不恤亦不能不規其失也夫農服先疇士食舊德此古今天下爲人臣子者之通義也而山林枯槁之倫則遺世絶物孤芳自賞癖烟霞友猿鶴調素琴懷美人游心羲皇之宙宇追步箕潁之後塵雖各成其是於世罔傷其如天下何其如蒼生何神州無事則安坐而懷歌詠之休瀛海多故則長嘯而甘林壑之游豈食人之食憂人之憂者果若是乎其如於服疇食德之義何況中國自甲午以後大局益壞世變益亟中原益亂人心益懼而懷才握勢之士抱燭微鏡機之識者乃引身而去忘君父之安危昧宗祏之夷險置生民之憂樂其忍耶其忍耶恐轉瞬以後瓜分說成則左

祗擾華諸黃交困漢宮威儀墮地罔存軒轅神裔爲亞當孫子之酷奴素王闕教作基督生徒之外道震旦古邦墟爲犬羊之宅桃源仙域穢爲腥羶之塲效包胥之乞師則助楚乏鄰踵唐衢之痛哭則血淚已枯當是時也彼山林枯槁之倫雖欲逍遙物外頤我天真其可得耶其可得耶亦惟有捐棄故習各抒忠憤胚杞人之慮懷魯叟之憂其庶明服疇食德之義與中華四萬萬生民而樂相處以有情歟

	手腕	合谷	手踝
	手陽明之筋結於腕其別名偏歷去腕三寸入太陰	手陽明出合谷兩骨間	
於小指上	手太陽循手外側上腕其筋結於腕其別名支正上腕五寸內注少陰		手太陽上腕出
兩指之間	手少陽循手腕其別名外關去腕二寸外遶臂其筋結於腕		

二十

	大迎	肘
	足陽明其支者從大迎下人迎	
		手陽明入肘外廉其筋上結於肘外上臑其本在肘骨中
踝中之本在外踝之後		手太陽出肘內兩筋之間其別上走肘其筋結於肘內銳骨之後彈之應小指
		手少陽上貫肘其筋結於肘

	臂	臑	足大指
			足少陽支者別
			足陽明其支者
	手陽明循臂上廉其別上循臂其筋循臂	手陽明上臑外前廉其筋上臑	
之上	手太陽循臂下廉其筋上循臂內廉	手太陽上循臑外後廉	
	手少陽出臂外兩骨之間其別外繞臂其筋上循臂	手少陽循臑外其筋上遶臑外廉	手少陽在於足

三

	足中指	足小指
跗上入大指之間出其端還貫爪甲出三毛		足少陽入小指次指之間其筋
入大指間出其端	足陽明入中指內間其支入外間其筋起於中三指	
大指之前少陽之後		
		足太陽循京骨至小指外側其

舅氏邱壽皐熱證治案因明酒客感病之理　戊寅孟夏

舅氏邱壽皐太孺人嫡弟也身肥嗜飲而性躁急猝患熱症予適他往醫治罔效始以危急促予歸至則身熱譫語目赤面紅口渴氣麤舌黃而燥六脈洪滑無倫予命急取雪水半碗令時時小飲之病者得水一飲而乾乃授以犀角地黃湯生犀角磨水三錢生白芍五錢湖丹皮三錢地黃汁四錢另用枳椇子八錢杵細入雪水先煎代水一劑而減再劑而譫語目赤頓息唯胸膈微覺痞悶此痰閉也改用葛花五錢清炒水連炒黃芩各二錢鬱金八分括蔞根二錢三服而胸痞亦愈但小便短赤而疼此濕已下行也復授以甘露飲仍用枳椇子煎湯代水覆杯而病若失嗣於調理善後方中皆約入解酒之品一月全愈因告之曰凡素嗜鴉片菓酒及一切肥甘之人積久皆能成病或

因他病而牽動本病或因本病而招引他病醫者當正其標本求其所屬以治之所謂伏其所主而先其所因也蓋人中氣有權樞機自轉一切飲食之物皆聽其轉輸清升濁降原無留滯於中然藏府經絡之間自有一種精微之氣涵濡周浹於其際此實以相養而非以爲病也夙有偏嗜之人則不然飲食入內日積月累氣化俱偏而所謂精微之氣者亦遂如市沽之酒漉色之銀麗雜攙亂而不能悉出於純但平人藏氣充實故此氣退處而不敢竊出病則正虛邪聚氣遂漸出而與病氣混爲一家醫者但知見病治病而不知尚有所以病病者未見其能治也此意從未經人道故特詳論之衆皆額首稱善然此症得愈抑亦有天幸焉舅氏心直口快性雖躁急然頗樂於爲善親串中有以貧賣其寡媳者已得洋蚨三十元舅氏聞故慨還原數

俾姑媳復得完聚焉。去臘事也。殆所謂善人自獲天佑。聊假手於僕耶。是可爲爲善者勸。

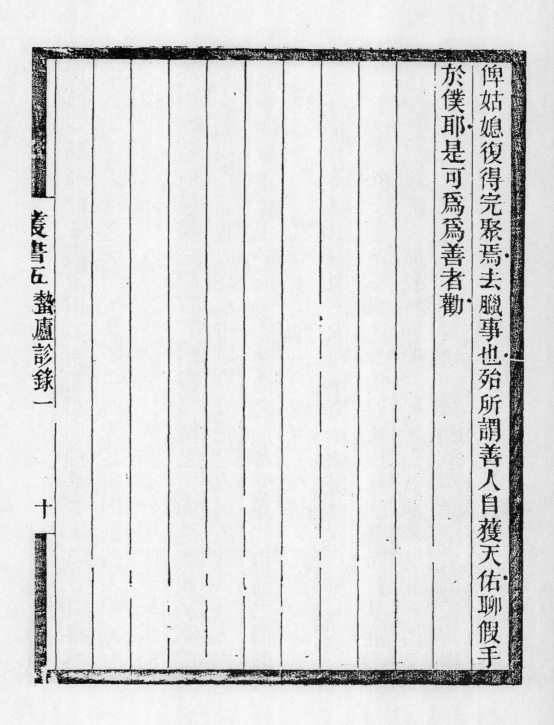

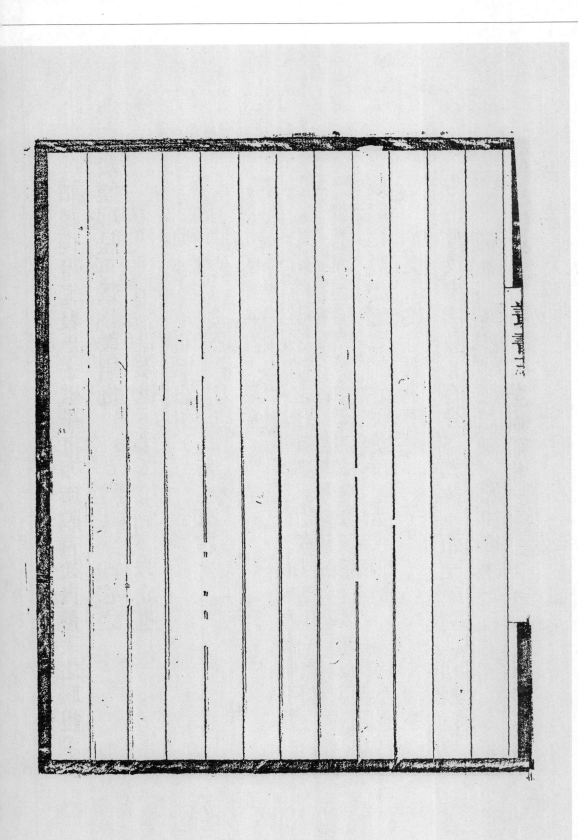

元之右角上有小字者謂之方指數省並書多字之繁也

如甲甲可作甲二　即甲之平方也　如乙乙乙可作乙三　即乙之立方也

如(甲乙)(甲乙)可作(甲乙)二　即甲乙和之平方也　餘可類推

丁開方也言其內之數當開方也　亦謂之根號

丁之左角作小字謂之根指數　如丁二　指其內當開平方　或但作丁者同

如丁三　指其內當開立方　如丁四　指其內當開三乘方　餘可類推

或以指數記之者謂之開方除　如二一　指開平方　如三一　指開立方也

與根指數同隨便用之

方指數及根指數亦有分為數者　如三二甲　指以甲之立方開其平方也

如三二甲根　指以甲之立方根自乘也　餘類推

＝相等也　如甲＝乙指甲數等於乙數也　如甲⊥乙＝天指甲乙和與天等也

＜指左數小於右數也　如甲⊥乙＜丙⊥丁指甲乙和小於丙丁和也

＞指左數大於右數也　如甲丅乙＞丙⊥丁指甲乙較大於丙丁和也

丿彡同類而有分別也同類之元同用一字其數不同故別以此號　如初用甲變用甲丿又變用甲彡遞推

元之左旁有口記角度也　如角邊爲甲其角度爲呷角邊爲乙其角度爲吃餘倣此

∽指左數因右數而變也　如甲∽乙指甲變於乙也

∷指四率比例也中間∷代如字

∷也左右兩∶代與字也式如下　如甲∶丙∷乙∶丁指甲與丙之比如乙與丁之比也

百二十卷。據內府刊本 唐章懷太子賢注。

問 三國志 答 三國志晉陳壽撰。魏紀四。列傳二十六。蜀列傳五十。吳列傳二十。都六十五卷。宋裴松之注。

問 晉書 答 晉書唐房喬等奉敕撰。帝紀十。志十。列傳七十。載記三十。都一百三十卷。

問 宋書 答 宋書沈約撰。凡紀十。志三十。列傳六十。都一百卷。

問 南齊書 答 南齊書梁蕭子顯撰。凡紀八。志十一。列傳四十。都五十九卷。

問 梁書 答 梁書唐姚思廉奉敕撰。本紀六。列傳五十。都五十六卷。

問 陳書 答 陳書唐姚思廉奉敕撰。本紀六。列傳三十。都三十六卷。梁陳二史思廉皆推其父之意以成書故卷末間題陳吏部尚書姚察

問魏書・答魏書北齊魏收奉敕撰・宋劉恕范祖禹等校定・凡紀十二・志十・列傳九十二・分爲百三十卷

問北齊書・答北齊書・唐李百藥奉敕撰・本紀八・列傳五十・二百藥承父德林之業・纂輯成書・大致仿漢書體・卷末各繫以論贊・計五十卷・

問周書・答周書・唐令狐德棻等奉敕撰・本紀八・列傳四十二・計五十卷

問隋書・答隋書・唐魏徵等奉敕撰・紀五・列傳五十五・志三十・計八十五卷・

問南史・答南史・唐李延壽撰・凡本紀十卷・列傳七十卷・都八十卷

問北史・答北史・唐李延壽撰・凡本紀十二卷・列傳八十八卷・都

百卷

問舊唐書答舊唐書晉劉昫等奉敕撰帝紀二十列傳一百五十計二百卷

問新唐書答新唐書宋歐陽修宋祁等奉敕撰曾公亮監修凡廢傳六十一增傳三百三十一志三表四計二百二十五卷

問舊五代史答舊五代史宋薛居正等奉敕撰　欽定四庫全書釐爲梁書二十四卷唐書五十卷晉書二十四卷漢書十一卷周書二十二卷世襲列傳二卷僭僞列傳三卷外國列傳二卷志十二卷都一百五十卷

問新五代史答新五代史記宋歐陽修奉敕撰本紀十二卷列傳四十五卷考三卷世家十卷十國世家年譜一卷坿四夷錄三卷

問宋史答宋史元託克託等奉敕撰凡本紀四十七志一百六

十二表三十二列傳二百五十五都四百九十六卷

問遼史答遼史元託克託等奉敕撰凡本紀三十卷志三十一卷列傳四十六卷國語解一卷都一百十六卷

問金史答金史元託克託等奉敕撰凡紀十九卷志三十九卷表四卷列傳七十三卷都一百三十五卷

問元史答元史明宋濂等奉敕撰凡紀四十七卷志五十三卷表六卷列傳九十七卷都二百十卷據內府刊本

問明史答明史　國朝保和殿大學士張廷玉奉　敕撰凡本紀二十四卷志七十五卷表十三卷列傳二百二十卷目錄四卷都三百三十六卷

問　國朝有何史答　國朝未出正史惟蔣良騏之東華錄近人十朝東華錄載歷朝掌故事實頗詳亦可作別史讀

問正史以外猶有史否。答約分三類。有古史。有別史。有雜史。

問何謂古史。答古無史例。周秦傳記與經子史皆相出入。如尙書大傳、穆天子傳、世本、竹書紀年、國語、國策、越絕書、吳越春秋之類。此外如晉皇甫謐帝王世紀、宋羅泌路史、本朝馬驌繹史、所紀皆古事。亦爲古史中之別史。

問何爲別史。答原本正史。關繫一朝政治者。如漢劉珍東觀漢記、唐吳兢貞觀政要、宋王偁東都事略。　國朝王鴻緒明史藁之類。

問何謂雜史。答雜紀政化風俗軼事者。如宋何光遠鑒誡錄、司馬光涑水紀聞、元劉祁歸潛志、及明季稗史之類。

問史之體例有幾。答有紀事體。有編年體。紀事者。專紀一朝一人之事。如二十四史之屬。是編年者。歷誌累代之事。如通鑑綱目之屬是近又有紀事本末體其例創自宋袁樞以通鑑舊文每事爲篇因各排比其次第而詳敘其始終命曰紀事本末後遂相沿此於正史紀事體中又別創一體也

問編年之史共何爲最答宋司馬光資治通鑑二百九十四卷國朝畢沅續資治通鑑三百二十卷

問編年之史簡括精當易購者以何爲最答御批通鑑輯覽一百二十卷是書乾隆三十二年奉敕撰始伏羲迄明末兼用通鑑及朱子綱目義例

問紀事本末本朝切要者有何書答魏源聖武記十四卷李元度先正事略六十卷

問讀史次第答當先讀編年之史如御批通鑑輯覽（即坊刊易知錄亦可）以明歷朝始末（本朝紀事之書尤要）後讀四史取其辭義之古繼

時事鑑要卷三　　彙編二之一

購船續志

中國向德國購造戰船，派委管帶官林君國祥，帶同水師員弁學生，前往監造一事，茲接德國來信云，林君國祥等業已行抵德國，德商優禮迎迓，並有德國官員導遊船廠製造局，計中國在德訂造之戰船，共有七艘，內巡河快船三艘，又滅魚雷船四艘，其巡河船每重三千九百五十墩，機器可抵七千五百匹馬力，每點鐘可行十九半西里，每船安置快礮十七門，新式礮六門，艇上需用之礮一門，滅魚雷船機器每船可抵六千匹馬力，每點鐘可行三十二西里，在德國胡勞根及詩疊甸等船廠分訂合同裝造云，錄集成報

鐵路借款要聞

蘆漢鐵路由盛容臺向比商借款，計共四百五十萬磅，年利四分，

語定前十年止給息後三十年本利併給前後四十年本利全清並不由中國國家擔保亦無質押此外中國另備款一千三百萬兩築路年限訂於一千九百三年一律告成一切工程事務及工師人等用舍之權均操之中國購料一層倘必須購自外國者應由各國料廠封遞實在價目擇其價値合宜者購之此項官款借款俱存華俄銀行備撥 節直報

加捐十成

茲閱錄載兩江總督劉制軍接到戶部咨文議准御史彭侍御述奏以國庫空虛宜增捐款凡捐銜各項向例加捐儘先補用知縣八成收捐合銀七千數百兩今悉改增以十成全數報捐計銀九千數百兩方可發給捐照督憲准此轉飭兩淮運憲江都轉通飭淮南北分司出示曉諭以本年五月十一日起永以爲例淮南總局接到公文即照章出示諭令鄂湘西皖各鹽商辦理捐務者一

體遵照定章行事。錄滬報

杭垣鐵路續聞

省城鐵路經盛杏蓀太常與廖中丞商定。繪圖呈送總署。定由拱宸橋西築起。從茅定埠錢塘門過岳墳萬松嶺螺螄埠。設六吉公司辦理。節益聞錄

崇文門稅務積弊

天津海關稅務司某英人也。曾上書總署。力陳崇文門稅務積弊。畧云。某爲貴國稅司。目擊弊害。竊見今崇文門管轄各稅局區域甚多。即崇文門本衙門。東壩。順義縣。半壁店。密雲縣。石匣。古北口。穆家峪。蘆溝橋。海淀。本衙門左翼。安定。東直。朝陽。廣渠。左安。永定之六門。本衙門右翼。德勝。西直。阜成。西便。廣甯。右安。永定七門。此等各局所收稅項。向例每年輸納戶部約額銀十萬兩。然崇文門實無一定之稅。徵稅之際。令人髮指。老館虐。新館酷。官吏下役。常

徵收額外之稅種種橫暴不勝枚舉觀其自奉盛蓄僕從口饜膏粱大廈高樓一時赫耀非由刻剝加收何以得如此暴富哉夫國家所得無多而小民受害不少萬里君門寃抑何由上訴本稅司不忍小民受此慘毒乞各大臣奏革其弊焉 錄知新報

中英專約

西歷二月初五日英使竇大臣與總署王大臣商訂開設西江等口岸並議定雲南緬甸界務事言明四個月內將兩國君御筆畫押批准之書互換茲聞西六月初五日總署王大臣與英使竇大臣彼此業經互換並設宴款待竇大臣用昭睦誼此後廣西省梧州左江鎮廣東省德慶州三處口岸各國人民俱可通商往來云 錄直報

行軍須用鐵鍬

黑龍江將軍恩澤奏片略謂近來行軍每兵攜小鐵鍬一把紮營

修壘臨敵控濠以禦槍彈礮子最爲捷便鎭邊軍向無此等利器傳曰不備不虞不可以師行軍利器尤須預爲之備前曾電商湖廣督臣張之洞一面函商湖北撫臣譚繼洵飭由鐵廠代造德式鐵鍬二千把計工料價値洋元四千零五十六元折銀二千九百六十兩零八錢八分現據函復代造德式鐵鍬業已如數造齊除揀派妥員前往取運來江以便分撥各軍應用所有此項工料價値暨水陸運費津貼銀兩擬由扣存鎭邊軍撥運夫價項下開支歸於二十三年隨案列銷一俟運解到江時再當造册報部立案

錄蘇報

藥蟲支款

東陵儀樹生蟲去冬英長二欽使前往捕捉旋經覆奏一律捕盡現據東陵大臣奏稱本年蟲孽復生應卽設法捕滅由工部製造激筒一百六十架飛咨直隸總督採買祁州所產百部二十萬斤

熬水藥蟲・並行知戶部顏料庫備取赤金銅錫鐵油漆若干・聞其動用銀兩由戶部開放八千兩云・約滬報

貸款續聞

中朝貸款償日本賠費一事・經李傅相與德醫士商訂借銀一千六百萬磅・半以海關稅課作抵・半以戶部地丁作押・事已議有端緒・不意又有別家銀行・播言謂海關稅課係洋人經徵・尚在足恃・而地丁係隸戶部所營・恐難足恃・故德醫士所靠之銀行・另籌一法・請以稅課釐金二項作抵而播言之銀行・亦願給此款・惟必須請以稅課釐金鹽課三項作押・並聞此次俄國烏邸使來華・亦願由華俄銀行借給中國一千六百萬磅・前奉　諭旨中國不得向各國國家貸借款項・今華俄銀行經管此事・雖非俄國國家之款・然該行轉向法銀行貸款・必須俄國家擔保・方肯照辦・是仍不免俄國預其事矣・錄直報

洋務掇聞卷四

彙編二之二

鐵路　三則

秘魯政府擬招集商股由里馬至卜士古添建鐵路一道以便往來所有擬定章程悉載於美國官報

俄國商務報載俄政府擬於該國鐵路幹路另築支路假彼得堡利富路路利克里奴等處專運糖油米麪等物已於本月十三日議定以上各貨稅項

英國鐵路公司前議建造活軌鐵路茲經議院議准牌示承辦公司趕緊試辦由巴星士杜至喀唐築路一道長十二英里撥款六萬六千七百一十四磅現英民皆拭目以觀厥成復有各公司赴英國商務大臣總管鐵路事宜胡巫台前紛紛呈請推廣活軌鐵路經胡大臣批據近日接收稟請活軌鐵路呈共六十八起內英國九威路斯三士格蘭六均謂活軌鐵路尤爲靈便於商務更有裨

益等語查鐵路固爲善舉但各處地方情形不同須因地制宜不可同日並語統俟各處地方官體察地勢情形稟報前來再行集議錄倫敦郵報

日本報論宜備軍馬

日本某報言當今日本軍中增添馬匹當與增添戰船一樣緊要以太平時而論目下馬匹已足敷用惟倘有干戈之時則未足調遣計兵馬一人須馬三匹另要備馬負帶行李日本土產之馬不合出戰即由別處運來者亦多不能生育是以皇家現委人前往歐美兩洲查察馬種以便購買回日藉資生養核計日本若有戰務須得馬一百五十萬匹方可足用約集成報

更改教章

本屆羅馬教皇更易教例之期所有章程未妥之處飭交東教人商改此次應行更易各條業已辦竣內稱如詩文有訕謗教事者

槪免查禁外有四十九條。分爲兩類。一則爲查禁書籍各條。一則爲勘校書籍各條。其第十條言凡各書籍如文理不謬。雖言語訛議教政。仍准刷印出售報章。未經刷印之先。統由教會詳細校勘以免妄逞私評。錄木司寇新聞報

俄邦雜記五則

本年春夏間暹羅王擬赴俄京拜謁俄王。二月十二號官藝學會開賽獵槍及擒魚等器皿。入會者俄人外有法比英出名匠師。

俄國留心農務非託空談。現農部大臣印刷農書多種。其中言語切實洞中事宜。擬日內頒送各地方。俾田間知所從事。

俄煙最爲土產大宗。種煙與製煙兩有利益。而吸者亦不得爲其所累。國款亦不得爲其所虧。度支大臣統加籌畫。並將葡萄酒抽稅各章詳細查核。

俄京大醫院四年前設立撫童所。洵爲第一善舉。查該撫童所專收留貧家婦女因貧不能照顧之童孩。數年來全

活者指不勝屈。至一切開銷。除醫院撥款外。更有樂善諸公。量予捐助。以濟不足焉。錄考查東方情形報

日募臺兵

大坂每日新聞云。有臺灣礮兵隊楠瀨大佐。回國言於執政曰。刻下總督府在臺招募土兵。惟統帶領哨等。則用日人。而土兵中如有才能出衆者。亦可拔充下士等官。查法之於安南。英之於印度。莫不募土人充兵。著有成效。現擬募集志願兵八百名。因募日兵一名。每年需二百元。臺兵則不過百元。土人食用。可以就地取給。日兵則需東土運來。土兵當地招募。尅日可成。無徵調往返之繁。且臺地煙瘴。日兵多疾。土人則習慣無虞。故此議俟政府批准。即行回臺舉辦矣。錄蘇海彙報

英添兵餉

倫敦電稱。據波兒摩兒報。言英國政府。現擬添籌兵餉數百萬磅。

將礮隊所有礮火器械一律修繕完整又於步隊增添數軍并將運兵運糧各船重加整頓 錄官書局報

華民至臺灣登陸條例

第一條自今臺灣一帶沿岸不准清國人隨意上陸惟限左開四口岸任其來此懋遷 一基隆口 一淡水口 一安平口 一打狗口 第二條清國人爲有貿易或私事擬來至臺灣者必須帶清國地方官廳所發給之執照或註明鄉貫姓名年歲業務以及來此何幹護照 第三條清國官吏並清國政府差委均先經清國政府照會始得上陸 第四條凡隨帶清國官廳所發給之執照或護照者送呈該地方官廳查驗之後再給執照准其上陸

第五條凡無業游民一體嚴禁上陸以保臺灣良民之安甯

第六條現在居住臺灣往來清國沿岸商民隨帶臺灣總督府所管地方官廳並駐在清國日本領事官所發給之護照者雖無帶

清國官廳之執照或護照准其隨便上陸居住第七條除在第三條及第六條範圍內者之外所有清國人隨帶上陸執照者以第一條所定四口岸爲限任其居住又如逾此定限應稟請地方官廳發給執照准其游歷臺灣諸鄉第八條本例定於明治二十九年一月初一日實行（錄蘇報）

特稅增多

特蘭斯法耳民主國去年進口貨值英金十四兆磅進出口關稅共英金一兆餘磅較前年關稅不啻增多一倍（錄巴黎時報）

日本遷民述聞

近日本擬欲將布哇不納之移民轉遷於南美洲巴西國蓋巴西國幅員已據有南美洲過半之地該國近分爲一郡二十洲其大與北美合衆國上下相等而人口止有千五百萬以見方一里之內計核僅有一人而已以是該國家亟求遷民之法設有遷民監

督部暨遷民事務局管理一部事宜如遇有他邦遷來之民即引至接待館而後詳訂往居之地舉凡需用火車輪船等費係屬官款其優待無微不至目下由歐洲遷往彼國之民以葡意兩國人數爲最多而日法次之日本人遷往者以此次爲創始也節直報

查看路情

日本擬添修鐵路三萬里其出名鐵路營造匠居住北美合衆國總管人名亞麻古赫查考境內鐵路情形一俟告竣再赴歐洲查看英法德三國京城內鋼軌錄考查東方情形報

東鄰責言

横報謂中日議和之後將所佔遼東土地撥還中國立有約章該約意謂中國受還遼東之後不得再與別國刻下中國允俄國建築鐵路是與約章不符日人大有不平之意欲向中國理論夫遼東既還中國已爲中國土地以中國主人斟酌中國土地何損於

日如是而欲理論日人亦多事矣云云不知日人之爲此乃自爲計非眞爲中國不平也遼東而爲中國之遼東則日本可強於東亞遼東而爲中俄之遼東則俄國如虎出柙而中國危日本弱是日本之強弱實係乎中國之安危安得不嘖有煩言節福報

整頓茶務

日本農商務局奏請每年撥給茶務總局銀七萬元以七年爲限現出有告示甚詳茲將各款錄後 一每年撥給茶務總局七萬元以爲推廣市面整頓茶務之費 二每年茶務總局一切所需之款該局籌妥須稟明總理農商務局大臣批准施行倘該大臣以爲不合而更改者該局當一體遵辦 三局內一切事宜董事須親手經理遇有用外人之處必稟明總理農商務局大臣酌奪不得私相授受 四該局所籌推廣市面之款及一切雜費未經稟明批准者該局不得擅行 五每年撥給之款遇需用時必稟

明總理農商務局大臣方准支領。六總理農商務局大臣宜隨時委廉正之員到局稽察出入帳簿及一切事宜如查出該局現行事件有宜更改者該局不得抗違。七局內每年所辦事件及一切經費須於年終造具清冊送呈總理農商務局大臣查核。八每年局內各項經費清單及分辦事件一經奏齊速行刊印分送府縣各分局及茶商一體知悉。九茶務總局如欲振興外國市面可將一切事宜歸總理農商務局大臣派往外國之人經理。十自出示後倘該局有違礙不合於理之事准該總理農商務局大臣將奏請撥給之款裁撤。十一此次曉諭各節局內各員必須畫押蓋印一律遵守。十二此次曉諭各節如總理農商務局大臣見有不合處可在月內隨時更改。十三將來如有虧本等情事該局不得辭告。錄日本郵報

澄清吏治

德國派出外洋屬地官員辦事荒謬者刑政衙門定以輕罪未足蔽辜近日特設法堂一處專爲查究在外官員罪名堂分上下兩股上股五元下股七元錄巴黎辨論日報

俄船駐防

俄音婉利得報稱自克列特島肇亂以來俄兵輪遊弋克島水面者共二艘一爲鋼甲船尼閣臘一爲巡海小兵艇葛羅嘉斯祺此外地中海尙有俄兵輪五隻曰阿列克三得曰那拉溫曰希索宜曰文司特尼克曰札頗羅仁茨錄木司寇新聞報

脚車利用

獨輪車之製飛行迅疾簡便異常邇日西國軍營多有練習此技以備驅策現聞日本軍部由法國購回獨輪脚踏車多架訓練軍士每架置洋槍及糧食袋各一倘中途不欲乘駕則可以摺疊而手攜之亦行軍之利器也錄博聞報

俄日近況

東京接到駐劄高麗日本使署官報內言俄國違約無故屯兵於高麗而高麗政府並不禁阻查日前俄國與日本議訂俄日條約內載俄日兩國嗣後不得干預高麗國政其度支國債等事皆由該國政府自行經理至整頓武備辦理緝捕各節該國自有能員運籌不待外人爲之辦理等語約內又載倘若條約有未盡善之處須量爲更改彼此商議以敦友誼即或將來高麗政府請俄國派兵駐守俄國須於未覆高麗以前與日本妥商如何辦理再行舉辦各等語註有明條原期彼此永遠遵守目下俄國派兵駐守高麗竟不先期與日本商議似屬顯違約章再者此約係專與保護高麗自主永享昇平而立是以日本外務大臣不能坐視默無一言即諭駐劄高麗日本使臣向高廷問明高廷於俄國派兵駐守因胡不禁之故請高廷明白示知並諭駐劄俄國使臣照請俄

廷將無故派兵駐守高麗而不先期妥商各情詳細照覆等云由此觀之俄日友誼甚爲可慮況日本日前於遷居海威島之事尚未辦結今又値高麗之事一波未平一波復起交涉事件層見疊出日本外務大臣終日焦勞頗有日不暇給之勢云 錄新聞報

英皇所任十艮相

英今皇卽位後出艮相頗多如米兒保倫比伊兒拉斯些兒的兒稗亞伯兒林伯亞米兒斯東稗昆斯非兒得虞拉得斯東沙利士伯雷羅斯伯利諸公職任宰相久或六年暫或不出半年又或一人就職數次要皆一國高才其才名尤赫赫者三人一爲伯亞米兒斯東二爲稗昆斯非兒得三爲虞拉得斯東 節時務報

英議中俄密約

西五月倫敦再覆月報云自中國與俄人立有密約俄得大利於中國俄英兩國勢不相下於是議論蠭起曾有英人名那門者自

抒其論曰中國北地現許俄保護俄常置兵防守卽中兵所在之處亦悉歸俄國節制其餘開礦產築礮臺興農務各等要務均聽俄人便宜行事叉嗣後俄國有事東方或有戰務危急中國必須力爲佽助旅順口各舊營壘亦聽俄人改築福州左右之內河如有事亦準其借地駐兵如外國有垂涎中國土地竟以戰事禍中國者俄國必出而救護毋使尺寸之地有歸他人執此觀之中國現倚俄爲長城與爲密約中國之大已盡歸俄掌握中若使俄國驟增二萬里之地固非俄之初心謂能遂此大欲也皆由華官不通外情不明大勢入人圈套而不知俄遂安然坐收此大利耳究中國滿洲鐵路皆用俄國尺寸興築聞俄廷已派員往彼處動工此鐵路若成則俄爲天下莫强之國矣查此路一從本司寇地方直築至滿洲海口叉分築一枝路築至中國北京轉達旅順而俄已得逞矣然由不止此也中國近復議築鐵路由京師築至揚州

然此等幹路長及千數百里斷非中國人事所能成此鉅舉勢必借材於俄將來成就此路中俄正若聯合一家如俄屬有必愛護一旦中邦有警則鐵路之捷俄不難輸兵輸餉以爲奥援如俄屬有意憑陵則一旦中俄齟齬俄亦何難肆其鯨吞虎噬不知潰潰中人能盡知此危機而思抵禦之術否也且旅順一險隘之區前既被毀於日人今復許俄人建船澳於此欲藉以保衛神京外國如欲與中國爲難必待俄之允許始能動兵可知矣北地鐵路所過之區俄人既節制之可及揚州之路若成則揚州亦將歸其統轄而中國愈不可爲矣俄國既得志東方我英絕不過問竊計我英商務在中國之南者所入款項不下三十二兆萬鎊統計歐美各國在東邦商務我英數過三倍關係如此之大俄人之把持中國又如此其周全我英正宜於滿洲地方謀一大通商口岸無使俄人獨有其利權斯爲畧有裨補況商務在中國所納款項各國

皆有定約惟俄與中國則不立專條鄰厚君薄故歐洲各國皆注視於俄至法人則欲起築一鐵路入中國南甯以圖分俄權法欽使現向北京與總理衙門大臣索取我英素忌俄人之得志中國北方安知法人不嫌我英之得志南方而欲大舉深入乎我國正宜及早與俄人立一合約使彼此相安於中國南北洋是爲切務但俄國若不允所請致欲薄待我國商民我英亦未必甘受其辱總之未雨之綢繆尤宜遣一欽差到總理衙門說明北地歸俄約東之利害並訂實在滿洲租界通商正非緩圖矣又恐中國總理衙門不從所請又當聯約法德二國以求通滿洲商岸如二國無違言恐中國亦實不能見拒也我與中國旣立有通商條約且通商之計亦於其國實所有益亦何樂而不爲也惟俄今幾於入主中國記其與日本立約所言商務並無一言道及我英深覩俄情似甚欲推及我英商務故使若拒之於門外也然其意亦未嘗不

可想見在俄人意見以爲鐵路旣成則與日本商販之貨均可由鐵路運往無容更過我商岸不知俄人所需烟肉多從奧大利購運回國如不欲與英通商必俄地能自製烟肉而後可故俟鐵路一成所辦烟肉之商亦必從此運往則銷場更廣矣至俄人前與法人聯好此不足懼但彼二國旣合盟我英亦可從德國聯約況我英素無利中國土地之心止求商務擴充使商家得有利益便可耳如德國竟不以我爲然我亦可於歐州再聯一與國係以通商爲務者便可以求得大利於中國矣俄國現得佔據之鐵路利益均從總理衙門直達君主無不如願相償是中人所不能辦之事一藉手外人從得君主俞允便無不大功告就則欲謀滿洲一口岸正當從最高處打疊也要之中國之大如將本國所應辦之急務別部分科妙選賢能予以專任不求牽制未必不可爲何至事事依人爲計耶　錄知新報

樟腦獲利

樟腦爲用甚廣，價値甚高，產於中國、日本、臺灣。考其樹體之大，有至英尺四十八尺，高至一百十五尺。其老亦有至一二千年者，四五百年者難以數計也。昔有英人遊於日京，見一樟腦樹近廟堂側，其身壯大，其葉婆娑，遠而望之，與山無異。大山荒野，日人植之於園，或取其仁，或取其小樹以爲種也。或以之建造戰船及檯椅櫃箱等物，蓋取其質結，且造櫃箱以藏衣服，並可治絕蟲蟻也。其不適用者，亦可煎樟腦，用刀斲碎，和水熬之，凍後凝結成磚，再用西法製好，販往外洋，亦可暢銷也。約格致報

講求糞田

英國農人謂國家雖有農務師院，我輩亦宜另設一農人會，使人皆可以商論農務。衆人若有新法，報知會長，榜於會堂中。每禮拜會議一次。一日農人會議，或謂畜類糞溺有力，或謂無力，或謂人

工所製肥料。如疏打石灰各等鹽類。力大於畜類糞溺。有一老農性甚鹵莽。遂辯之曰。余力田數世。皆以畜類之糞溺爲有用。由人工所製之肥料不如也。一老農曰。否否。余力田數世。皆用人工所製之肥料。畜類糞溺不如也。各持一說。互相辯論。一醫士斷之曰彼此皆謬。未曾考求。何不將下田之物。彼此易用。則知之矣。無論六畜糞溺。與人製肥料。皆量其輕重。相其天時。下之方爲有用。不能膠執一偏之見也。余嘗種花以考之。若是時多雨。則宜於六畜糞溺。天時少雨。宜於人所製肥料。若天時旱。所下糞溺則乾。故無力。若下人所製肥料。細碎易化。故有力。凡植物吸濁氣而放生氣。糞溺及疏打等。皆濁氣。植物等皆須助此濁氣。然後可生。余聞一農叟之言。他冬歲收穫時。將糞溺下於田中。至春水時。糞溺和勻。則終歲不用下肥矣。但用糞溺。尚有蟲蟻卵遺下。冬天置於田中。爲雪凍死。則無蟲蟻患。至用人力製之肥料。更無蟲蟻。冬時旣下糞溺至夏季收穫更將田犂轉可不用再下如田有草卽或田泥犂轉而草死可作肥料法國有農人耕田五十畝以二十五畝用糞溺以二十五畝先任青草發生後將田泥犂轉加以人所製之肥料及至皆熟時不能分其優劣云　錄倫敦農務報

日本農商官制

日本官報載明治三十年六月一日第一百八十三號敕令改正農商務省官制一則爰特照譯如左第一條農商務省大臣管理農商工水產林野鑛山發明意匠商情及地質所關等事務第二條大臣宮房除統攝一切外兼管內外國博覽會以及獎賞事務第三條農商務省時設專任參事官五人專任書記官四人第四條農商務省應置農務商務工務山林鑛山特許水產等局各一所第五條農務商務山林鑛山特許水產各設局長一員皆敕任第六條農務局掌管農事蠶絲製茶家畜衞生及佃獵諸事務第

七條商務局掌管商務及公司所須設陳列館將各項樣本羅陳以俾有志者參觀考察第八條工務局掌管製造及權衡各事第九條山林局掌管山林原野各務第十條鑛山局掌管鑛產及地質諸事務第十一條特許局掌管發明意匠及商標兼設圖書館審判所並經收一切樣本各事務第十二條水產局掌管水產魚網事務第十三條農商務省置技監一人管理鑛山局所屬指揮監督冶術各項事務第十四條山林局設山林監督官五人皆奏任兼管山林工業監督事務第十五條特許局設專任審判官二人審查官十人事務官一人候補審查官二十人第十六條商品陳列館說技師一人書記七人掌管上承指揮下督庶務第十七條農商務省設專任技師三十二人技手五十五人第十八條農商務省所屬定員共一百六十五人　錄蘇海彙報

農學瑣言卷一終

蘇州洋務局議定租界租地章程

一租界之地分爲上中下三等凡在界內東北兩邊沿運河自官路界起進深一方段作爲上等地每畝租價洋二百五十元再進深一方段作爲中等地每畝租價洋一百六十元其餘無所區別均作爲下等地每畝租價洋一百元自光緒二十三年七月初一日起十年內每年每畝完納稅錢三千文十年外永遠每年每畝完納稅錢四千文此外並無他項地租所有稅錢託領事官於每年正月內向租戶照數代收繳回中國地方官由地方官給回收據

二凡租界內凡有約之國商民均可在此照章租地遵約建造屋宇棧房但欲租地必須稟明領事官並備應完地租以及本年內應納稅錢照會中國地方官收訖由地方官履勘該處即印發租契三紙由領事官會印一給租戶一存領事衙門一存中國地方官衙門一經承租之地遵約照章歸租戶租用惟每人只能

租六畝爲止。三所有租契應以三十年爲限滿後應准換契續租以後永照三十年一換契之例辦理限滿不報即行註銷遇有限滿年次租戶報明立即准其續租租戶毋庸重納地租兩國官員均不得稍有限制阻撓令租戶吃虧等情。四一經租給之地只准租戶遵照條款定章租用如有轉租事故於轉租之前必須稟明領事官查明核准後照會中國地方官接續租用凡承接轉租之人須立有和約之國商民方爲合例。五凡租界內不准搭蓋草屋及下等板屋恐易引火貽害他人至火藥炸藥及一切有害人身家財產之器物概不准收藏夾帶運送一經由官察出或他人告訴各照自國律例懲辦設有工事必須應用炸藥等件應先稟明領事官作何用處開明清單稟報聽候查明照開清單知照新關由稅務司查明方准起岸起岸之後即須用去不得久留貽害。六租界內所有橋梁溝渠馬頭道路等項由中國地方官自辦建設完固所有各項工程設在何處何方及修理之法領事官可與中國地方官商議施設所有修理費用中國地方官與領事官會商章程一體籌捐以昭公允而期久遠。七所有商民在此界內往來僑寓中國地方官自應按約保護所有巡捕房事宜由中國地方官會同稅務司設立管理　錄時務報

華英商務

英國月報有名曰理財生利者近著一論略謂去年即西歷一千八百九十六年英國與他國通商甚見旺相一年中入口貨價通值英金四垓四京一兆八億七千餘鎊照市約合華銀二千八百餘兆兩出口貨價通值二垓三京九兆九億二萬二千餘鎊約合華銀一千四百餘兆兩彼此抵算共溢輸出口英金二垓零二兆餘鎊約合華銀一千四百兆兩爽目予曰於戲若以中華治國之道英其能支持幾載乎中國一年出入口貨價約共值銀二垓二京兩即二百二十兆即以盡輸出口而言較諸英國曾不足十

分之二、況有出口貨價可相抵制而已以通商爲詬病、英國每歲溢輸出外者、類不止十垓金何以並不患貧且更蒸蒸日上也此其故可深長思矣、至以出入口貨價合而言之英國共值華銀四千二百兆兩、而其人口則不足四十兆、均合勻計每人應占一百零五兩、中國共值二百二十兆兩、而有四百兆人計每人僅占銀五錢五分、然則英國一人不幾抵中華二百人乎何況英國之天氣地脈海水人數皆遜於華而乃以二百華人抵一英人之用乎藉非人才之銷鑠何致此乎、於戲欲不歸咎於教化之不足其可得乎、錄萬國公報

立口通商

日本政府擬將福岡府舒以錫縣改爲通商口岸經議院妥議現已購定地基二十二萬八千一百三十畝以便建立稅廠舖戶棧房等項、錄日本郵報

見聞近錄卷三

冀寓英人

英國某報云每年英國人民遷居別處者甚眾其內遷往英屬千乃打者不如遷往他處之多故千乃打人甚盼英人遷往該處可免將來爲別國人佔據按千乃打近海各省如秋俾安地路曼泥土巴等處天氣較內地不同且地土肥美物產豐盈各田客莫不爭先恐後租賃開耕近年內地近海一帶亦有人民居住墾荒出產頗豐多運往歐洲銷售惟內地乏人開墾故盼英人多遷往彼處也錄倫敦郵報

大會番酋

英國商船女皮阿者自非洲西境回至力物浦耳城述言上月三十一號遇法兵船一艘於哥納克利地方法人集眾農夫於該處番酋來會者百有餘人從者不計其數羅列各種動物植物供人

觀玩。維時法人一任土人觀覽兵船。意欲示其兵威。特放排礮數次云。錄巴黎辯論日報

議設電纜

美國議院現有人請於本屆散議之前。定准章程。安設海底電纜一道。以通日本中途之間。則於哈衛夷設立電纜站道一處。緣太平洋岸將來生計。多賴美國與亞洲各邦大開通商也。錄官書局報

避火災法

近有德國營造司賽來勒。獨出心裁。思得良法。因大小各局工人均逐漸加增。而工作之處。多係樓房。一遇火驚。無地逃避。雖有水會。緩不濟急。茲將樓窗改用活機。可以卸下。無論樓之層數多寡。各窗位置。均須一律。窗下之牆。均用夾壁。內藏鐵機。一有失愼。卽扭轉機器。則鐵機撐出。每層樓窗。架於其上。宛如階梯。樓內之人。

由此逃出亦一法也約德國歆崙報

論比國王

比利士立國以來甫歷三世因欲自主每多爭戰其國中之遭蹂躪强敵之恃勝虐待以及最後已得自主各情姑置不論比王立屋可爾第一人咸稱爲國君中之最有才識者係選從英國公請而來王有深慮盡心國政其子嗣位又逾一世近三十年之內國享太平長進之速他國莫與之京比之人民僅有六百五十萬丁口其擴充船務製造玻璃鐵器以及所織之縷空花邊各種綢料種類貨色在天下市面之上所有大宗出產可與英法德相埒立屋可爾第三才具優長孳孳焉惟以利國安民爲心但地少人稠即欲擴充製造勢有不能以故積貲雖厚而在本國則無利可營又人浮於事無工可趁當彼時也正有人公舉比王爲亞非利加萬國公會之總統此公會係專行善事者此王乃諮謀於斯旦雷

及他探路之人遂覓得康閣地方距今不過十年十二年耳其得有斯地所費不貲已由各國允許專歸此國主持並由比政府核定律法在數年之內可以便宜行事將康閣一省名實皆歸為比之屬地非洲有此大地計方一兆英里首興政教俾得自主工作為定公平工價雖內多為難之處外有阻格之虞而其治理之效照然已著現在該處氣象蒸蒸日上有人民八兆雖尚非顯屬於比然已遵奉比之教令　節時務報

添設電燈

粵城電燈公司剏設數年而推用未廣緣機器太小每日僅出八百餘火所燃之燈式亦小未有若粵香港之晶球高朗者茲有某商擬糾公司股本八萬元分一百六十股每股五百元復由大股中分二十小股每小股二十五元聞已糾集八九購地五仙門外設局尅日開辦購用大等機器以出五千火為率大約以沙面靖

海油欄海旁及漿欄打銅弟七八甫一帶·爲其生意專注之處也·約集成報

開山被壓

日本西京府下相樂郡·大川原村·現築關西鐵道工程·開鑿山穴·以便火車駛行·東歷五月三號下午工人等正在開鑿·不料洞口忽然倒潰·工人十九名均壓在內·該處管工頭當即飛報附近木津驚察署·驚部笠松氏得信之下·率領巡查數名前往救援·將土扒開救出·已經壓死三人·受重傷者六名·輕傷十名·送至病院醫治·西京府保安課長廣澤鐵郎·即於翌日赴彼查察·錄集成報

俄高親睦

泰晤士報·接俄秩薩城電音云·俄國巡船一艘·上載兵士千人·並俄皇所贈高麗王之禮物·昨由俄城起程·向東方進發矣·錄巴黎時報

享用多儀

俄國特遣異姓王爵吳克氏入京報聘於前月二十五日趨詣文華殿覲見　皇上呈遞國書及俄皇所餽諸珍並請覲見　皇太后旋奉懿旨命　大皇帝恭代吳克氏遂於二十七日又趨詣文華殿進呈俄　皇太后致中朝　皇太后書由　皇上轉呈慈覽所有俄皇餽　皇太后諸珍分列於下計聖耶喀帖里納鑲鑽石寶星一座莫斯科舊都織造極品緞綢若干鑲金鋼鑽冠一頂銀製梳具全分青金石小桌一張寶鉞一枝古扇一柄留聲器一副其餽　皇上者爲銀製義士像一尊下有古玉座青金石瓶一枚下有青金座極品元狐皮四張盛酒寶罇一具杯十六枚景泰藍大杓一柄鏨鷹銀酒匜一具杯六枚花果盒一具此外餽贈恭邸慶珍物各六品李傅相八品總署各大臣各三品亦可見中俄交誼之深矣錄申報

倭棄華文

日本自尙西法以來・有意拋棄中國文字・倭報因論之曰・倘國人固執中國文字・必不能振作有爲・且辦事礙於快捷・查日本已有串音字法・若能變通・則遇事無不暢達・如食古不化・拘泥華文・必成刻舟求劍云・錄博聞報

美主藏金

美總統格雷無倫卸在遣交新總統之國帑値佛郎七百兆元・查四年前不及五百兆元・新任總統素喜多金・然借國債而多藏金・不如償國債而少藏金之爲愈也・約巴黎辯論日報

新樣火車

英國倫敦京至曼識特城・新造火車捷快鐵路一條・計倫曼相離三百啟羅邁當・每鐘行七十啟羅邁當・四點鐘二十分可到・間有平原之地・可行一百二十啟羅邁當・此路軌道堅實・火車另用善

法製造車中絕不震動查此車製自培白機廠長六十尺寬八尺凡車中碰撞震撼之處俱用絨布高柱鑲嵌一切排場無不盡善盡美男女應用梳洗各物無一不備更有廚房一所備具粟食且有新樣魚菓取值甚賤　錄官書局報

爭雄海上

俄國斯維脫報言目下英國水師齊集土境他大尼里峽相近觀望動靜俄法兩國將遣兵輪一大隊遊弋地中海之東境不讓英人出人頭地　錄巴黎時報

增廣船塢

安威甫地方現籌款一千萬鎊專為增廣船塢碼頭之用擬定由該處向南添建碼頭一處長三千英尺約需費一百二十萬鎊並擬築運河一道長二百英尺深二十四英尺因該處商務日有起色每年出入口貨物約三千萬噸故特大興土木以期商務益盛

約倫敦郵報

臺民未靖

東歷五月二十四日臺灣總督乃木氏稟報日政府略稱臺北大稻埕自五月初八日被土民擾亂後日見日軍查緝綦嚴均逃入內山石碇街一帶不敢越雷池一步惟宜蘭仍有土民出沒十三日日本駐臺北憲兵之隊探得離臺北東南約一里餘之三張犁有土民聚集遂派井上小野寺兩伍長及橋本曹長率領部下兵士一百七十五名前往四面圍裹擊斃土民四十四名餘皆逃潰大溪墘石碇街芋蓁林殺中寮石糟小橋頭新店街諸處巡查之步兵第二聯隊及大島氏所率中隊均於二十二日歸臺北駐守先是十五日步兵第一聯隊內第六中隊畦地少尉率部下兵士巡緝草四山莊拘獲土民八名擊斃其三十八日駐礁溪之憲兵忽見土民二百餘名來襲宜蘭守備隊急派竹間大尉解圍憲

兵屯守所亦派吉田少尉各領部下兵士救援擊死土民二十餘名餘皆向草凹山逃散十五號駐深坑街遣隊村上少尉率兵士十八名撫役八名在大坑莊字草比尾附近拿獲土民數名擊斃三名錄日本報

德皇病瘋

倫敦消息言德皇現患失心瘋之症雖不能實言其狂象而有時病勢昏憒則與顛狂無異倘他日不能全愈即將立皇之昆仲軒利代攝國政並設軍機大臣爲之襄助云錄循環報

鮮王善任

前朝鮮協辦交涉大臣閔竹賓尚書游歷各國數年於茲凡泰西富國強兵各要政事事留心素爲韓所倚畀聞日前有特降電諭調派回京之信於是朝野上下咸欣然頌鮮王之知人善任矣錄華報

思永片稱自有加收洋稅值百抽十之議商情瓦解上海華商有將自立紡紗繅絲等廠售與洋人免虧血本者紗絲若此餘可類推近年仿用機器改造土貨原欲以華敵洋收回利權華商虧折太甚必紛紛閉歇低昂物價之權盡歸洋商等語奉　諭旨着該衙門議奏欽此臣等查光緒二十二年五月廿一日臣衙門奏請酌定機器製造貨物稅章一摺原因允准洋商改造土貨之後不能爲中國土貨隨地征收稅釐若不加重離廠稅課則洋商改造土貨成本既輕獲利必厚中國土貨必致滯銷是值百抽十之議原所以抑洋商之利權保華商之生計嗣於光緒二十三年正月内准浙江巡撫廖壽豐電稱製造征稅新章係爲洋商預立專案但華商資本支絀風氣尚未大開若驟增稅項商務恐難振興擬請暫緩開辦以紓商力俟洋商加稅時然後一體征收等因臣以此項章程原爲抵制馬關約准日本製造起見續與日本使臣林

釐定議任聽中國征稅卻不能較華商有所增益是日本從前不允納正稅之說業經爭回此項征收華商章程暫可緩辦當經電覆浙江巡撫並電南洋大臣暨札總稅司在案玆據該司業奏請從長計議臣等詳加商酌自應仍照臣衙門電覆浙江巡撫進緩征原案辦理操縱可以自如統俟洋商有開辦機器廠時華洋一體征稅以免洋商藉口謹附片覆陳伏乞 皇上聖鑒訓示謹

奏

議覆依將軍克唐阿調員開辦遼東礦務摺 總署

奏爲遵 旨議奏事光緒二十三年二月十五日軍機處抄交

盛京將軍依克唐阿奏調員招商開辦奉天東邊銀鉛礦務一摺

奏 硃批該衙門議奏單併發欽此臣等就原奏所陳詳爲核度東邊道所屬州縣山深林密物產蕃滋鴨綠江環抱西流其東岸

韓境諸山礦產爲西人所稱羨北岸氣通壤接五金之脈足資開採編修貴鐸等生長東邊邀請礦師勘驗所稱與　啟運山風脈無關又有裨奉天軍餉據稱既經招集商本兩千股共銀二十萬兩如果確有把握自應如所請准令先將寬甸懷仁二縣境內金銀煤鐵各礦次第開辦以闢利源所擬章程二十二條係兼采各省礦局辦法亦尚周詳謹愼惟第十五條所稱稅則釐金查照奏咨專章援案辦理第二十條所稱結賬分紅各節係將來核計盈虧之本文猶簡略應令於續議時熟籌詳列分咨部署以備稽查編修貴鐸係翰林院衙門人員應否准令前往理合請　旨遵辦如准其奏調所請刊發礦務總局關防應即查照漠河金廠舊章由該將軍刊發以歸畫一所有遵議緣由恭摺覆陳伏候　聖鑒訓示遵行再此摺係由總理衙門主稿會同戶部具奏合併聲明謹

奏三月三十日奉　旨依議欽此

翰林院編修貴鐸等酌擬開辦奉天東邊礦務章程

謹將酌擬開辦奉天東邊礦務章程二十二條恭呈鈞覽

一奉天東邊自光緒元二年間始分疆畫界地脈休養日久礦產暢旺現經履勘得岫巖州寬甸通化懷仁一州三縣產五金之礦者約十餘處均與　啟運山風脈無關但若同時舉辦貲本較鉅頭緒亦繁今擬先從寬懷屬境之小荒溝小湯石北帀幌子涼水泉子老營溝礦洞子夾道子大東溝等處試辦銀鉛兩項庶幾費省效速其餘自不難循序漸進

一寬懷屬境銀鉛礦產曾依土法鎔鍊每鉛砂百斤出淨鉛十餘斤銀砂千斤出足色紋銀十五兩餘均眼同礦師試驗係確有把握除報課及開鎔工本一切費用外約計尚可獲有贏餘

一開採設局現特招集商本二十萬兩分作二千股每股京市平松江銀百兩仿照各礦務局成章塡掣股單息摺給商收執以

憑支付官利贏餘。其餘管銀錢責任至重。應由總辦商董。協同股商公舉。其人必須家道殷實。素行公正。設有虧短之處。責令賠繳

一集股二十萬兩。自合如數收足。惟現擬先辦寬懷屬境銀鉛兩項。只依土法開鎔。先收四成之一。辦理較爲妥實。如礦產過旺。相度機宜。或須添購洋爐。需本甚鉅。即行登報通知。預定收足日期。另換收足股。倘逐漸推廣。尚須添本。先儘舊股加增。如舊股不願加時。另招新股補數。

一寬通懷岫四屬。礦山甚多。現只就寬懷屬境之小荒溝等八處入手。俟有成效。其餘即行次第開辦。但人情趨利。恐有黠徒。或稱自備資本。或另集商股。前來分採。則創辦者爲其難。繼起者享其成。應請先行立案。所有寬通懷岫屬境礦山。凡與　啟運山風脈無關者。統歸一手經理。庶免掣肘而息爭端。

一招集商股先須發給股單息摺至局中諸事宜有應移會地方者有須隨時稟報者應請刊發奉天礦務總局關防一顆以資信守而昭愼重

一招商開採與官廠不同一切局中事宜統照商情辦理凡邀請商董及司事友人雖原係候補候選人員概不得立作委員名目以昭畫一

一承辦礦務首貴得人查各礦局章程凡股商資本在一萬兩至五千以上者准酌薦一友入局任事倘所薦非人致有貽誤侵欺各等弊一面由總辦撤退一面知照原人另薦妥人前來接辦如有虧短挪移責令原人賠補

入股之人務將姓名籍貫詳細開列或非中國籍貫託名附入及暗將股票轉售外國人者一經查出立將股本銀繳送入官另招新股並由局移行地方官請提售股之人追還洋商本銀

以免轇轕別生枝節。

一開礦夫匠人等專用本地有家業之人。俾附近貧民藉得自食其力。且免易聚難散之虞。並取具連環的保。方准入廠工作。工食從厚。而約束從嚴。免其滋事。仍請地方文武營汛。隨時彈壓照料。如有因開山鑿石挖洞取砂等事。致遭危險。或至殞命者。各安天命。除由局酌給邮賞報官驗明立案外。其親族不得藉端訛索。

一股本銀收齊後。擇殷實錢莊票號分存生息。開辦礦務一切應行需用之處。隨時提用。

一股本銀係開採要需。在股者不得移作別用。或因有事故。只准將股票轉售。不得抽回。其轉售之先。須持票赴局掛號。以杜影射而重礦本。

一開辦之始。必須廣爲招徠。現擬總局之外。於京師奉天上海

立分局三處曰京局瀋局滬局以期呼應靈通至交銀售票以
及支付官利贏餘等事均可就近辦理

一設局開辦務求節省所有局中公用及辦事司事書算等自不
能不開支辛俸至總辦薪水則議俟開廠後諸事就緒再行開
支以重公本

一集股開採自應依照各礦局章程盈虧一聽諸商其稅則釐金
仰懇查照　奏咨專章援案辦理以重帑項

一出入銀錢最關緊要每日立有流水簿每月立有月結簿每年
立有總結簿由總辦商董協同司事公同核算年淸年款登載
申報俾大衆咸知平時賬簿凡附股之人均得入局查閱以示
大公

一各商股本官利各礦局章程有以交銀日按年一分起息者有
以見紅後按月一分起息者二者均未得其平今仿照磁州礦

奏請變通積穀摺 光緒二十三年 御史 周承光

竊維府廳州縣常平倉穀兵燹以後舉辦義穀分存各鄉由本地殷實紳耆經理不假吏胥之手仍責成地方官年底盤驗一次意美法良本無可議乃有司奉行不法弊竇叢生地方官年底札委佐貳下鄉盤驗第厚供應婪索陋規而已谿壑既盈例取甘結一紙而去穀之有無不問也否則饋送不豐雖實有穀存多方刁難不肯受結故盤驗頗爲優差地方官以此市惠屬員掩耳盜鈴甘受朦蔽紳耆經理者知其然也但贍供應陋規即可了事因而肆意吞挪規費無出則灑派各戶曰建倉費其實至今無一倉穀也追鄉民不服訟訴公堂則勒繳穀價歸官貌稱存銀買穀實則卸任之日囊括而行曰塡虧空穀數雖列交代不過空交至此而積穀全付子虛矣小民怨沸怒不敢言伏思邇來四川湖北兩省災歉 皇太后頒帑賑卹軫念彌深則各省備荒積穀豈可名存

實亡。竟不懲前毖後。惟是弊滋有自。當究根源。積穀易陳出新。向准糶三存七。無如空言盤驗。是以流弊靡窮。今擬仍仿李悝平糶之法。由地方官慎選紳者經理。仍不准假吏胥之手。貴入賤出。實力奉行。蓋穀賤傷農。穀貴傷民。其害一也。今兩劑之貧民受益。劉晏云。善救荒者。不待賑糴。得法焉耳。萬一偏州僻縣。土宜不齊。產穀多者。穀恆賤。不宜糶。產穀少者。穀恆貴。宜糶不宜糴。平糶成法。室碍難行。請仿朱子社倉法。而變通之。改創質穀一法。工作方興。窮民缺食。聽其以物質押。藉資工作。秋後量加薄息。清還於民。甚便。蓋春夏穀多貴。秋後穀必賤也。或糶或質。年底藉數報官。以昭核實。不必委員盤驗。以省擾累。經理紳者。統限三年一換。屆時地方官輕車減從。親查一次。虧挪者勒賠。弊混者治罪。其果經理得法。積有贏餘。除應用外。存作義舉。三年期滿。實在無人替換。仍准留辦三年。此後不准再留。以示限制。綜計六年。辦理真正妥善者。

准地方官出考詳司。分別酌給外獎。以示鼓勵。第所慮者。牧令貪酷。抑勒。紳耆凡公正老成。莫敢經理。此則在督撫之嚴參撤革耳。如此整頓。事雖稍煩。然一變通間。而穀免虛懸。民沾實益。備荒之計。莫要乎是。可否請　旨飭部核議。通行各直省。督撫率屬認眞辦理。臣愚昧之見。未知當否。伏乞　皇上聖鑒。　訓示施行。謹

奏。

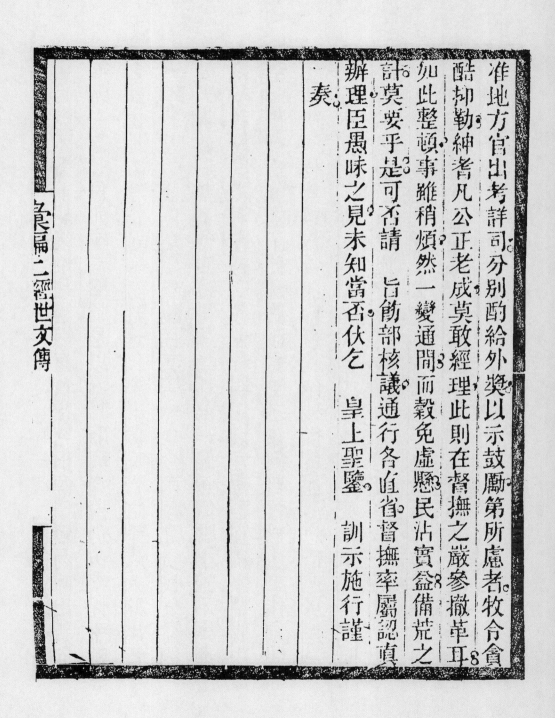

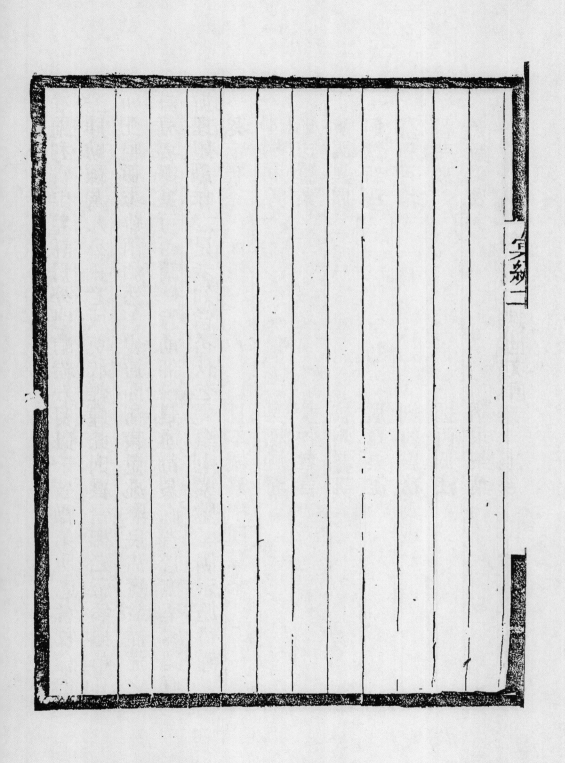

丁酉利濟學堂報農學瑣言卷一目錄

利濟學堂報補遺

《利濟學堂報》第十七册以後未見原刊，出有幾期不詳，現據温州圖書館所藏彙編本，輯録前十七册未刊内容，按原刊體例、順序編爲補遺。——編者

利濟學堂報遺補目録

文録

書録

說名下

東甌陳虬撰

嗚呼今之所謂名者匪特無其實而已吾恐欲爲其名而不可得也夫科舉盛名也而敝矣學校崇名也而卑矣文章考據美名也而浮且僞矣我師曰名之必可言也嗚呼今之所謂名者其可言哉其可言哉不然以我中國神明之裔文教之舊而卒不能較白人一日尺寸之長而令聲光化電挾技專家六藝附庸蔚成大國名哉名哉雖有鄧析子之善辨公孫龍之能爲堅白終身大惑而不解矣痛矣哉衣冠之種淪於異族犧頡之澤奸以方言弁髦易置茫茫瀛海嗚呼向之夷彼外彼而傲彼以其名者而彼將反戮我辱我奴我野蠻我而以我之名爲名矣悲夫痛矣哉今之所謂名者匪特無其實而已我恐欲爲其名而不可得也皋牢子曰吾欲起中國之弱而謂中國之能實其名也然使中國而猶能名其名則中國亦豈真弱哉

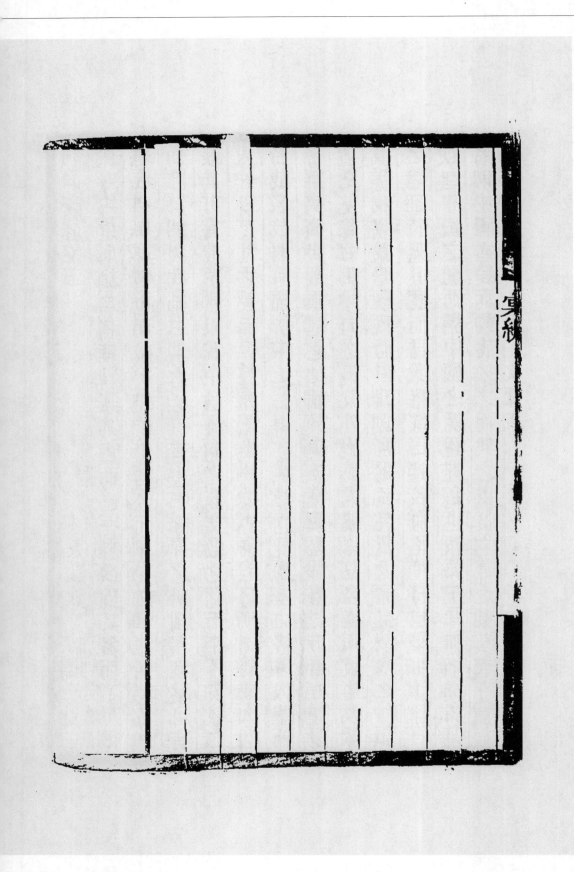

利濟文課卷五　彙編一之三

六淫皆從風化論上

瑞安胡　鑫撰　院次濟一

六淫者風寒燥濕暑火六氣爲病也夫六氣資生萬物浮沈於生長之門何以淫名其以淫名者迺蒼天之氣不得無常氣之不襲是謂非常非常則變生陽干不舒爲閉塞陰澌不澤爲冒明陰陽更作斯沴戾而成淫其沴戾也失時反候氣淫不分邪僻內生工不能禁故有萎苑沸暴之變其木鬱之沸則爲振拉摧拔火鬱之沸則爲炎烈赫騰土鬱之沸則爲震驚飄驟金鬱之沸則爲肅殺凋零水鬱之沸則爲氷雹霜雪此六經波蕩五氣傾移故曰不恆其德則所勝來復政恆其理則所勝同化此之謂也然鬱極乃沸亦須待時遷正退位乘氣始彰五運交移各有承抑當折其勝乃散其鬱此氣化之常而應乎人也是以六淫爲害雖鬱極亦不能驟沸必藉善變而動者挾之而與之俱惟六氣之動莫善乎風風

者司天地之呼吸四氣恒雨暘各主其寒熱温凉之令是萬物之化氣天地之主氣其寒也其燥也其暑也其濕也其火也之五氣者天地之間氣也五方之偏氣也惟間氣故四時不同司萬物不同煦惟偏氣故燥濕不同政寒熱不同軌獨化氣得以兼之故風者遇寒爲氷雹化遇燥爲肅殺化遇濕爲飄驟化遇暑爲溽蒸化遇火爲炎烈化此盈虛更作兼五氣之化而齊化故爲百氣之長其發病也亦然素問風論曰風者百病之長也至其變化乃爲他病無常方然致有風氣也又曰風之傷人也或爲寒熱或爲寒中或爲熱中或爲癘風或爲偏枯或爲風也此言六淫藉風以變化也又曰以春甲乙傷於風者爲肝風以夏丙丁傷於風者爲心風以季夏戊已傷於邪者爲脾風以秋庚辛中於邪者爲肺風以冬壬癸中於邪者爲腎風其言風言邪言傷言中者以風氣總百病分六節而兼五常凡六淫之患皆從風故骨空論曰風者百病之

始也靈樞經曰風從其所居之鄉來爲實風主生長養萬物從其衝後來爲虛風主殺主害能傷人故夏至傷大弱風者內舍於心外在於脉其氣主熱立秋傷謀風者內舍於脾外在於肌其氣主爲弱秋分傷剛風者內舍於肺外在於皮膚其氣主爲燥立冬傷折風者內舍於小腸外在於手太陽脉冬至傷大剛風者內舍於腎外在於骨其氣主爲寒立春傷凶風者內舍於大腸外在於兩脇腋骨春分傷嬰兒風者內舍於肝外在於筋紐其氣主爲身濕立夏傷弱風者內舍於胃外在於肌肉此言八風發病按四時行五氣各中其五臟六腑則爲臟腑之風是靈素兩經推六氣之源互相發明也是故風者執寒暑燥濕火五氣之權貫三才而周布萬物獨能爲百病之長故上古聖人之教下也皆謂之虛邪賊風避之有時雖然太極動而生陽積氣而成風其化令之行也雍雍暘茂演合太和物得之而荄煦人値之而壽昌此天地浩然之氣

安能驅衆類以殃人乃愚人不知逆德離道內格於菑禍斯苛疾
從之而生若滋味嗜慾內關攝養者先無論已其晦明陰雨招之
自外者則必從風始蓋六淫交勝非風無以啟其機若寒之無風
則凝泣而不舒燥之無風則菀槀而不榮濕之無風則瑟縮而不
解暑之無風則燔熇而不清火之無風則伏明而不曦是絪縕之
氣通八正而行九野先春而草木蘇先秋而雲雨霖推之四時五
行九藏十二節人類之變化陰陽之消息莫不以生以長以殺以
藏吾故曰六淫之化皆從風

六淫皆從風化論下

瑞安胡　鑫撰　一院次濟

大氣摶摶萬物運旋化害之說亦既言矣而四時變病寒、熱遲速則若何則亦視本氣之輕重爲勝復加臨之微甚而已凡六淫爲患其類有三曰感冒曰直中曰合併感冒者風氣乘本氣而襲發於春爲傷風發於夏爲傷暑發於長夏爲傷濕發於秋爲傷燥發於冬、爲傷寒此風氣獨勝來兼不及之化而兼化乃乘五氣以傷人故治先從風若傷寒、始桂枝湯溫病始銀翹散秋燥始杏蘇散皆其類也直中者本氣獨勝反齊勝已之化而齊化其始雖藉風而襲其終必本氣獨彰若中風中寒中暑中濕之屬皆本氣藉風爲嚮導其機風行速故病重而暴否則本氣雖盛不挾風則凝泣而不宣雖爲邪干亦鬱伏而不驟發故冬、傷於寒、至春而病溫也合併者二氣齊淫無齊化兼化之權而爲合病併病也若風溫濕溫暑溫風濕寒、濕之類皆非亢害承制之相迭惟本病在風併於温而成風温謂之併二氣俱淫相合而病謂之合合之與併雖有微甚之差而淫氣每先挾風故治兼標本推此三者則六淫皆風之徵昭昭然若揭日月而行矣蓋風氣總百病之說靈素以後不貳其常仲景於傷寒首先桂枝於金匱首曰人稟五常因風氣而生長千金以臟腑分析百病獨以風毒諸風冠五勞七極之端不與於三因雜感此先聖後聖之道一度循軌而無違也及李唐以後雜學繁起金人劉完素創六氣皆從火化之說學者因之至丹溪遂有天火人火陰消陽長之言雖有至理闡明實從人氣體質病變而論非能賅天地六淫之化氣也故東垣指相火爲元氣之賊景岳非之以爲元氣之主皆就化病常變而言耳況六氣爲病源流不同不窮其理於氣化之先妄以陰陽偏勝之辭武斷鄉曲宜其牴牾不解久久而失其本真矣吾故攘靈素之賸義謂六氣流行不藉宗氣而藉化氣蓋宗氣靜而守位歷久而不移化氣動

而常遷乾乾運行而不息惟風也執天地大宗氣之樞紐故在天爲玄在人爲道在地爲風其氣之行也一息無間遊行太空靈光烱烱主宰萬機四時值之而遞代萬物因之而長成舉凡雷電雲雨日月光華山嶽河海草木昆蟲之流莫不神明其吉凶悔吝之始故太虛寥廓宛緲無垠凡在生生靡外權輪豈僅明四氣而徵兆六淫

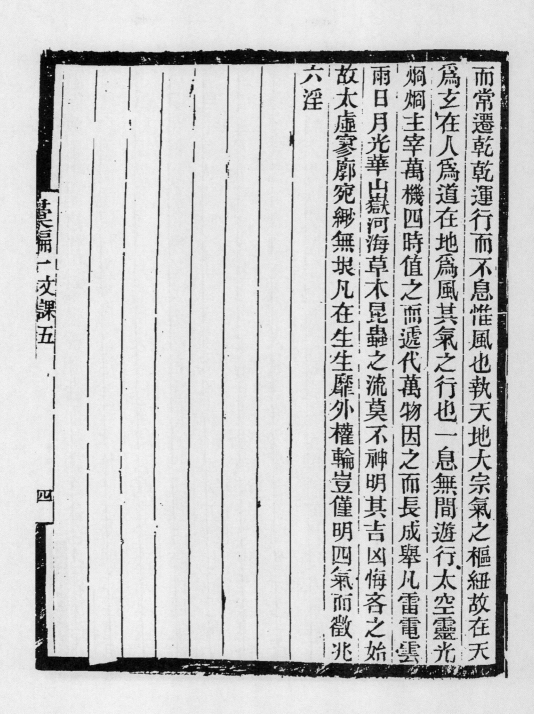

廣變

永嘉王　復撰　院次濟五

欲强國必變法夫人無異辭欲强而不强欲變而不變夫人無異辭無異辭於不强不變其遂已於强已於變乎王復曰唯唯否否夫爲變之言曰自上自下曰政曰藝亦既擇之精語之詳矣吾無以易其精且詳也若夫於其所不變則蒙竊嘗不云人之云人之云不變官制者爲其紛也越也變利下而不利上也夫苟下之能利厥利卒罔非上之利也是利三二而不利特三一也奚之患而不果變而蒙顧未敢和之者上下議院既知不可行既知不學於政不可以議不融貫中西不可謂學何乃欲驟去資格頓忘品秩强易滿漢京外正佐雜職之治而遂兼有滿那棄德謨格拉時之善雖彼拿坡崙之變法而傾動全歐睦仁之變日而崛興東亞莫不於官人乎更始然疏戚之數重輕之權專攝分合之孰使盡合吾五十周二十四朝之法戒　九皇二百六十年之留貽而

一舉輪九萬圜球之通執五十望國之利其在易否之占曰大往小來革之初九鞏用黃牛天地之時君子小人之道自非聖人孰不有戒心焉人之云不變科舉者曰王荊公思變學究顧亭林欲去生員文字之蠹虛憍之祟氣茶之厲匪今自今譬夫狂泉之飲骨醉萬夫漦涎九世諸黃質黠胥種考墨比金門通籍銜　命衡才腦靈之用惟黑方光惟截搭聯不睬物色易術以試十室九桼亦良哀矣顧蒙以爲鄉選里升豐鎬多吉藝不冤德若專門赤機名家農化以梯幸輔贋剽鑽蹤華西一谿矣雖然八面之鋒九攻靡卻必爲守敗廣厦衆材大而棟粱小者稍檁震風凌雨必謀改締吾鄉者故汲汲於移其血輪離其愛心銷其抵力者也惡可無變不變之術不變變之能以展拓充盡比例其變效之速率哉厥術奈何曰於官制復司道之奏事增御案之巡方　國家强弱之本係於民心之向背向背之機感於苦樂親民州縣七品末吏

實兼賦歛刑獄苦樂攸自尊如道府事罕自覩然聽卑靡褻若督撫之崇靡特視遠之障求無黈聽不可得矣若藩臬二司或專治賦或專理刑兼以察吏雖較道府去民漸遠抑以督撫與較奚啻二司之常常得聞民苦樂哉故欲君民之達情必許司道之陳奏乃自　成廟中罷道奏事馴至藩臬不敢特章　文宗初徵湘鄉曾文正公請復未可今　上近歲降　旨諭復猶罔敢應者夫以　列聖相承之制一旦遂尼是何變之易也一尼不復能復是又何變其變之難也今請無易言變無難言復即一舉而君民上下大通外官之局茁然一新矣不甯唯是使爲督撫者不復闞閭閻之疾苦而後得以專意肆力於軍旅工商交涉諸新學大政厥施裕如不然墊隘之狀遮道而紛呈哀謦之音匝野而徹聽外彊中乾何恃不恐而不近於張皇補苴乎中土三代后重省方太史輶軒佐其不逮歐美小大之邦君主總統之貴

宵勤微行越國弗戒凡欲周知民隱與治忽之幾也獨夫博浪一椎鼠憂千葉蛇影鄰人窺笑然 九重至尊下堂非訓則近代御史巡按之任參酌可行顧 聖清裁去之者鑒弊侵官擾民及不尙察察之政耳雖然五洲萬國天下一家二千六百州縣比於堂陛門內之治詎啻闥署而忌精詳況太西議員小東政學最重游歷萬里大邦履不踰境三世仕宦未充行人榮譽不及謀猶不與況乃生長京華回翔館閣一麾江海昔黯其貴於今嗤陋乎今宜增御按巡方之官充以詞館部曹分差直省巡行州縣禁止迎送立定年限俾察督撫而下大小官行政聲名奏其事實報其殿最言之允者交部記名否則予詰黜惟外省官弁知所敬畏激勸亦使躬奉差巡者諳於政術達於民情審於風土形勢保障藩籬儲養優異蓋一事而有二善焉易曰窮則變變則通一復一增而 朝野之治通矣奚必舉政府封圻文武內外一一移其位置

易其權衡而盡官制之新之善者耶

然則不變科舉其亦有術以淑取士乎曰任譯書於學政須新籍於師儒直省互通有無（各省譯西書分政農商藝）歲科增試格致以暨鄉會策士翰詹考差胥參西學命題有能主中輔西確得新理新法足裨政教堪試製造者由該試官分別保奏例　賜舉人進士一體會試　殿試次咨送總署當差童生另補新學弟子調省肄業中西學堂普勸州縣官紳籌設新學書院其經費不足聘洋教習者地方官詳準學院咨調京師師範學徒總署人員學優者充其任滿期二年另選學較優者更代而調原教習回京並由學政案試州縣學生多堪造就間有優異者即予該原教習記名遇美差缺儘先委授該籌設書院之官紳亦均得獎敘而於　功令不變之文厲禁命題侮裂使守舊諸生有志新學發揮以自見者能取有明黃陶庵金文毅陳卧子　國朝袁簡齋胡天游湯海秋諸子不爲

風气所囿不規規於揣摩迎合之文師其胎息宗其包孕蔚然中西竝茂之觀譬之天宇日球虹霓七色輝映地層古古不變而如新可也夫歐墨格致富彊之士亦或嗜埃及古臘丁文字亦猶華儒制舉之外好爲攷据詞章尤有兼音樂繪畫篆刻旁通壬遁方技者矣夫有生質點人身魂靈苟能與時消長遇物比例運新於雋復融舊爲新雖盡白人日出不窮之智學使諸黃鈎心鬬角而直湊單微之神明變化之無慮不能復何科舉不改八比八韻不廢之足爲步武新學累哉是在有心變不變者金石之誠鍥而不舍焉耳

或曰不變宮制則京官非部堂不敢預國是外官自道府不敢居人臣不變科舉則　廷對以諱言國恥爲尊君闈場以不切時事爲中式坐是束縛逡巡巢燕幕烏杞憂罔恤蓋惴惴乎雖變之不速矣抑吾子之云蓄艾三年履霜初六其三十年前通商之始政

乎其四五藩屬同文之新猷乎其四百兆人自主之平議乎夫嬰厲疾覓舊劑告饑歲詢肉糜雖使農軒再世后稷叔均同時決其言之必不裨於賑以醫矣王復曰惡是徒知以變變而未講於以不變變也嘗於官制叚行法之善而寓乎權之思於科舉因利祿之風而導趨時之勢時之權之之不已而守舊者日形拙艱幡然改計使以不易變之黨反爲亟欲變之徒厥氣之銳而志之堅思之沈而力之厚必有倍蓰於浮慕紛更一鳴如蜩者三稔五稔將自闕文明之治與東西變法諸機軸明暗之區頓漸之殊耳抑又聞之昔者伯禽封魯變其禮革其俗三年而報政大公之於齊五月而報政而曰吾簡其君臣禮從其俗爲也夫以　中朝二千六百州縣而積三千年愚黔之俗重壓之禮微分繁難之私利私弊將師太公之從之簡猶虞一變之遙遙況於欲以百里開創三年之績而爲五千里　中興旦夕之功不將急之而適以致緩易之

而反以得鄰哉嗚呼此蒙之約爲官制科舉二說以廣變者也

論變法須首自易西服始

樂清陳　明撰　院次濟四

陳明曰今之達人志士憂赤縣策治安者莫不曰變法哉變法哉譚變法者莫不曰西政其亟行哉西政其亟行哉於是搦筆和墨反覆縱議以爲中國學校宜興也科舉宜變也官制宜更也錢幣宜定也議院宜開也學堂宜設也農部商部宜立也兵政船政宜修也其他聲光電化動植重礦格致製造天算方言交涉刑律諸學宜明也烏虖之諸說者皆出於仁人君子康時拯世之苦衷迫而騰諸筆舌故鴻綱瑣目條舉縷陳靡不洋洋灑灑上下數千言可聽其忠孝之氣可謂亟矣吾甯敢謂其謬哉吾甯敢謂其謬哉然良醫之治病也必究其根源之所在而後從而調治之以鋤其病蒂今變法之說其情甯異於良醫之治病哉亦須握要以圖耳故近日中國不更張則已若近日中國而猶欲更張也則必以易西服爲首策蓋其間有數善焉元元操業捷於轉捩凡百亟務是

藻樂舉動運既拙繁累蠢人手足桎梏甯能有爲而西人之服輕温可被韉人游客猶利行裝其善一五官百體萎痺堪慮生人疴癢易乘而起而西人之服緒束完固足强筋骸瞻矚之間令人神聳其善二耳目塵垢褋次日隨形象一新神志乃振易服若行尚目改睹其善三故昔者趙武靈王患其國之不武易胡服以習騎射而趙邦遂强魏孝文帝患其國之不文易華服以習禮容而魏儒遂盛近者彼得睦仁俄日赫赫大有爲之雄主也而變法之初亦嘗以斯策爲亟務用能勃興倏盛揚聲地球蠶食震旦鯨吞支那此其效也今中國之衰極矣白人之侮我甚矣 天子皇皇於上小民嗷嗷於下薦紳騰嘆於廷廊布衣貢議於野穴蓋近日之中國師師黃族其交懷杞人之慮魯嫠之憂矣若 朝廷一旦赫然下 明詔令中夏生民盡易西服則亞洲華域大改其觀而精神不患其不振矣一切西政遂漸做行亦不患無其效矣如

欲興學校變科舉更官制定錢幣開議院設學堂立農部與商部修兵政與船政與夫欲明一切聲光電化諸學若能衡其輕重條其後先按序遞變莫不百廢具舉漸進富强矣若斥爲怪論捐爲緩圖雖日日言變法日日行變法庸有濟乎蓋神州荆棘非大施斤斧不爲功瀛海腥羶非大爲盪滌不能淨夫元黄之氣四時隨異秋冬之間陰霾之夕圓靈曦月弢光匿耀孤臣棄婦愁腸斷絶陽春一至沈晦大開韶華浩蕩萬象煥然風日晴霽綠波俱暖俯仰乾坤太和洋溢蓋一洗蕭瑟凝寒之意而大增繁華明媚之象矣彼西服之易其足壯黄人觀者寧異是哉或曰古先聖人其定服制也各胚神指今吾子欲一旦天下舍中而步西得毋恐戾古先聖人之神指乎亦得毋恐蹈用彝變夏之誚乎釋之曰易服之說吾豈欲中華之朝野僚佐燕居酬酢一例皆然哉蓋朝賀鉅典衙參隆儀宜準國制自茲以外一切便服均行法西奚嘗於古先

聖人之神恉有戾耶執子之說若服制一項終古不可改易何古今累代名王鼎革之初輒孳孳焉留意於此耶此其故蓋大可思也況我　朝入關以後亦曾更明制矣亦安有蹈用彝變夏之誚耶烏虖井蛙不可與語天夏蟲不可與語氷神妙之策奚棄若弁髦衰亂之朝奚猶多忌諱庶人清議既靡補於時艱康時要言仍俾鬱於胸臆是以鏡機之士箝口結舌家國大事莫敢忩譚卒之山林歌嘯絕迹塵世逍遙物外自務私計候草木以俱彫與麋鹿而同斃然則蒙易服之說猶植橘柚於玄朔帶華藕於脩陵表龍章於祼壤奏韶舞於聾俗其獲戾於世也宜矣亦毋怪中國之大惑不解日趨焚溺而不知此其所以衰歟此其所以衰歟此仁人君子所以太息而扼腕痛哭而流涕歟（易服之說下脫陳諸今日四字）

讀陳同甫上孝宗皇帝書

東甌陳　虬撰

痛矣夫陳子之言曰今世之儒士自以爲得正心誠意之學者皆風痺不知痛癢之人也舉一切安於君父之讐而方低頭拱手以談性命不知何者謂之性命乎今世之才臣自以爲得富國强兵之術者皆狂惑以肆叫呼之人也不以暇時講究立國之本末而方揚眉吐氣以論富强不知何者謂之富强乎痛矣夫陳子之言也皋牢子曰西人之强過於金今日之禍烈於宋吾未知今世之儒士果亦如陳子所云否也今世之才臣果亦如陳子所云否也果如陳子所云則中國何有望矣倘其不然何以二萬萬里之大四百兆人之衆而見侵侮於諸白種者且未有已時也嗚呼陳子生中興甫定之後南北解兵人才之盛爲南渡所首稱然其言若此我知當時之士必有病狂其言而以爲未足信者矣然以今觀之究何如哉究何如哉嗚呼陳子之言不謬矣我又未知陳子之

生於今之論今世之儒士才臣何如也濟矣夫西人之强過於金今日之禍烈於宋觀陳子之言其亦可以鑒矣然我又未知其能鑒不能鑒也雖然以今中國二萬萬里之大四百兆人之衆而甯盡如陳子之所云哉而甯盡如陳子之所云哉

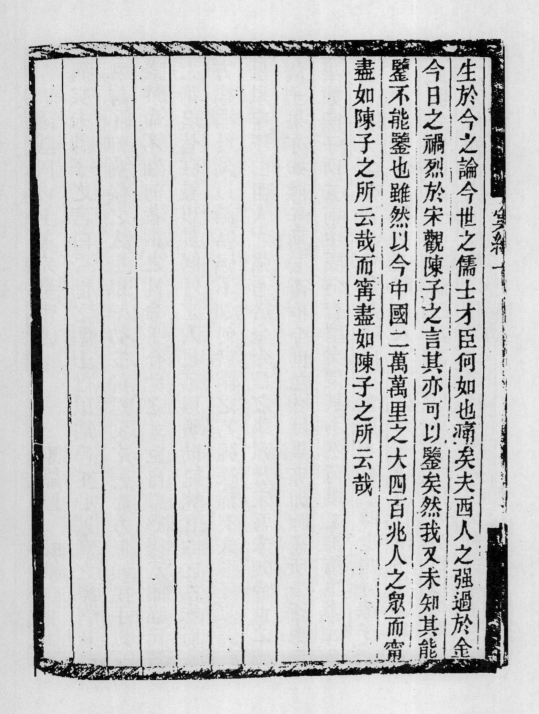

華報合辦議

樂清陳　明撰（院次濟四）

甲午日挫以後中華士大夫哀黃喘白者莫不曰我震旦無人才也我震旦無人才也震旦人才之不振蠹於支那風氣之不開欲開風氣莫若立報於是汪康年梁啟超等遂創時務報矣何廷光康廣仁等遂創知新報矣江標遂創湘學報矣童學琦胡道南遂創經世報矣蔣黼羅振玉遂創農學報矣其他新學實學集成求是暨萃報蒙學諸種莫不接武鴻翔散售赤縣矣烏虖我華自甲午以前瀛海茫茫報章寥寥耳目聾瞽足恥井蛙一經大創各域蠭起其盛矣哉其盛矣哉然皆銳志擴演孤掌獨鳴欲策善後其奚求雨而不先籌乎曷弗一例合辦互相保護互相提倡俾永行不蹶之爲愈乎蓋其善亦甚夥焉鴻溝之劃界域過昭壟斷登望利塗亦隘聯絡一氣臂助益衆彼此各報可互銷售購買既富經費倍裕其善一旗鼓獨整力將綿弱欲廣茲務恐難四溢斯術若

行進退均美意外偶虧資費獲助蹶步入扶其裨匪鮮其善二創報原恉各冀騰銷欲徧販滐須圖飫聞一館孤務粗粹駢羅珠礫兼蓄羣塈將蕪鉅勢既連目可析主政教藝學一握專屬疑神奇項諸業俱華西白分報深諳斯妙風馳飆舉道實根此陰師彼長足臻隆軌其善三獨闢時障半屬志俊音氣未通聞聲虛仰盛事符期勝流鱗萃晉齒相依其詣自厚岌岌中邦沸鼎慮杞別日翼華人羣遂舉其善四一策之設四善畢備彼有心君子亦何不及時而先鞭以爲耶或曰合辦之善吾既猶有所聞矣然則其術當若何陳子曰建報會也宜於一切諸報萃成鉅局所獲肥瘠一例平析每屆歲終各館總理交集一區均挾清冊宜詳列各埠報章售數之多寡一切門目開費之繁簡入會互覽彼獲資之雄者毋事誑匿彼虧本之瑣者毋語極蹶各總理披冊之餘深研詳考務得其實而後相其盈虧公議調劑若有一處各總理可向其豐者酌出干資以補彼歉儻各

報俱盛入款均富亦須按其目數之繁簡共提若干儲爲公費不準私嚥可以備各館他時異項之需可以供別日一切興革之舉此大略耳若其間一切細微周折須俟合辦時方可面議詳章法斯以行其亦奚患半途而輟乎或又曰如子之說是其報售路之不廣者亦不必慮也彼盛者自能有以助之耳執是以論彼盛者亦甯樂與不盛者相合而同辦乎陳子又曰天下之事轉瞬之間變幻萬端豈先時所能逆料哉彼今日其報之不盛者旣獲助於別館亦安知今日之盛者遂永此可自恃其盛而偶無獲助於今日不盛之報者乎況吾所謂酌出千資以補彼歉者乃暫貸之耳俟彼報稍有盛色亦當逐漸繳還略畀子利豈終予之哉豈終予之哉如有貸而無償則彼報之不盛者亦不必另籌經費別館自翼而斯報探囊以假之者亦爲虛捐其利矣豈良法乎豈美意乎豈人情所樂行乎亦其事奚能衆好而成乎夫天下之道羣獨二塗而已獨則形單羣則力厚萃

各館之資費以持報則報無不永合各館之材力以整報則報無不精蔑蔑我華近日各域其俊者亦既師白人之法各學漸多設會矣蓋設會之善盡人咸知彼一切諸業皆思闢良策以蘇積困而闔域各報奚獨不急覓美法俾臻極盛之觀乎苟得吾說而行之勿使離漫則可以補議院之闕可以壯黃人之觀可以明中外之勢可以通上下之氣十年以後我東土儻能於各報中所議一切朝野之利病悉能蕩滌與行其澤我神州豈淺鮮哉然則蒙合辦之說雖瓶管瑣識無裨高深而愚者千慮必有一得亦未始不可爲山海作土壤涓流之助也當拭目而觀其盛矣

醫醫

東甌陳　虬撰

嗚呼。今之死於病者什一。而死於醫者乃什九也。悲矣夫。人以生死予醫。醫以醫死人。予之醫者。誠病矣。醫之病可勝痛哉。可勝痛哉。雖然。吾見人不醫醫之病。而醫不醫者之病也。吾見醫以醫病爲醫。而不以不醫醫爲病也。嗚呼。死人以病。醫能生之。死人以醫直無人不病矣。不死矣。抑病者之身死。而醫者之心死。且不惟醫者之心之死也。卽予之醫者先自死其心也。而何救於身之死哉。何以言之。彼固非能醫者也。然且挾其術以號於衆曰。我醫也。我醫也。我不辨其醫非醫能醫非能醫。且從而信之。而告之以其病曰。彼醫也。彼醫也。病且死矣。而旁之人之絕不知醫者。亦不辨其醫非醫能醫非能醫。乃從而解之釋之附會之。不咎醫而咎病。曰。是醫也。是醫也。嗚呼。腑臟不語。委百年於庸夫。軒歧無靈。乃殺人而不恤。悲矣夫。衆聾盈廷。羣盲當道。吾知雖有師曠之耳。離朱之目亦無所用其聰用其明矣況安知彼不自聰其聰而謂師曠之不聰彼不自明其明而謂離朱之不明也且安知人不亦以師曠爲不聰而相與聽彼之不聽也不亦以離朱爲不明而相與明彼之不明也嗚呼我其如彼何哉我其如彼何哉雖然爲師曠離朱者亦既有其聰矣明矣其盡少徃試焉其或有一二求聰求明者因而歸焉又安知不能轉不聽者而爲聰轉不明者而爲明歟夫果能轉不聽而爲聰轉不明而爲明則師曠乃真聰矣則離朱乃真明矣嗚呼此亦存乎今之醫醫者矣

化分化合說　樂清高炳麟撰　院次道二十三

塵塵六洲莽莽終古靜凝動流萬涂競茁一漲一縮一寒一熱輕養升降力心向離孰主張是孰綱維是天不能爭人不及謀其氣化之謂耶夫星地相吸乃成世界動植相錯乃成物類起點於微積體必鉅熱力併發鎔化倍速引而爲光激而爲聲揚而爲形存而爲質顧其質之成也不出定流二種定質能分流質能合積萬爲一化一爲萬各以愛力相攝相離大約物類之同者愛力弱其異者愛力强此分合之未能一律者也西方通人測地球之原質區爲六十四種有遲與別質化者有必須相助之質而後化者有用數分消化一分而不合者有既合而不能分者有能和合而不能化合者凡此者皆由攝愛力方與能勝攝愛力之物大小有差是故積六十四原質爲人爲物爲山川爲風雲雷雨而聚一地球積八地球而爲八星與日月恆星互相吸引驅散於太空中其變化

分合之理殆皆出於自然而各有向心力離心力以運之轉之鼓盪而彌縫之異矣哉太虛無形造物無朕孰知其所自始而豈無始耶孰知其所自終而豈無終耶惟王者之造民也亦然書曰惟天聰明惟聖時憲王者代天宣化將以一千八百屬爲原質乎其百爾之宣德人圭之愛力也其屏藩之拱衛攝黃民之力而俾之相愛也其四夷之不同俗五洲之不同種則有勝而離之而愛力之不足也惟愛力不同故分合之勢亦因之而異中國者黃帝五千年來神聖接軌禮樂衣冠之國也周姬之末愛力衰而分爲六國嬴氏起而合之東漢之季愛力衰而分爲三國司馬氏起而合之胡羯肇亂南兆界絕不通隋有愛力能合之宋之愛力勝五代元之愛力勝宋金比及　聖清政由一統而愛力獨大於地球各國雍乾之盛異才響臻陸讋水慄威靈加歐洲北部可謂盛已歐洲愛力莫大於法之拿坡崙而愛烈珊德繼之於是南帝北帝

之號分華盛頓起以愛力鬪美洲一境而墨西哥秘魯繼之於是君主民主之局分中國愛力之衰始於道光末葉海禁大開異族鷹至前後數十年間西挫於英南淪於法東辱於日北逼於俄四國敵立內外無援譬之眢井地窖風氣不通炭氣得而窒之嗚呼黑白棕赤竝黃而峙三種呿吁逐白委靡哀哀黃人尤白所忌塊然獨存其幾何時乃不自惜其愛力飲酖毒而若甘吾恐金行强族方將日夜磨牙吮血骎骎乎有瓜分中國之勢矣雖有磁石不能吸鐵雖有硫硐不能熄火嗚呼殆天不欲存中國耶抑地球之運由東而趨西變化分合之理固亦出於自然而非人力所能爲耶雖然天定勝人人定亦勝天昔周太史儋見獻公曰周故與秦合而別別五百歲復合合七十七歲而霸王出而始皇適應之亞州固神明之遺胄也有能脩興亞之會者動力所生全球應之勢度愈增化合愈速以天地爲爐以造物爲工以陰陽爲炭以萬物

爲銅化紅黑白教之種爲黃人化耶穌天方之教爲聖學合者分之分者合之吾知黃帝五千年後中國必有大一統之主出而崇第如周太史所云霸王巳哉

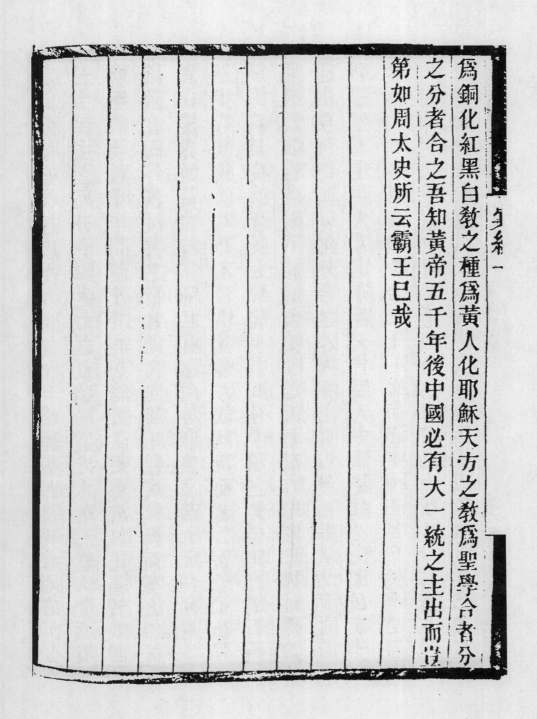

國恥足以興論

樂清葉麟風撰　院次道十五

五千年教化文明甲地球最古之國日羸弱而幾於蹎政疲民頓厥病曰痿夫地非不闢矣民非不繁矣官吏盈於庭軍實充其額商旅達五洲客西南洋而處者何啻數百萬輩而學校林立縫掖實其中朝廷歲一大縣補生徒近百人中者四五十人小者亦二三十人每歲取天下之士且逾萬數烏虖誰實爲之而官有職不修民有業不勤商有務不講工有藝不勸兵有律不肅吏有法不循白人崛起百餘年環瀛海而逼處磨牙吮血耽耽躬臥側而欲噬哀哀我夏奴居而僕視野伏而林竄伺其喜怒爲懼悅修武備習水陸軍踵其智以相師逾二十祀無一人起而與競此吾震旦開闢以來未有之大恥也夫顱圓趾方戴履同也官五賦四運動均也而一聰一聾一明一盲一强一羸豈我心思材力貳諸人耶抑治之者懵於道耶夫以四千三百萬方里之土地四百兆之人

民不早奮發圖自强迺隨俗雅化溺舊而醉常香港之役英人首難法踵於南俄襲於北而東方小國瞷其隙而示之武遂乃割膏腴以飽敵捐帑藏以彌侮蓋至甲午之歲而我國益不可爲矣烏虖不亦恥哉然吾聞之殷憂啟聖多難興邦疢疾者智慧之根憂患者生全之券震風暴雨而知室廬之壞圮宜葺也駭浪驚濤而知舵檝之朽脆難恃也亡羊補牢未爲晚前車覆轍後之鑒中原雖乏人豈遂無一術焉足以提其覺而箴其弱且吾嘗鏡之古矣昔者勾踐之敗於吳而山棲也詘社稷之靈而童僕迺昕夕進而謀其臣種蠡臥薪而嘗膽冀得當一雪會稽恥謀之二十年卒沼吳而屋厥社又嘗繩之今矣普法之鬭法幾蹶而不救地扼其吭勢居其隍迺爲城下之盟輸福蘭格五千兆割奥斯鹿林兩省創鉅痛深諸法人瞋目語難筆厥圖以示元元蓋激其恥作其氣也迺不十祀而法之强越疇昔日本跧伏海嶋幕府專政諸藩力征

覆其師俄英美三國宗社岌岌乎其墟明治發憤爲雄起弱舉痿弼成維新不三十祀而剪攘我琉球撓擾我朝鮮蕩搖我遼東震我畿輔殘我邊疆卒迺噬臺灣以自肥雄海上立一幟而與歐人角烏虖帝天下者苟充厥恥心動厥懼心生厥霸心何敵之足患而禍之足羞記曰國恥足以興蓋言恥之爲用大也彼泰西日本之强與中原之弱在能恥不能恥之間耳今夫耽於嬉而憪不知難者必髫齔之無識也沉於弱而畏不能行者必麻木之積疾也故當其無事也沉痼痿痺之徒相與環而守之鞏門戶而固鐍鑰亦可以無事矣大盜伺其旁傾橐囊倒筐篋而出之則非大有力者不能爭嗟乎庸夫高枕聖哲馳騖爲今之計其亦可知所興矣然則今日之修鐵路設船政講造製廣學堂亦知蘊其恥而礪之矣曰中國之恥非徒兵之不强器之不備利之不興而新學之不昌也其患首在無人材人材者萬世天下藥人無恥之大較也使爲

國家者鼓其雄勇奮然爭自立剔舉朝之積蠹起萬載之沈痾綜覈名實整齊而畫一鑰二千年考據詞章鑠積蝕神之蠱庶幾哉轉圜之間砭聾而爲聽銛盲而爲明鍼羸而爲強則北可以障俄人西可以角歐土東可以扼美洲吞日本而亞細亞起矣夫震旦之不振豈伊一朝夕始哉上道光戊戌歷庚申甲申而下甲午強鄰環眈事變百幻飲媿含詬者蓋六十其祀魁儒磊士毅然以變法號天下者其人未爲徵也　朝廷開總署以寄厥司璜璜新政亦既更而張之矣而不免於今日烏虖療疾者不洞厥病根迺張皇焉而鍼厥標砭厥末其何能瘳譬若木乎本之既撥而曰灌溉其枝葉以求實之茂華之秀豈不傎哉悲夫此震旦之不免病而痿也夫與其恥痿而諱之則盍於藥痿之方少留意矣

丁酉利濟學堂報利濟文課卷四目錄

彙編

丁酉利濟學堂報利濟文課卷五目錄

彙編 一

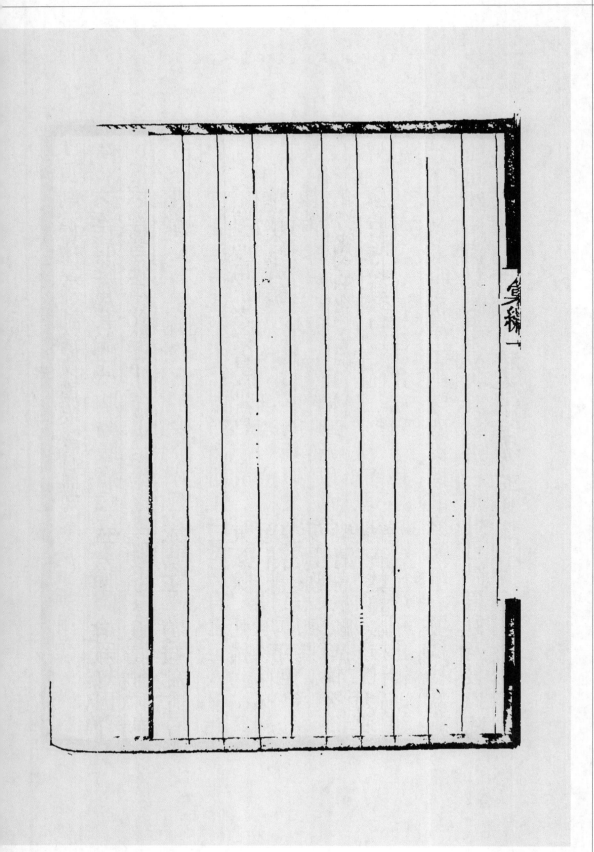

儒士林永馨吸煙致病診脉而知案驗　戊寅仲夏

林永馨許小岳妻弟也患胸膈脹痛噫氣不除醫治罔效因介小岳求醫脉之左關結而右寸促餘皆弦細予以病輕而脉異常疑爲過吸鴉片所致然年少姣好絕不類嗜煙者果巖詢不承予以病無指名辭不寫方乃潛語予曰是誠有之但人無知者不識先生何以知之予曰常人呼吸和平故藏腑無病吸煙之人吸多呼少手忙目眩肝肺易以受病吾驗之屢矣但微秒之間可意會而不可以言傳耳乃以百合一兩浸透絞取濃汁復取烏藥和汁磨取一錢五分微煎取服三劑而愈閱二月渠家知其吸煙成癮塞戶令戒驟變寒厥始則得煙稍止繼則雖煙不愈乃飛舟相請至則牙關緊閉肢厥微汗六脉依稀欲絕唯足趺陽尚見長滑急灸其氣海三十壯目睛畧動乃投以陶

節菴回陽救急湯（六君加桂附乾薑五味）而另以蜜製粟殼一兩先煎代水煎成入麝香四釐冲服隨藥而甦復取原方去麝香守服二劑而吸煙食粥如常人矣繼以溫補之劑調理半月而愈西醫於尋常之症輒入鴉片少許以爲引導蓋鴉片之性旁通曲達無微不至故取效視他藥獨捷顧其法雖不可狃然治吸煙成癮之人亦當以此意消息其間也

儒士項條甫尊閭傷暑誤藥垂死奇驗因示用藥之法　戊寅季夏

項條甫尊閭傷暑服寒涼之藥過多變成痙厥醫投以至寶清心等丸隨投隨轉但過時依然復厥至是已二日不省人事矣羣醫相議以爲寒厥耶何屢投至寶等而效以爲熱厥耶何再投而不應則皆技窮告退乃始危急求醫予入脉之寸伏尺濡兩關左結右滑而無神因詢之曰比來有所驚否曰有之素嗜生冷之物否曰入夏以來食瓜果頗多得毋是耶曰得之矣此易治耳病惜兩尺濡弱不任吐劑否則瓜蒂散可借用也病蓋得之傷暑而患積冷中氣既虛復施以寒涼之劑陽氣被鬱過甚故變成痙厥寸伏者痰閉上焦也尺濡者傷暑之脉本然也兩關結滑者驚則氣結而積冷困脾也於是以高麗一錢甜附

片六分鬱金八分茯苓二錢當歸四分乾薑一分桂枝尖四分當門子一分親煮以進初進四茶匙微覺喉間作嚮繼進三茶匙而漉漉有聲矣再進以二茶匙而舌和目張荷荷索粥矣旋飲以粥飲半甌而命藥前藥前藥本非治暑正方乃救誤之劑故服藥之法逐次而減蓋病在上焦恐頓服而過病所反傷中下二焦也其用當門子者非僅取其開竅實兼以之解瓜果之毒也乃再制一方以郁李仁一兩當歸一錢白芍三錢續隨子二錢五分蔞皮二錢香附一錢竹茹二錢生東洋一錢五分杵散入煎其妻舅某亦馳名醫也見而疑之曰大病初痊安可再泄以耗其氣予曰病係痰閉成厥故以投至寶等而效其旋開旋閉者已聚之痰不能復化爲津雖暫時得解終無出路故也後再投至寶而不應者暑已傷氣復屢投以辛開耗氣之丸藥

中氣虛而不能運藥故投劑而不能應也今上焦雖開而痰固依然在也不隨此時決之下奪恐再厥難爲力也某稱善投劑而大便下緣痰升許驚氣入肝之言果驗乃改投輕清解暑之劑如絲瓜葉扁豆花等藥正治之法蓋外感之邪未入腑者終當從外解也投藥三劑全愈

叢書五

友人蔣子渭尊政癲證治法 戊寅孟秋

蔣子渭尊政患癲疾醫治罔效求診於余脈之兩手均見弦滑左寸長出魚際日夜不寐天明時尤覺煩躁不甯乃告之曰病由謀慮不遂所致蓋所思不遂則鬱而成怒心主思而肝主怒藏氣既虛邪因入而與之併所謂重陰者癲也天明者寅卯肝木王時也肝爲風木之藏木盛則剋土土病則聚液而成痰風生則火發火發則乘心而妄語故脈見弦滑而長也投以大劑溫膽湯加郁李仁四錢治之五劑而病減乃改投清心平肝泄火化痰之劑以牛黃一分膽星五分天竺黃二錢生白芍五錢湖丹皮一錢青黛一錢浮海石三錢鬱金八分竹茹鮮用一兩先煎代水三劑而愈繼以硃砂安神丸日五錢二旬後接吞六味丸數觔遂不復發凡癲癇之疾皆由痰火凝阻而起故治法

當以清火滌痰爲主。俟痰涎淨甚。方可徐施以安神斂魂之品。世醫先後倒置。往往補住痰涎。使神明硋隔而不能復歸其舍。永成痼疾。豈不重可惜哉。

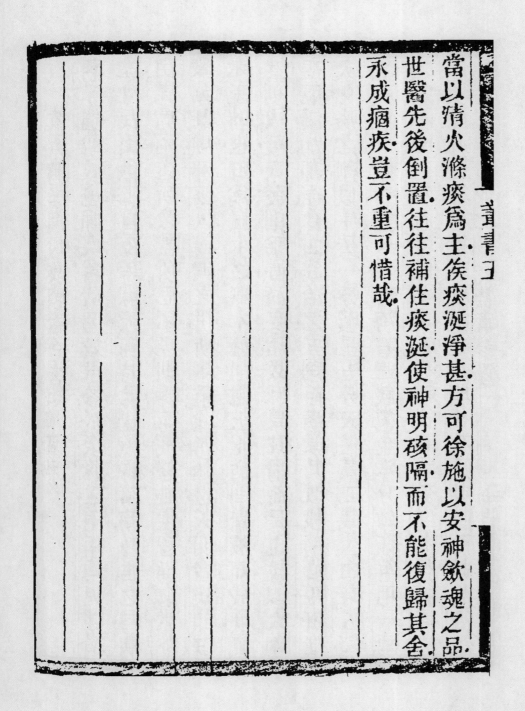

董田陳銀浩飲證變法治愈案戊寅孟冬

陳銀浩患飲症欬逆依息吐涎沫渴欲飲水六脈微弦面目黎黑乃告之曰此名支飲在金匱中原有葶藶大棗瀉肺湯但原方峻烈不敢輕投因改用清金利水之劑七劑而病如故不得已仍用瀉肺湯四劑而精神果覺委頓所下微水而已因思內經稱咳嗽之原不外聚於胃關於肺六字今徒清其上流而不急固其隄防無怪乎病仍不解也仲聖治飲之方皆聚在金匱本門宜可選而用也遂改投桂苓朮甘湯十劑而病仍依然乃伏而嘆曰對症而方不應仲景其欺我哉繼而思人身積飲既久自必中寒湯劑入腹如燃束薪而投巨缸不過數沸而氣已過矣乃即本方而以薑汁泛作丸劑令日三服每服四錢食後仍以湯方煎送俾腸中常有藥氣且湯丸並用則湯得丸而氣

叢書五

常瑑丸得湯而力益猛十五日而知遂令早服桂苓朮甘丸晚服腎氣丸皆以本方煎送三月而全愈計服丸藥十餘觔湯劑二百劑飲症之難如此但面目黎黑逾時未退一日臨流把玩忽有所得因悟河洲淺薄之處突遭潦水充漲中流固自清澈可鑒而四圍迴薄當必有陳莖積垢膠瘀而不能徑去者今水勢雖平而藏府之間定有停飲宿水鬱久而瘀者附麗於經絡紆迴曲折之所故榮衛不暢而面目黎黑也因定一方以浮海石六錢爲君此物本水氣所結且味微鹹而能輭堅故取以爲君取同氣相應也臣以葶藶五分甘遂末五分茯苓二錢郁李仁八分細辛三分乾薑三分而再以木通防已各五分爲佐而另用竹瀝半匙爲使蓋防已取用在下之根性自下而上從內而外木通取用在上之莖性自上而下自外而內實欲合上下

內外四圍而一鼓下之也再服而澼澼有聲宿垢始盡逾月來城則面紅如醉非復從前黎黑矣

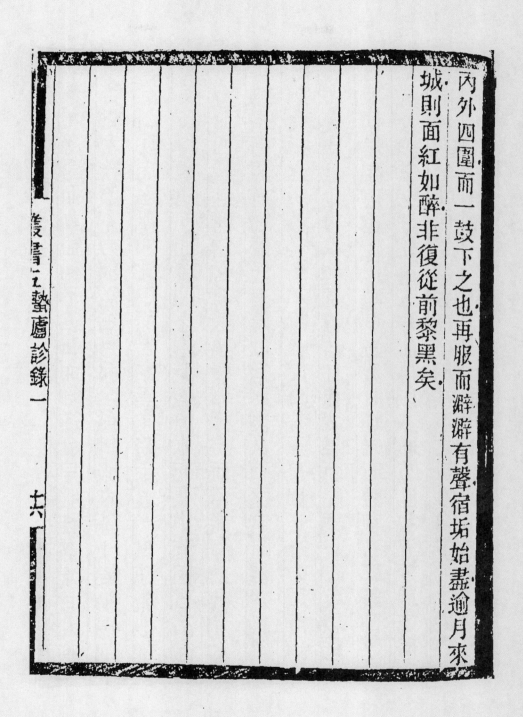

叢書[illegible]

吳孝廉某誤服石膏停飲用藥尅制法　戊寅仲冬

吳孝廉某素頗知醫，患齒齦腫痛，自服生石膏七碗，趨變停飲，改服桂附不效，因來求醫。診脉兩寸左關均見弦滑，唯右關微濇，尺部輭弱。因告之曰：停飲治法，在仲景書中，不外苓桂朮甘湯、木防已湯、葶藶大棗瀉肺湯等劑，大抵以化氣瀉氣爲治。蓋氣停則飲停，故或溫以消之，辛以散之，皆正治法也。唯於此症，則此等法皆不可施。此症之起，由於誤服石膏所致。石膏甘寒而微具膠性，故有膏名，丹竈家用以封固鑪頭，近人用以收作豆腐，皆取其膠性也。所以仲景方中皆以綿裹煎。今既服七碗之多，則腸胃之間當必有粘着不下者，故脉右關覺濇也。況大便不爽，又其確証矣。弦滑者，飲脉也。腸胃錮閉而格飲於上，法當溫通腸胃，使二便通調，則上流自清。倣古毫無成法可遵，唯局方載有半硫丸一方本治老人冷秘今當取以借治此症蓋欲藉硫黃辛熱之品以制石膏之甘寒而復取半夏之辛散水邪實爲標本同治此方疑有神助服之當有驗也果旬日而愈後以取謝大相詬厲誌此以爲負謝者戒空心以薑湯下二十丸丸如梧子大

蟄廬診錄卷一目錄

社友許小岳傷寒兩感治驗 丙子孟冬

上舍黃叔頌令政驗案詳言產後服薑湯飲之害 丁丑仲冬

許芳蓀直中厥陰證驗并明厥陰治法 丁丑仲冬

儒士賈楚玉尊政逆經結瘕奇證驗案 戊寅孟夏

舅氏邱壽阜熱證治案因明酒客感病之理 戊寅孟夏

儒士林永馨吸煙致病診脈而知案驗 戊寅仲夏

儒士項條甫尊閫傷暑誤藥垂死奇驗因示用藥之法 戊寅季夏

友人蔣子渭尊政癲證治法 戊寅孟秋

蓮田陳銀浩飲證變法治愈案 戊寅孟冬

吳孝廉某誤服石膏停飲用藥勉制法戊寅仲冬

蟄廬診錄卷二目錄

蟄廬診錄卷二

東甌陳　虬志三著

楊剃匠某夫婦同患瘟疫攻補異治法 己卯季春

楊剃匠某患瘟疫旬日不解妻亦繼病家貧店小穢氣觸人戚好無過問者恃鄰誼求診予入脉之見夫婦同卧一床呻吟之聲慘不忍聞證皆身熱口渴神昏妄語齒垢唇乾舌燥黑而有斷紋腹皆痛而拒按雖患症均同而診脉夫則沉實有力妻雖實而按之如石疑其眞藏脉見但不審腹疼何以亦能拒按因問之曰比有所食否曰曾食番茹絲遂爾腹痛曰是矣此一虛一實證也夫宜攻而妻則宜補或問故乃語之曰腹痛拒按者一邪聚一食積也妄語者實則譫語虛則鄭聲也身熱口渴齒垢唇乾舌黑而紋裂者一則邪火盛而陰傷法當攻邪所謂去邪所以保正也一則眞陰虧而火亢法當養陰所謂養正所以逐邪也但陰虛之人齒雖

垢而舌多光而無苔今黑裂而仍斷爲陰虛者以飲食不潔積垢所成上雖有苔而根自鮮紅前曾挖視也乃以大劑承氣湯授其夫三下之始作戰汗而解蓋裏氣得和而外邪自解也妻則投以吳氏增液湯麥冬生地元參加枳實一錢五分麥芽一錢石斛一錢西洋八分養胃化食一劑而得下痛愈乃改投吳氏加減復脉湯仍加東洋六劑而各候均愈唯身熱未除乃於前方加桂枝六分八乳拌生芪錢半羚羊錢半再劑得微汗而解蓋營衛和而汗自出也凡外邪自外入者終當從汗而解醫者不可不知世醫於邪正攻補之機茫無分曉特詳繹之蓋治病必求其本本者何致病之本也病由邪盛而致則去邪所以保正雖正氣素虛但求其猶可一戰者便可放膽攻之蓋邪一日不去則正一日不復盜賊蜂起而猶欲施弦歌俎豆之化未有不養虎貽患者也病由正虛而致則養正即以逐邪雖邪氣尚盛但求其的係失補者便當放膽補之蓋

正一日不復則邪一日不去饑饉荐臻而猶欲行征誅放伐之事未有不絕糧僨事者也冒昧之徒各守其一偏之法以應無窮之病其偶有中者則援爲定法而於其所不效者則諉爲他人妄補妄攻之故豈知其病不知本所致哉不然何以河間戴人之書有攻無補長洲景岳之案攻少補多亦可以知其偏矣世醫慕其長而忘其偏其不至於夭人長命者幾希矣世有好學深思之士於四家之書勾稽互考究其指歸於患病之家庶有濟乎予實跂予望之

上海顧縫匠之婦奔豚病以奇方得效案　己卯季夏

上海東門顧縫匠之婦春間傷風以幼子自床墜地受驚旋病奔豚氣從少腹上衝腹疼寒熱月常數發至秋未愈時予薄遊白下僑寓彼都因求一診六脈皆見浮弦因語之曰奔豚症不離肝腎二經其偏於水分者病多屬腎仲景常以苓桂朮甘湯主之其偏

於氣分者病多屬肝仲景常以奔豚湯主之症臍下不悸咽喉無病且寒熱往來脈雖弦而浮顯係厥陰氣逆無疑則奔豚湯似屬對症之方何以前醫屢服不效或治尚未得其本歟因思病由驚得而驚氣入肝故經云東方肝木其病發驚駭即仲師亦明言奔豚病皆從驚恐得之但世醫知於仲景方中求法不知於仲景法外覓方秘有不效輒疑古方不可以治今病豈長沙公勤求古訓意哉或謂古今異宜方藥亦多隨時而變詎知果如所論則當疑古人不宜先有今病不必疑今病之不可治以古方也果其病情適肖自然效如桴鼓其有不效者仍是病與古異蓋古人著書不過言其大綱至幾微曲折之處楮墨不能罄也待人自悟而已所謂神而明之存乎其人後人不自咎其聰之不至輒疑方之少效不亦傎哉如此病既由驚起則專意治驚餘症自當迎刃而解不必拘拘於奔豚門中求方也方以鑿頭英八錢濃煎頓服覆杯而

愈蓋此物皆堅木所爲得金氣最多以木治木取同氣相求也金性能尅木故木氣自斂金重能鎮驚故驚氣自平且用時勢皆自上而下故歷久而英下垂況英纖如筋當善降逆入絡一物而製木鎮驚降逆入絡四善咸備故用之而應手取效錄此以俟用奇方者隅反焉

上海某婦三年鼓脹治驗 己卯季夏

上海某婦以不得於其夫有柏舟之慨因病鼓脹已三年矣申江醫者稱陳曲江朱滋仁爲最二人所定之案後醫輒不敢翻然二人醫亦不甚分門戶唯此症則陳以爲宜補朱以爲宜攻但投劑初皆少效旋即增脹故因循三載未得治法予脈之寸尺均見結轄唯兩關纍纍如循薏苡而面色晦滯頭低語遲嗒然若喪乃斷之曰病係積鬱所致初以氣結而血凝繼以血瘀而氣泛於是鼓脹成矣蓋氣血猶夫婦也氣以血爲妻今榮血既虧無以涵攝衛

氣而氣亦遂如蕩子不歸僑寓外宅任情飄蕩故氣外結而爲鼓法當於養血之中加以納氣之品蓋此氣宜調不宜補宜疏不宜攻妄補妄攻皆宋人之揠苗也擬大劑逍遙散倍當歸加丹皮治之五劑而病減十劑而脹愈過半蓋六月上旬事也予旋以事至金陵因命守服一月迨七月初旬客有自海上過金陵者問之則已步履自如潔妝赴席嬉笑如常人矣

杭垣陸家小兒寒熱飧泄治驗　己卯孟秋

己卯秋試寓杭城廣興巷陸家陸本世族庚申之亂舉家殉難近唯一子一孫孫方三歲病飧泄寒熱年餘因乞醫治面色㿠白目青手魚絡脈粗大檢視前方皆補脾利水之劑予諦視良久曰此兒病本不重醫重之耳久風成飧泄實指此病而言蓋風氣通乎肝肝風內煽而尅脾土故寒熱飧泄面白目青而絡脈粗大也醫誤爲脾虛作泄强行補濇風氣愈不得上升所以經年不解也若

果脾虛作泄斷無三齡嬰孩而能經歲不死者法當疏肝散風可立愈也乃以麻黃一錢先煎去上沫再入北防風六分歸身三分川芎二分甘菊三分白朮六分升麻三分共作一劑煎服而飧泄頓愈乃於前方去麻黃升麻而加生芪七分酒炒芍六分得微汗而寒熱亦止

杭城樂司房室人停經誤胎案驗己卯仲秋

樂司房石友室人經停三月小腹脹大杭城醫者投以試胎藥腹中輒動於是諸醫皆注意養胎而脹滿日加遂漸不思食矣時予適應試在省慕名求醫診脈兩尺遲濇左寸關弦長上出魚際右關沉結無神沉思良久而告之曰陰陽別論曰陰搏陽別謂之有子王啟玄註陰謂尺中也搏謂搏觸於手也尺脈搏擊與寸脈殊別陽氣挺然則爲有妊之兆平人氣象篇亦曰少陰脈動甚者妊子也雖各家解少陰爲心脈而全元起古注原作足少陰解今兩

尺遲濇。法爲虛寒血少。其非胎脈。灼然無疑。但每投試胎藥。何以輒驗。此事正自費解。向所以孤疑不決者。端爲此耳。近思巢氏病源候論。稱癥瘕之病。不動者直名爲癥。若病雖有結瘕而可推移者。名爲癥瘕。按癥瘕之起。皆因氣血凝阻。而試胎之藥。不外破氣活血。故每投輒應。既知確非胎脈。則據脈論症。當係憂思損脾。鬱怒傷肝所致。未悉果否。曰。身唯一子。垂長而夭。憂思容或有之。若鬱怒則無也。予以左關弦出魚際。顯有別故。今既症無確據。向未草率疏方。乃橐筆而迴。迨予歸寓。則一老嫗已在寓許久矣。曰。先生眞名醫也。五月樂師爺新置一妾。樂奶奶在家已嚷吵百餘遭。病當由此。因乞施劑。遂授以大劑逍遙散。四服而弦脈少減。乃再以當歸四錢。川芎二錢。白芍三錢。牛膝二錢。桃仁五錢。肉桂三分。川連五分。醋炒錦紋四錢。下瘀血如猪肝色。而反腹痛異常。蓋瘀血方行也。仍取原方半劑。而加青皮五分。以下盡瘀血爲度。於是

胃開思食非復從前之脹滿命服歸脾湯十五劑而望後旋報信水來矣

庠士周小苓內傷感暑治案　己卯仲秋

周小苓赴省應試夜宿逆邸感夢而遺次日又傷暑熱自飲火酒數杯不解醫誤以香燥發汗之劑重竭其陰身遂大熱比至省急延予入診則體若燔炭骨瘦如柴兩目烱烱如喪神守診脈兩手空數左尺尤甚但重按至骨兩尺尚有一縷神氣如晴絲之嫋於太空知尺脈猶屬有根乃告之曰病由內傷而致外感法當養陰所謂補正所以托邪也今脈雖惡而尚不至犯病雖重可藥而愈也擬大劑生脈散加阿膠三錢龜膠三錢蓋以暑熱傷肺氣夢遺傷腎精燥藥耗心之液火酒動肝之陽故以生脈補心肺而加二膠以養肝腎也五劑而知乃改投滋腎疎肝之劑以東洋二錢元武膠三錢阿膠二錢大生地七錢連心冬八錢羚羊一錢鼈甲二

錢當歸三分十劑而熱退但身出白疹甚多此陰液已足托邪外出但陽氣衰微無力運送故着而爲痦因擬東洋二錢茯苓三錢苡米三錢淮山三錢桂枝三分阿膠三錢製草一錢羚羊一錢四劑而退復以鎮心歛神之劑善其後約二月餘始覺平復凡診虛損及危急之證脈當候至五十動以外覺小有變即當明告以故否則一時暴脫易被無識姍笑

五弟叔和場後患熱證純以重劑補痊治述（己卯季秋）

己卯秋試場後十八日五弟叔和在省偶患時熱頭疼而體溫脈皆浮濡飲以吳氏銀翹散啜半覺愈遂徹後服次早寓友招予遊吳山弟亦隨往至則腳重頭暈若不自支遂早時先回歸則熱復作次早出江頭未刻開船入夜身遂大熱舌光口渴咬牙譫語喃喃皆場屋語脈亦數實時行篋中獨少犀角任其炎鑠而已比廿三至蘭溪則已神昏妄語瘛厥諸惡候迭見矣連日舟車倥傯不

能猛意用藥僅得與病浮沉廿八晚至縉雲適天晴酷熱口愈大渴腹痛燥滿熱懣異常因以大承氣下之大便下如膠漆甚多而奇臭內熱少減廿九上篷時值陰雨病熱略輕呻吟之聲猶與欬乃相互答未刻至厦河換一小舟飛駛前行九月初一午刻至青田口復大渴舌焦而短睛停搦搐危急之候不堪名狀急起入城市肆缺藥遂以生地五兩連心麥冬三兩竹葉兩半元參二兩大青八錢竹茹六錢濃煎三大樽恣飲過半色澤始微有潤意初二到郡隨覓小舟於申刻回舍回家數日接服養心和肝之劑覺脈漸見浮數而駛疑其作戰乃再加以搜邪之品如鼈甲桑葉羚羊菊花之類再劑而左耳後側結一核蓋邪已得提外出也初七喉間覺痰聲漉漉知邪氣挾痰而行乃改投化氣行水之劑以生牡蠣一兩龍骨茯苓各四錢桂心五分製草一錢再服而痰愈初九早起四肢微厥睛停不語瞳人散大欲脫乃急以高麗一錢益智

一錢附子二分桂心一分棗仁遠志各六分九節菖蒲二分茯神錢半製草四分連進四劑而目動光斂厥回能語始改用大劑以東洋五錢製芪八錢茯神三錢薑炭一錢歸身一錢蒸朮三錢甘菊製草各一錢蓋場屋勞神心陽被耗今陰液既足陽氣愈見衰微斯時一綫之陽正在將脫未脫之際當先以溫通宣補小劑招納微陽俟心陽歸舍方可施以重劑若先時誤施重藥厥慮有二一則心藏空虛復濟以熱劑恐宮城有自焚之患一則心陽既已外爍猝得補火之品未免橫飛旁肆重致口糜舌爛之災此實宣納心陽之要旨也服補托劑將近旬日身熱譫語漸愈但耳後終未潰散乃加防風柴胡各八分羌活四分角刺七分和前藥中二劑而十五日大便溏泄數次皆黑如敗醬下後神氣昏倦繼於前方中去風藥加鹿膠二錢大熟地四錢淡附片一錢另以淮山四錢杵粉和服十六日泄止而腫處竟皮皺大軟囑瘍醫以鈹鍼鍼

入五分膿隨鍼出乃以養陰護陽活血清火之藥相間而服十月
朔結喉旁又結一核視前略小仍如前調理十三日鍼而始潰月
晦二處始結疤痕調息三月餘始步履如常八此證自九月初七
以前計服冬地元參三味約五觔餘後則服東洋茋朮亦不下四
觔餘衆口嘵嘵或議陰藥過劑致成頤腫或議投補太蚤致頤毒
疊出其實皆非探本之論也此病由於試務勞心所致故終日刺
刺皆舉業事內傷之基已伏初起證本極輕若得銀翹散終劑自
當霍然乃餘邪未盡旋卽鼓勇登山以致熱邪乘虛而陷故不二
日而卽上竄心胞然斯時若得大劑犀角地黃湯亦不難一鼓而
下失此不治則如晉之懷愍宋之徽欽君主失職宮城被焚而寇
氛四竄於是海內遂無一安土矣耳後結毒者凡時邪乘虛內陷
摠俟液足始能托邪外出或從戰汗而解或發結毒而解此實定
法非誤藥也況冬地之誤神必先明而卽昏便必始堅而後溏甚

則滑泄不禁。吾見亦多矣。從未有陰柔滯邪之品。而反能引邪外出者。況此證便溏一夜。已在服陽藥旬日之後。其實致溏之故。別有機竅。試約言其旨。蓋毒氣過盛。反擁窒而不能外達。猝得風藥鼓其氣機。故得下而腫處反皮暈而光輭。蓋裏氣得通。邪氣始能外達。此理人尠知者。費建中頗窺此義。用以著救偏瑣言。遂誠獨得之祕。若謂時毒連出。輒疑過補。亦屬一貉之見。不知足少陽之脉下耳後。下加頰車而循喉嚨。餘邪未盡。故上行極而下也。其後純用陽藥者。蓋陰虛之人陽氣雖虧。不見其少。迨陰液得補而足。而些少之陽。不足以運之。於是寒中之症蜂起矣。況潰瘍之後。郎壯盛者易變虛寒。況其爲臥床久病者哉。衆皆稱善。因筆之以俟海內方家正之。

家慈邱太孺人兩病急證出奇治愈案 己卯孟冬

家慈邱太孺人以五月卧床未起。晝夜焦勞。月餘失寐。自覺咽齶緊小而微燥痛脉皆虛數予以素性肝躁又値連日不寐斷爲肝腎陰虛投以滋陰之劑如龜板膠地等七劑而咽痛依然膈間反增痰涎予初亦不解一日姨母來視問曰姊夏間患咽乾尙未愈耶始知六月予兄弟赴省試後已有此患但不似今之劇前太孺人倉卒不及備告耳乃曰此證已得治法可勿以常例拘也遂以大熟地三兩甘杞子一兩巴戟天五錢五味八分濃煎頓服之一劑知二劑已三劑全愈家人問故乃曉之曰前以病起近日陰虧未久故投以尋常輕劑其得藥而痰聚者膠冬膩補之物得火則蒸而成痰蓋些少陰藥以之補下焦之虛則不足以之助膈上之痰則有餘始則得藥而痰覺愈多繼則因痰而藥愈難達故取熟地杞子之甘而多液者以塡補腎精而又恐上焦之逆而爲痰也又取巴戟增志溫肝之品爲化痰降氣之用蓋是證之痰由火升而致故但與溫納坎陽則痰自降不得誤施桔半燥烈等味且得

五味之微酸又爲甘酸化陰法。頓服者。取直達下焦也。古人七方原首大方。今人皆畏不敢用。近唯張景岳陳遠公尚有其遺法。然須審證精確。若藥不中竅。禍亦烈焉。愈後未匝月。突患癃秘。因檢方治之。殊未效。一日午飯見案有梅漿。遂詢所自。則以太孺人苦無別蔬。食此已旬餘矣。予以太孺人肝氣素盛。常勸令斷止酸味。家人不知其能致病。故背予而私食之。予曰經云酸味令人癃病。正由此。解其物性。病當自已。因思梅實色青。酸味極重。所以周秦以前。常以梅代醋。且先春而花。秉木氣最厚。故味酸而性熱。冬瓜稟秋金之氣而成。色白而味淡。金能剋木。淡可解酸。宜可以製梅漿。恣意飲之。當有驗也。果服三日而愈。或問秋時所成之物。色白味淡者甚多。何以專取冬瓜。予曰。此間亦正不可少。蓋治病者。當審其寒熱虛實。的屬何經何府何藏。而後求入經入府入藏之藥以治之。不得曰寒者熱之。虛者補之。籠統瞎治已也。冬瓜仁。古方取其利水故冬瓜能愈此疾若因食梅而致咳逆則病在肺經當取白柿治之冬瓜卽不中病徒有滑脫之慮矣誠能由此隅反則頭頭是道無一非藥籠中物也太孺人素不信方藥見予談醫卽嚬蹙曰柰何舍正業不務而欲效江湖術士之所爲耶至是始信乃曰若後藥眞仙丹也藥能愈病至今始信兒可善爲之以甦蒼生虬謹諾而不敢忘記曰爲人子者不可不知醫厥有旨哉

荆室張孺人關格治驗因詳論關格脉因證治大法己卯仲冬

荆室張孺人秋後入夜發熱月餘甚或日間亦面熱如醉微勞輒喘假寐則悸時予家十餘人唯予粗礩健餘無不染疾者但有微甚耳劇者爲五弟叔和邸太孺人二嫂伍孺人皆先後接連而病故予於張孺人病不遑爲意也至是哭患關格上不得入下不得出及診其脉則寸尺均弦長實大逈異常人隨診其人迎果纍纍搏指乃悉發架上書寢饋其中稽研諦審遂得治法診視月餘倖

而克濟此實萬死一生之證也．因撮其旨要明著於篇．使後之人．有所依據焉．關格一證．其脉因證治．散在靈素者．可比而觀也．特人未之思耳．脉要精微論．岐伯曰．反四時者．有餘為精．不足為消．應太過．不足為精．應不足．有餘為消．陰陽不相應．病名曰關格．此正關格之名也．（後人乃疑關格為脉名非病名者豈素問亦未之見耶）六節藏象論．人迎與寸口俱盛．四倍已上．為關格．關格之脉羸．不能極於天地之精氣．則死矣．此言關格之脉也．（人迎在頸下夾結喉旁一寸五分足陽明胃脉也凡經所言人迎皆指結喉而言自叔和創為左為人迎右為氣口之邪說于是人迎之脉亾而世遂不知有關格病矣）脉度篇．五藏不和．則七竅不通．六府不和．則留為癰．故邪在府．則陽脉不和．陽脉不和．則氣留之．氣留之．則陽氣盛矣．陽氣太盛．則陰不利．陰脉不利．則血留之．血留之．則陰氣盛矣．陰氣太盛．則陽氣不能榮也．故曰關．陽氣太盛．則陰氣弗能榮也．故曰格．陰陽俱盛．不得相榮．故曰關格．關格者．不得盡期而死也．此原關格之因也．而靈樞終始篇．則關格之傳變證治無不畢具其餘遺後人爲有既耶其言曰人迎一盛病在足少陽一盛而躁病在手少陽人迎二盛病在足太陽二盛而躁病在手太陽人迎三盛病在足陽明三盛而躁病在手陽明人迎四盛且大且數名曰溢陽溢陽爲外格脉口一盛病在足厥陰厥陰一盛而躁在手心主脉口二盛病在足少陰二盛而躁在手少陰脉口三盛病在足太陰三盛而躁在手太陰脉口四盛且大且數者名曰溢陰溢陰爲內關內關不通死不治按所云病在某經者謂見某經之證即靈樞第十經脉篇所云十二經是主及所生病也須當彼此參觀人迎與太陰脉口俱盛四倍以上命曰關格關格者與之短期人迎一盛寫足少陽而補足厥陰二寫一補曰一取之必切而驗之疏取之上氣和乃止人迎二盛寫足太陽補足少陰二寫一補二日一取之必切而驗之疏取之上氣和乃止人迎三盛寫足陽明而補足太陰二寫一補日二取之必切而驗之疏取之上氣和乃止脉口一盛寫足厥

陰而補足少陽二補一寫日一取之必切而驗之疎而取上氣和乃止脉口二盛寫足少陰而補足太陽二補一寫二日一取之必切而驗之疎取之上氣和乃止脉口三盛寫足太陰而補足陽明二補一寫日二取之必切而驗之疎而取之上氣和乃止所以日二取之者以陽明主胃大富於穀氣故可日二取之也人迎與脉口俱盛三倍以上命曰陰陽俱溢如是者不開則血脉閉塞氣無所行流淫於中五藏內傷如此者因而灸之則變易而爲他病矣

按上人迎之盛皆二寫一補以三陽在表也氣口之盛皆二補一寫以三陰在裡也此雖鍼刺之要妙然亦可以湯劑消息其間也

按靈樞禁服篇言關格之治亦曰必審察其本末之寒溫以驗其藏府之病通其營輸盛則徒寫之虛則徒補之緊則灸刺且飲藥陷下則徒灸之不盛不虛以經取之與此篇義實相通是亦明言飲藥也

自是以後秦越人發陰乘陽乘之說張仲景著伏脉濇脉之文診家有此三法而關格之脉無遁情矣越人之言曰關之前者陽之動也脉當見九分而浮過者

法曰太過減者法曰不及遂上魚爲溢爲外關內格此陰乘之脉也關以後者陰之動也脉當見一寸而沉過者法曰太過減者法曰不及遂入尺爲覆爲內關外格此陽乘之脉也故仲景宗之曰寸口脉浮而大浮則虛大爲實在尺爲關在寸爲格關則不得小便格則吐逆此以寸尺定關格與經似異而實同蓋脉法寸爲陽而尺爲陰也仲景恐人握手不及足也於是復申趺陽之診其有曰趺陽脉伏而濇伏則吐逆水穀不化濇則食不得入名曰關格蓋即上部中部下部三部分診意也至證治大法則長沙未有明文故自金匱以後如巢氏病源候論千金方外臺秘要宋和劑局方等書所立病名不下千種而關格獨無專條元明以來漸有起而論之者然皆語焉不詳習焉不精要未可據爲南車也人迎大於氣口曰格氣口大於人迎曰關經訓昭然而東垣乃曰氣口之脉大四倍於人迎此清氣反行濁道也故曰格人迎之脉大四倍

於氣口此濁氣反行淸道也故曰關見王好古此事難知違背經旨罪何可言其實關格之病是淸氣過升濁氣過降所致非倒置也按陰陽應象大論淸氣在下則生飧泄濁氣在上則生䐜脹又安有關格之病哉此東垣之誤也朱丹溪起而立關格一門見丹溪纂要宜視前人採擇加精矣乃竟曰此證多死寒在上熱在下脉兩寸俱盛四倍以上法當吐以提其氣之橫格不必在出痰也夫卒病氣阻窒見格逆癃閉者吐法或有可用若施之陰陽離絶之證甯不患其頃刻飛脫而死耶且寒熱倒置是此老於此證毫未理會也此丹溪之誤也張介賓於此證留心搜撫極有理會然論治法則言兼陽藏者必多熱宜一陰煎左歸飲左歸丸之類主之兼陰藏者必多寒宜大營煎右歸飲右歸丸之類主之若不寒不熱藏氣本平者宜五福飲三陰煎及大補元煎之類主之其實亦瞎論也豈有藏氣本平不寒不熱而尚病關格者況所列寒熱二方皆病後調

養之方。非當時應變之劑。夫治關格而不先求通之之法。未其見
能治也。嘉言喻氏。獨知其故。於是欲以進退黃連湯治格。以腎氣
丸治關。自非無見。特以格陽陽盛之人。而服薑桂。關陰陰盛之輩。
而服八味。皆不無可議耳。此外如張石頑之醫通。陳遠公之辨證
錄。皆寒格火鬱之證俱多。非盡眞正關格也。至諸家所輯之方。則
大抵皆辛竄攻破之劑。不僅雲岐子九方。爲喻氏所呵已也。因復
取長沙書。反覆展誦。恍然有悟。師之言曰。心者火也。名少陰。其脈
洪大而長。是心脈也。心病自得洪大者愈也。假令脈來微去大。故
名反。病在裡也。脈來頭小本大者。故名覆。病在表也。上微頭小者。
則汗出。下微本大者。則爲關格不通。不得尿。頭無汗者可治。有汗
者死。此言關格之病。亢陽爲災。未有不擾動其君火者。頭有汗則
陽氣不復下通。故上脫而死也。又曰。趺陽脈伏而濇。伏則吐逆。水
穀不化。濇則食不得入。名曰關格。趺陽者。胃脈也。伏則胃氣過降。

而轉輸失職濇則胃陰欲竭而轉送無力此言關格之病當求之中央土藏也由前二說則潛其心陽養其胃陰似無別義何復申之曰寸口脈浮而大浮爲虛大爲實在尺爲關在寸爲格者何也蓋虛者正氣虛實者眞脈見也仲聖恐人僅求之心胃二經故復以兩尺屬腎者補正其義蓋丁火癸水同屬少陰火本炎上實賴坎水吸之而始降少陰趺陽互爲勝負土本轉運實賴坎陽蒸之而始動今火旣上炎而坎中無火而水爲寒泉矣於是水不濟火而心脈遂下徵本大水反尅土而趺陽遂脈伏而濇關格之病成矣且寸屬心尺屬腎而趺陽當關寸尺均長者關脈未有不見伏濇上下不交中鮮所孕故也則止格通關不言之秘已昭然如揭矣遂以川連一兩柏子仁七錢茯神五錢元參一兩杞子八錢豨桂心一錢辰砂五分薑汁泛爲丸如梧桐子大以燈草湯送下二錢五分如吐更吞之以止爲度名陳氏坎離丸復以川連四錢龍

骨四錢木通一錢五分蛤粉炒正阿膠三錢秋石拌高麗二錢五分杵細粉名止格散另用連心麥冬一兩蓮心三分生薑八分濃煎取汁和服三錢初皆得吐數服之後格止而關終未開乃以豬桂心一錢鮮石斛一兩五錢同煎頓服名破關煎而二便果得通利但三日許泄利厥逆日凡數發蓋病關格之人非眞陰陽有餘也藏眞既損陰陽不能互爲其根故陽溢出而在上陰溢出而在下其上不得入下不得出者過升則鬱而不開此當■降火不當散火理本易明而四千餘年無人悟及誠可嘆恨過降則窒而難通也今陽引而下陰引而上陰陽漸相抱而各返其舍於是本來虛損之面目悉見矣此實關格必有之證也擬用東洋參三錢熟附片二錢桂枝一錢細辛一錢白芍二錢木通二錢乾薑三分製草八分茯苓三錢此即當歸四逆湯以生薑易乾薑去當歸大棗加參附茯苓而變其分兩也易名永定湯蓋取永清大定意也蓋此方回陽護陰補虛通絡實關格

症旨後必用之方以與仲景製方之旨逈別故另製新名服三劑而厥利均止嗣以平補之劑調理二月餘始痊是證初起或口苦善太息足外反熱少指次指不用（足少陽膽見證）或耳聾汗出（手少陽三焦）或目黃淚出鼽衄小指不用（足太陽膀胱）或肩似拔臑似折（手太陽小腸）或惡人與火或聞木聲則惕然而驚身以前皆熱中指不用（足陽明胃）或脛腫口乾大指次指痛不用（手陽明腸）或嘔逆閉癃（足厥陰肝）或手心熱胸脇支滿心中憺憺大動心痛喜笑不休（手厥陰心包絡）或饑不欲食喝喝而喘心如懸若饑狀心惕惕如人將捕之足下熱而痛（足少陰腎）或心痛渴而欲飲掌中熱痛（手少陰心）或食則嘔腹脹善噫得後與氣則快然如衰足大指不用（足太陰脾）或膨膨而喘咳（手太陰肺）若見以上各候而脉復弦牢洪大長滑者急須防之而致病之因則或由酒色傷精或由思慮傷神無不因虛損而得者患病之人須澄思絕慾萬念俱灰而後調以藥餌庶有瘳乎是證自軒岐以來有法無方元明以

還有方無法。故因校驗之餘。不憚反覆辨明。以著此編。非敢謂孤竹老馬。已熟逕涂。不過欲藉此爲中流一壺之寄耳。識者正之

洪小湘上舍濕證誤補治案己卯仲冬

洪小湘上舍。應試在省。患日晡寒熱。醫以爲瘧。屢投柴胡湯不效。因乞診治。脉之兩手均見數滑。舌苔微黃而滑。目睛暈黃。乃告之曰。此濕熱症也。濕閉膜原。亦能作寒熱。蓋膜原外通肌肉。內近胃腑。爲三焦之門戶。實一身之半表半裏。故亦能寒熱。日晡者。陽明旺於申酉戌。濕土用事。故病作。此症在古未詳門法。本朝薛生白作溼熱病篇。始條列其症治。近經吳鞠通章虛谷王孟英諸人。極力表章。厥書始顯。其實從吳又可達原飲脫化而來。故治法亦不能外此他求也。但原書仍用檳朴艸菓柴藿等香燥雄烈之品。施之濕巳化熱之病。未免以火益熱。當用其法而易其方。生葛根二錢。桔梗一錢二分。枇杷葉一錢五分。土貝一錢五分。竹茹一錢。生

薢片三分益元散三錢二劑而愈時渠同寓某友亦頗知醫見予所用皆利水之劑因重加苓澤等味勸其作服恐再發也覆杯而小便脹閉不通復求醫治乃曉之曰濕病自本可清但當分上中下三焦施治蓋症在上焦自宜濬其上源則下流自去所謂肺氣通達灑陳六腑也今不清其上而務竭其下無惑乎過利而氣閉也爰取前方去益元散加蘇子七分通草四分開冬一錢另加桔梗三分煎服而小便如注歸後十一月中旬寒熱又發他醫以脉緩面黃誤認爲虛投以補劑寒熱愈熾不得已復乞醫治予命仍取前方而加減一二味令服之投劑便止前醫不信以爲連日得補暴解暫效此偶然耳非正法也但嗣後得補則寒熱頓復得解則寒熱輒止因來問故復告之曰濕熱久聚膜原辛開苦泄則邪去而病已甘壅賦補則邪聚而病作無他故也曰屬濕屬虛何以定其爲然曰虛者色清而神倦濕者色蔽而神昏虛者音微而濕

者聲濁更兼舌苔之黃白小便之長短凝神而察之精心而勘之蔑不知矣此望聞問切四診所以缺一不可歟

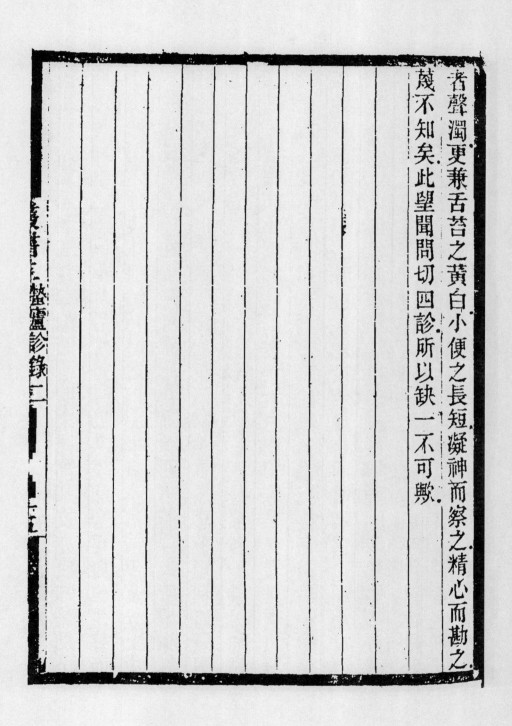

讀書[illegible]

三

∵ 因也，承上文而言之也。

∴ 故也，發明其所以然也。

二號合用　如 ∵甲＝二　乙＝一　∴甲丄乙＝三　指因甲等於二，乙等於一，故甲乙和等於三也。

○ 無也，零也，空位也，即中法之適足也。　如 甲丄丙丅乙＝○　指甲丙和減乙為無。零、空位，詳定位式。

○○ 其大無窮也。　如 ○○＝一/○　指以○除一所得無窮也。

∴∴ 不盡也，等等也。於直行者可作 ⋮ 。　如 一丄二丄三丄……　指自一至無窮。　如 一丄二丄……丄九　指自一至九各數遞相加。

」 至此而止也，省連書各數之繁。　如 四×三×二×一 可作 四」

項 式中之自成一數也。　如 甲、二甲、三甲乙、(甲丄乙)二 皆為獨項式。　如 甲丄乙、甲丅乙、甲丄乙丄丙、(甲丄乙)丄三乙 皆為多項式。

如 甲⊥乙 丙⊥丁 則甲爲第一項·乙爲第二項·丙爲第三項·丁爲第四項·餘類推·

某次式猶言某乘方也 如一次即法實之式二次即平方之式三次即立方之式餘類推之

解開某次式也猶言開某乘方·

移項移加作減·移減作加·移乘作除·移除作乘也·

如 甲⊥乙＝丙 可移左加作右減爲 甲＝丙⊤乙 猶兩邊各以乙減之·

如 天⊤乙＝甲 可移左減作右加爲 天＝甲⊥乙 猶兩邊各以乙加之·

如 $\frac{甲}{天}$＝丙 可移左除作右乘爲 天＝甲丙 猶兩邊各以甲乘之·

如 甲天＝丁 可移左乘作右除爲 天＝$\frac{甲}{丁}$ 猶兩邊各以甲除之·

按代數之相等式·猶太一之同

數式也兩式之數正負既自相當則任以一數加之減之乘之除之則兩式仍相當故可移加作減移減作加移乘作除移除作乘仍相等不變幷可以移開方作某乘移某乘作開方無有不仍相等也如下二式

如 $天^{2}=甲$ 可移左開平方式作右自乘方式爲 $天=\sqrt{甲}$ 猶兩邊各自乘也

如 $天^{3}=乙$ 可移左再乘方式作右開立方式 $天=\sqrt[3]{乙}$ 猶兩邊各開立方也

按太一術中有云乘彼數代除此數自乘彼數代開平方此數再乘彼數代開立方此數即代數移項之例學者由此以通彼可也故太一術算例中不贅及因此例以代數式明之簡而便以太一式言之繁而晦坿識於此

± 指此數可正可負也

如甲±乙 指甲可正可負 可正則甲+乙 可負則甲−乙

算緯前編卷首終

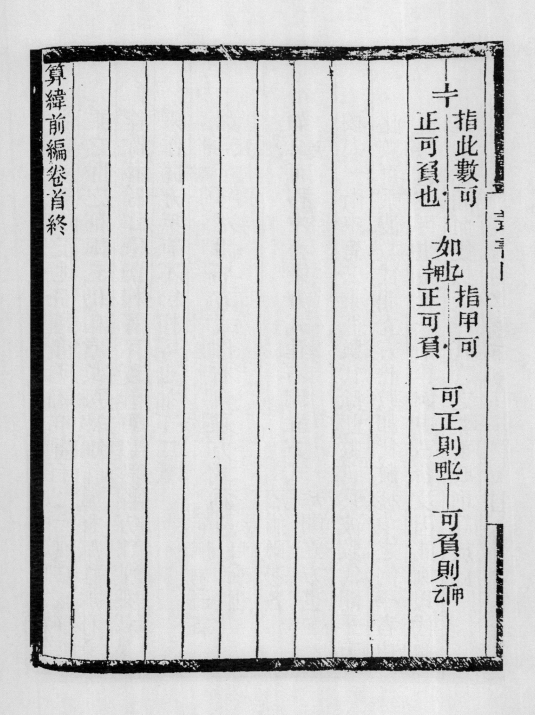

兩手放掌屈身伸至地下翹首納氣叩齒十二通隨勢將身豎直兩手上伸乃張口緩出其氣如是六次

除周身氣血不和經脈壅閉手足麻痺背腹腰胯寒冷諸疾

宜足脛立實俛仰自然

忌膝屈身偏氣浮神滯

第十七又勢

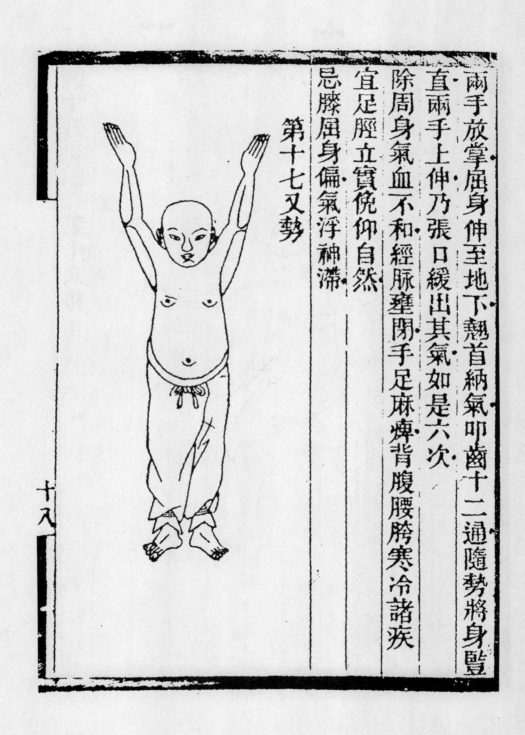

十八

圖十八

第十八勢

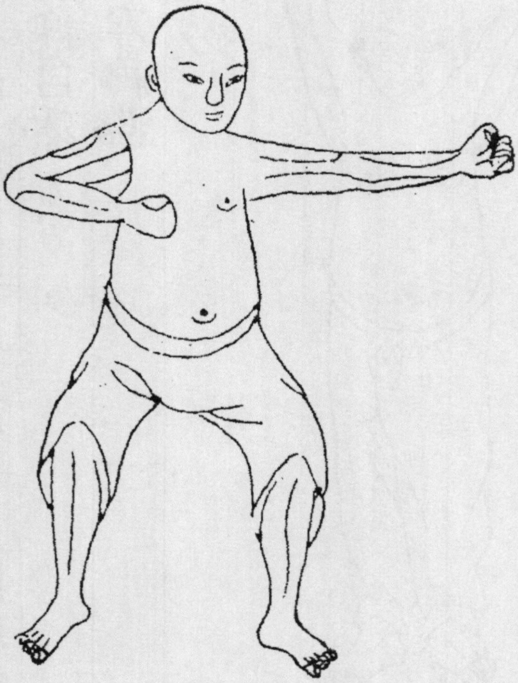

馬分丁字、微先向左、左手握拳伸直、高肩三寸、右手握拳、曲肱、置乳旁、狀如開弓、因復隨馬轉右、推行十二次

除臁臂風痺、手足癱瘓、

宜靈活轉圜、肘節外脫

忌屈强不遂、著力內撥

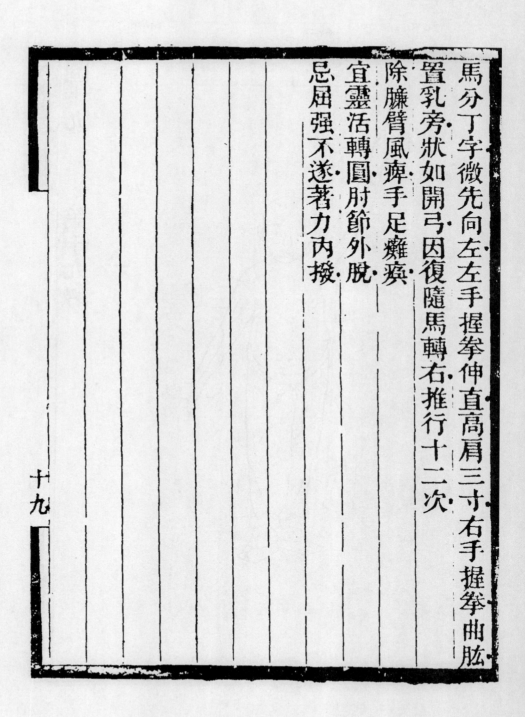

圖十九

第十九勢

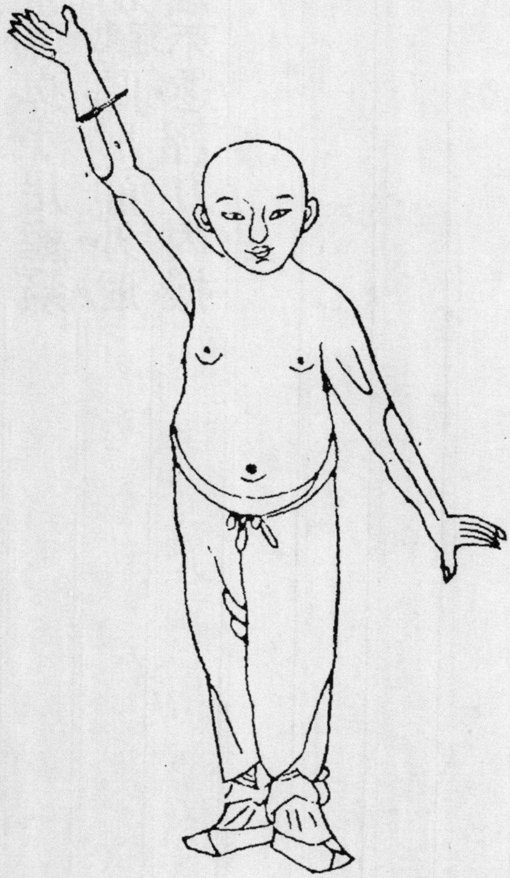

一手上推仰掌如舉物．一手下抑覆掌如捺物．兩手推抑六次．
除臂膊風冷乳腋注痛．
宜肩膀空脫和氣運行．
忌實力鞭强拘攣不伸．

圖二十

第二十勢

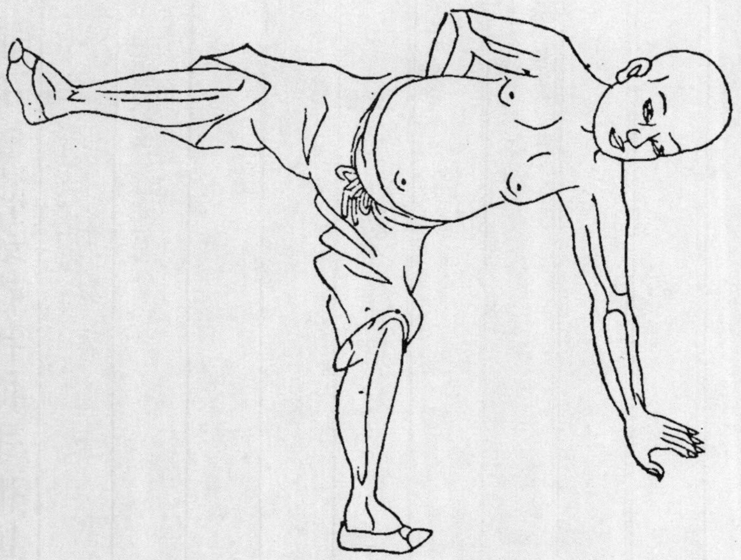

右足立實．左手握拳曲抱腰後．側身將右手抑下近地．左足長伸．足心任意腕出．默數十八字．隨勢轉右如上式．

治上下偏枯．經絡流注．風脾寒溼等疾．

宜身平氣舉．腰挺神全．

忌心浮力怯．背曲肩垂．

此圖初學時．須先貼牆邊．或屏風棹架上．操定方可浴空．

圖廿一　第二十一勢

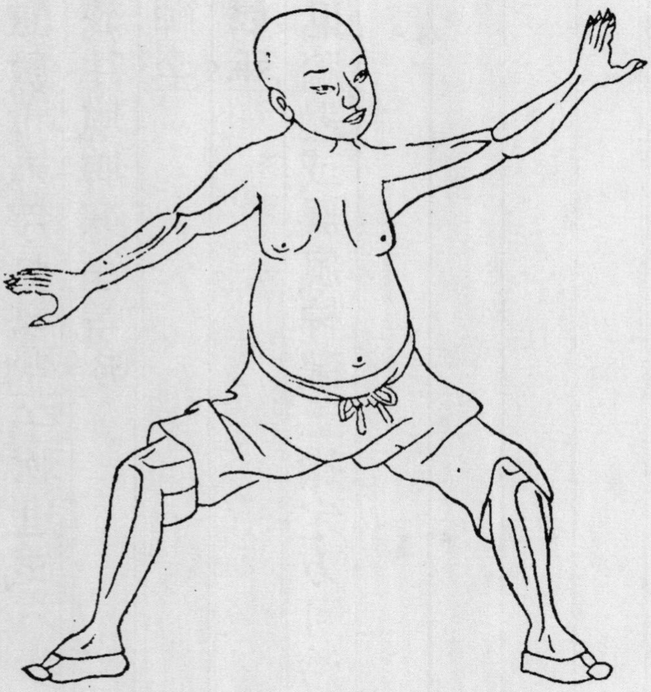

兩腳斜分丁字右手伸與肩平手掌推前左手伸直畧下頭目向右進前跑六步隨身將馬轉右目亦左視進跑六步
除下重屈伸不利脛骨滞痛
宜身輕足捷腰脊堅固
忌身體擺搖足膝鞕强

三

圖廿二

第二十二勢

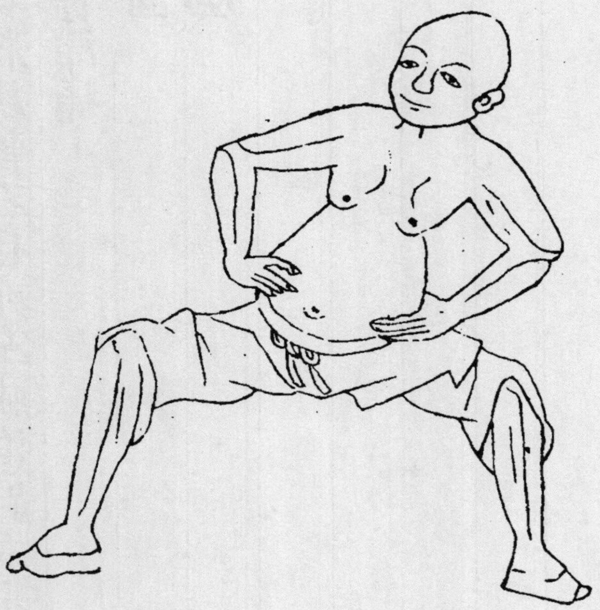

兩足一字平分．兩手按住腰眼．作搖頭擺尾狀．三十六次．
除腰脊瀝痺．命門寒冷．
宜安神蟄氣．如意運搖．
忌腰胯無力．尾閭不舉．

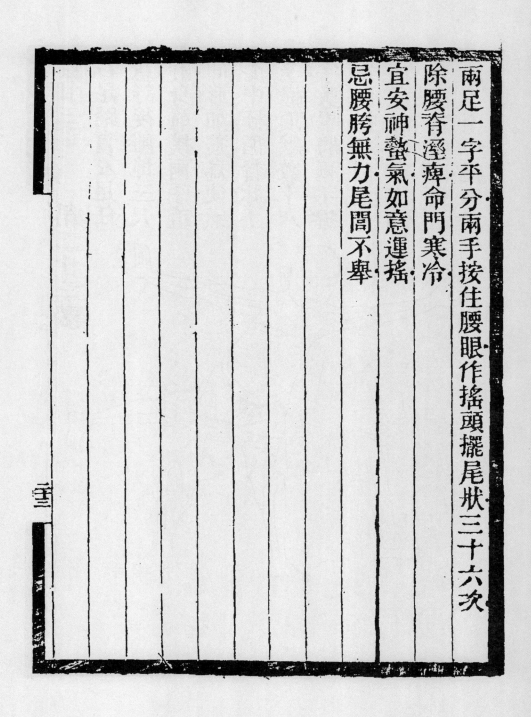

圖廿三

第二十三勢

右足踏實左足任意舒後離地三尺許身前撲兩手直伸形如飛鳥使氣從中極循督脈上至巔頂默數十八字數畢將兩手握拳曲把身後左足任意舒前身後仰使氣從巔頂循任脈下至中極亦數

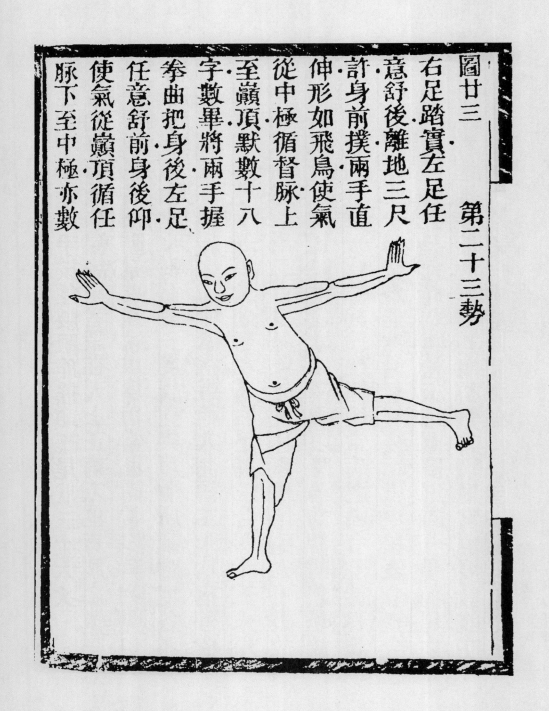

中星圖畧弁言

觀象之學首重中星中星者謂在天上正南方也古者謂之恆星公羊傳恆星者何列星也注家以爲恆常也謂常以時列見但每歲東移積六十七歲而差一度故堯典月令所載躔度各不同亦名經星本專屬之二十八宿近西人測得二十八宿外尚有大角貫索等十五星又分參左肩右足爲三合四十五大星厥後譚天者悉倣焉三古以星象詔民趣事書傳隨在可證故雖農野婦女類能通曉垂之歌謠漢魏以降矜爲耑門之學故近史遂分測驗推步爲二其學幾絕僕常病之因令院徒日課一星張之壁上一月後咸能默繪星等後示以中星表令查今日是何氣候昏旦是何時刻再檢天球圓圖則識一星而星之前後左右連綴移徙者舉得其概苟熟其術則宮垣度數旣明

恆星隨時隨在可得不必拘拘於昏旦方中之一星千年墜學五尺能明非快事歟自來爲此學者　國朝秦文恭五禮通考所收胡亶以外如梅文鼎徐朝俊張作楠劉文瀾馮桂芬鄒伯奇江蕙諸家皆孜孜從事各有傳書顧繁簡不　於初學猶多未便爰命道十一季子將光緒丁酉全年測定重命林羣一約爲圖表以備院課若夫五緯三垣則姑供諸異日云時

光緒二十四年歲次戊戌正月上元旦大角中志三陳虬漫書

於甌郡利濟分院之蟄廬

中星圖畧　　彙編一之四

主講東甌陳虬志三鑒定　三傳弟子院次羣一瑞安林獬編

光緒丁酉瑞安新測全年氣候昏旦中星表

		立春	雨水	驚蟄	春分	清明	穀雨	立夏	小滿	芒種	夏至	小暑	大暑
初候	昏	酉正初刻	酉正一刻	酉正二刻	酉正三刻	戌初初刻	同	戌初一刻	戌初二刻	戌初三刻	戌初一刻	戌初二刻	同
		畢	參右足	井	南河	柳	張	翼	軫	角	氐	房	尾
	旦	卯初三刻	卯初二刻	卯初一刻	寅正三刻	寅正三刻	寅正二刻	同	寅正一刻	同	同	同	同
		大角	貫索	房	尾	帝座	箕	斗	河鼓	牛	虛	北落師門	壁
二候	昏	畢	參右足	天狼	北河	帝座	軒轅	五帝座	軫	亢	氐	房	尾
	旦	氐	貫索	心	尾	箕	織女	斗	河鼓	女	危	室	壁
三候	昏	五車	參左肩	天狼	鬼	星	翼	五帝座	角	大角	貫索	心	帝座
	旦	氐	房	心	帝座	箕	織女	河鼓	牛	虛	危	室	奎

		立秋	處暑	白露	秋分	寒露	霜降	立冬	小雪	大雪	冬至	小寒	大寒
初候	昏時刻	戌初一刻	同	戌初初刻	酉正三刻	酉正二刻	酉正一刻	酉正一刻	酉初初刻	酉正初刻	酉正初刻	酉正初刻	酉初初刻
	昏	帝座	箕	斗	河鼓	牛	女	女	北落師門	室	土司空	婁	胃
	旦時刻	寅正三刻	同	寅正三刻	寅正三刻	卯初一刻	卯初三刻	卯初二刻	卯初三刻	卯初三刻	卯初三刻	卯初三刻	卯初三刻
	旦	奎	婁	昴	畢	參右肩	天狼	天狼	星	軒轅	五帝座	軫	角
二候	昏	箕	織女	斗	河鼓	牛	虛	危	北落師門	壁	奎	婁	昴
	旦	婁	胃	昴	畢	井	南河	柳	張	翼	五帝座	角	角
三候	昏	箕	織女	河鼓	河鼓	天津	虛	危	室	壁	奎	胃	昴
	旦	婁	天囷	畢	畢	天狼	北河	柳	軒轅	翼	軫	角	亢

中星昏旦隨節氣而移特製一表以便測驗雖昏旦時刻以光緒丁酉瑞安利濟醫院實測爲準然歲差里差不甚相遠外邑約畧可得其概末附全圖分合觀之自明 獅謹註

讀明史。取其年代之近。再讀新五代史。取其義例之精。然後泛覽諸史。自有貫通之妙。

問讀史當從何書入門。答唐劉知幾史通。　國朝萬斯同歷代史表。沈炳震廿一史四譜。李兆洛紀元編。歷代地理合釋。王鳴盛十七史商榷。趙翼廿一史札記。錢大昕廿四史考異之屬。

問讀史之法。答每讀一史。當先看其一切政治教養之法。又深求其國祚修短。風俗美惡。與凡治亂興衰之故。遇有君國重事。必掩卷深思。料其後來得失。再讀下卷。或設身處地。自籌辦法。方能得其益處。

子學章

問經與史既聞其略矣。敢問何謂子。答六經諸史以外。能立記自成一家者皆子書也。

問 子書甚夥教經所列僅十七家當係切要之書可舉其時代姓氏里居名位歟 答 可。

問 老子。答 李氏名耳字伯陽謚聃楚之苦縣人也。爲周柱下史。書分上下二篇即今道德經也。

問 莊子。答 名周宋之蒙人也。爲蒙漆園吏。書分內篇外篇合十卷或稱南華經。

問 列子。答 名禦寇周之鄭人也。書凡八卷。

問 管子。答 名夷吾字仲潁上人也。爲齊桓公相。書八十六篇合三十四卷。

問 晏子。答 名嬰字平仲。萊之夷維人也。爲齊景公相。書七卷。號晏子春秋。

問墨子。答周之宋人也。爲宋大夫。書六十三篇。合十五卷。

問申子。答名不害。京人也。爲韓昭侯相。其學本於黃老而主刑名。史記稱其著書二篇。號申子。漢書藝文志稱六篇。阮孝緒七略稱申子三卷。書均佚。

問韓子。答名非。韓之諸公子。書五十五篇。合二十卷。

問商子。答姓公孫。名鞅。衞之諸庶孼公子也。秦相。書二十九篇。今存二十四篇。合五卷。近稱商君書。

問司馬。答名穰苴。族出齊田氏。爲齊景公將。書一卷。卽今司馬法也。

問孫吳。答孫。是孫武。吳。是吳起。皆周時人也。今所傳有吳子三卷。孫子二卷。卽十三篇。

問尉繚。答尉氏繚。名周時魏人。或稱吳人。書五卷。

問荀子。答名況。趙人。楚蘭陵令。書三十二篇。合二十卷。

問揚子。答名雄。漢之蜀人也。著法言十三篇。

問呂氏。答名不韋。周之濮陽人。秦相。集其賓客所著書一百六十篇。合二十六卷。號呂氏春秋。

問淮南。答漢淮南王劉安著。今存二十一篇。合二十一卷

問諸子約分幾類。答十家。曰儒家。曰墨家。曰兵家。曰名法家。曰縱橫家。曰農家。曰道家。曰釋家。曰雜家。曰陰陽家。

問教經所列十七子外。於十家中可再舉宋以前諸子歟。答可。儒則漢孔鮒孔叢子。陸賈新語。賈誼新書。劉向新語說苑。荀悅申鑒。徐幹中論。晉傅元傅子。隋文中子。唐張弧素履子。兵家則風后握奇經。太公六韜。黃石公素書。諸葛亮心書。名法家則鄧析子。尸子。尹文子。公孫龍子。慎子。縱橫家則鬼谷子。

唐趙甤長短經．農家則後魏賈思勰齊民要術．道家則漢張良陰符經注．周尹喜關尹子．漢魏樸陽周易參同契．晉抱璞子．釋家則唐釋道世法苑珠林．釋智昇五燈會元．雜家則周鬻子．計倪子．於陵子．子華子．鶡冠子．文子．燕丹子．漢班固白虎通．王充論衡．應劭風俗通．陰陽家則漢揚雄太元經．焦延壽易林．此皆不可不閱．

問子書以何代爲最優．答周秦間爲最優．

問優處何在．答周秦諸子．皆能自成一家學術．

問諸子可以治天下否．答可．

問諸子可以治一時之天下乎．抑可以治萬世之天下乎．答諸子僅可以治一時之天下．不足以治萬世之天下．

問何故．答諸子之書主權者多．而主經者少．所以行之萬世．而不能無流弊。

【問】諸子之識有過於聖人之處否。【答】有。

【問】何以能過聖人【答】諸子矯世厲俗悲憤著書。直伸所見。實有獨到之處。雖不及聖人之純正無偏。然救弊扶傾。思力鷙悍微特聖人不忍爲。實亦有聖人所不能爲。

【問】然則聖人不及諸子歟。【答】此就其獨到處而言耳。若舉大較而論。則諸子皆爲聖人所籠罩。劉彥和所謂百家騰躍。終入寰內者也。

【問】凡見人讀子書。一讀到偏駁之處。卽謂其蔑聖非禮。爲不足道。是歟。非歟。【答】諸子之書。其議論雖有純駁淺深之不同。而其救世之苦心。則百家無異。其憤時之過切。嫉俗之太深。所以易有蔑聖非禮之論。要其用意。皆非議論故與聖人相戾也。殆矯枉而過直耳。此孟子所以教人讀書之法。謂不可以文害辭。不可以辭害志。太史公謂所好學深思。心知其意。難爲淺見寡聞者道也。閱子書亦當如是。方無窒礙。

問讀子書其益何在。答大則足以翊政教之偏頗。小則足以窮文章之變化。

問近日子書有可用否。答今日政治學術。正當以經爲體。以子爲用。

文學章

問文章何以翼聖道。答文以載道。無文則道無所麗。即行亦不遠。

問文之體有幾。答分之則有制誥文檄碑銘論贊奏疏箋啟騷賦詩詞歌曲諸體。合之不外散駢兩體。

問何謂詩。答詩持也。緣情而綺麗者是。

問何謂賦。答賦鋪也。體物而瀏亮者是。

問詩之體有幾。答有六。曰風。曰雅。曰頌。曰賦。曰比。曰興。

問六體外。後世亦有分體否。答有經體。有漢魏體。有六朝體。有三唐體。有宋元體。有近時體。

問賦之體有幾。答有五。曰古賦。曰俳賦。曰文賦。曰律賦。曰小賦。

問詩之古今體何別。答古體不拘對偶。有自一言遞增至十一言之制。今體專尚對偶。有五律七律五絕七絕之制。

問詩賦詞何以一源。答班固云。賦者古詩之流。若詞則長短句仍出於詩。

問樂府始於何人。答始於漢高祖唐山夫人之房中詞。

問何謂傳奇。答即今之院本詞曲也。

問何謂八股。答即今應試之四書文也。
問應試之文僅八股否。答猶有詩賦策論諸體。

中學章

問何謂中學。答即中國周孔之學也。
問中學之綱有五。所謂訓詁者何。答解釋經義。箋注句讀。所謂小學是。
問攷據謂何。答考求掌故。實事求是。所謂漢學是。
問詞章謂何。答駢散文與詩賦。歌曲之類是。
問義禮謂何。答格致事物之理。講明心性之事。所謂理學是。近又稱爲宋學。
問經制謂何。答修身齊家。治國平天下之道是。

西學章

問何謂西學答卽今歐羅巴洲之學也

問算學何以爲西學體答泰西算法始於幾何萬物之理無所不包故各學皆出於算

問化學何以爲用答萬物各有原質必明化學之理始能配合分數化成萬物

問熱學何用答如寒暑表自準擺之類法皆出於熱學

問光學何用答如千里鏡顯微鏡之類法皆出於光學

問聲學何用答如收聲筒傳聲管德律風以及音律琴絃之屬法皆出於聲學

問汽學何用答如行船牽車起重製造等事法皆出於汽學

問水學何用答如運水輪動機器等事法皆出於水學

問電學何用答如造電燈電線之類法皆出電學

問礦學何用答如分別金石煤鐵之類法皆出於礦學

問地學何用答如考求地球中各類土石之形勢藴藏之物跡質點之化成以明古今變遷之理法皆出於地學

問重學何用答如各種機器行動以小運大以輕運重法皆出於重學

問此外尚有何學答講格致者猶有天學醫學畫學植物學動物學機器學測量學農務學世務學又有考較貨物多寡之數學

方術章

問術數亦出於正學否答術數亦正學之支流精其術者可補正學之未備

問術數家卜筮始於何人答始於宓羲

問卜筮之法若何。答卜者以火爇柴灼龜爲兆。其璺拆形狀有五。如雨形其兆爲水。如霽形其兆爲火。如蒙形其兆爲木。如驛形其兆爲金。如克形其兆爲土。筮者用蓍草五十莖。四營而成易。三變而成爻。十有八變而成卦。

問星相始於何人。答星始於晉徐子平。相始於姑布子卿。

問星相之法若何。答星以人之始生之年月日辰干支生勝衰死生王相。斟酌人之壽夭貴賤利不利。相法看人之形貌顏色。知其吉凶禍福。

問壬遁之法若何。答壬乃六壬。遁乃遁甲。六壬有七百二十課。遁甲有陽九局陰九局

問兵家何以重壬遁。答六壬可以逆知敵情。遁甲可以埋伏隊

問太乙數如何答太乙數能知天道地道人道故有理天理地理人之局苟精斯術則豫知戰事之勝負君基臣基民基之吉凶

問九宮答坎艮震巽離坤兌乾中謂之九宮

問何謂堪輿答卽今形家之法

問堪輿始於何人答始於晉郭璞

問古有何書答宅經葬書青囊奧語天玉經諸書最古

問河洛若何答河圖以五生數統五成數而同處其方其位一六居下二七居上三八居左四九居右五十居中洛書以五奇數統四耦數而各居其所其位戴九履一左三右七二四爲肩六八爲足而五居中

問以上諸術皆五行家言否答是

仕進章

問小考事例答歲科兩試與考童生由州縣錄取送府由府送學政照所取次序五人爲一結取行優廩生親筆畫押保結方准考取生員其有刑喪替冒等項不得與考

問何謂附增廩答童生由學政考取入學者曰附由附考取優等曾經幫增補廩者曰增曰廩

問幫增補廩何如答幫增補廩新舊相間以考案爲新起復考復辦復者爲舊無新儘舊無舊儘新新舊總以考案爲主如第一是新則先新後舊第一是舊則先舊後新是

問五貢之目答曰恩貢曰拔貢曰歲貢曰副貢曰優貢

問恩貢事例答凡遇　國家有喜慶大典　恩詔各直省府州縣學俱以本年正貢作　恩貢副貢作正貢

問拔貢事例答定例十二年題請舉行一次直省各學於現考一二等生員內遴選文行兼優者府學二名州縣學各一名

問歲貢事例答各直省起送貢生府學每年一人州學三年二人縣學二年一人

問副貢事例答每逢鄉試各直省取有中副榜貢生如干名與恩拔優歲諸生一體送監肄業

問優貢事例答各直省學政三年舉行一次任滿例准一體報舉優生以作優貢大省無過五六名中省三四名小省一二名以上恩拔歲副優五貢總稱明經

問何謂鄉會試答貢舉之禮以子午卯酉歲秋八月大比直省諸府州縣學諸生而賓興之曰鄉試丑未辰戌歲三月試天下舉人曰會試

問三場事例答首場四子書文及五言八韻排律詩二場五經藝三場策問鄉會試並同

問何謂殿試答會試揭曉後 皇上御太和殿臨軒發策禮部引諸貢士對策殿廷曰殿試

問詞林等四途何以分答以殿試朝考上者充庶吉士爲詞林次中書次六部主事次卽用知縣不及卽用者歸班截取

問老榜何如答鄉試揭曉後彙不入選者年滿八十 特恩賜予舉人會試年滿九十 特恩賜予進士故曰欽賜

問出身多門可畧舉歟答甲乙科外如博學鴻詞保舉經學世襲博士孝廉方正山林隱逸等科則間或舉行近復添捐納軍功兩途

冠服章

問聖清何以重翎頂．答聖清制度．以冠上頂辨等級．有軍功者賞戴翎羽．

問藍翎花翎雙眼三眼何別．答六品以下官藍翎．五品以上花翎．其雙眼三眼者．則奉　特賞．若軍功．若射布靶之　賞翎者．准常戴．及陞調他職．亦得戴用．若職任之戴翎者．如巡撫兼提督銜准戴翎之類．離任則除．

問品官常用頂戴何別．答一品大臣珊瑚頂．二品起花珊瑚頂．三品藍寶石頂．或藍色明玻璃．四品青金石頂．或藍色涅玻璃．五品水晶頂．或白色明玻璃．六品硨磲頂．七品素金頂．八品起花金頂．九品起花銀頂．未入流與九品同．

問候補候選者頂戴如何．答與現任官同．

問金銀頂何別．答進士舉人貢生用金頂．生員監生用銀頂．

問何謂蟒補。答蟒蟒袍補。補褂也。

問蟒袍品級如何。答正從一品通身九蟒四爪。不拘顏色。六品以上同。正從七品通身五蟒五爪。不拘顏色。八品以下同。

問文官補服品級如何。答正從一品仙鶴補。二品錦雞補。三品孔雀補。四品雲雁補。五品白鷴補。六品鷺鷥補。七品鸂鶒補。八品鵪鶉補。九品練雀補。未入流黃鸝補。

問文武冠服一體否。答頂戴同。蟒補異。

問武官蟒補品級如何。答正從一品麒麟補。二品獅子補。三品豹補。蟒袍均通身九蟒四爪。四品虎補。五品熊補。蟒袍均八蟒五爪。六品彪補。蟒袍五蟒五爪。七八九品同。

問文官補服皆繡羽族。武官皆繡毛族。其中亦有不同否。答文官在京都察院衙門。在外按察司衙門等官不論品級。但穿

獬豸補服餘如所官

問命婦冠服如何答凡九品命婦朝冠頂皆鏤花金頂維中飾及上銜互異如一品命婦朝冠中飾東珠上銜紅寶石二品中飾紅寶石上銜珊瑚三品中飾紅寶石上銜藍寶石四品中飾小藍寶石上銜青金石五品中飾小藍寶石上銜水晶六品中飾小藍寶石上銜硨磲七品中飾小水晶上銜素金蟒袍通五蟒四爪餘皆如六品命婦

職官章

問官何分滿漢答　聖朝開國滿洲其後定鼎燕京遂分滿洲蒙古旗籍人爲滿官內地二十二行省人爲漢官其曰漢人者大抵自漢以來不屬中國人之稱中國人也

問五等爵何名答公侯伯子男

問何謂九品下尚有官否答自一品至九品各別正從九品凡
十八等下此爲未入流
問太少師傅保外尚有官品相近者否答尚有太子太少師傅
保六官
問大學士於古何官答此仍明制即周之冢宰秦漢之丞相相
國也
問殿閣幾所何名答設官之殿五其最著者曰保和曰文華曰
武英閣三曰體仁曰文淵曰東閣
問軍機所治何事答治軍國大事獨秉機宜爲一切政令所從
出
問總理所治何事設於何時答總理各國時務衙門設於咸豐
十年庚申中英和議既成以廣理藩院之所不及也

問六部官何名。答各尚書各左右侍郎爲堂。餘均名郎官屬。亦曰部曹。

問九卿何官。答大理太常光祿太僕鴻臚五寺。內務府上駟武備二院。奉宸苑等卿。

問翰詹何官。答翰林院詹事府屬。

問科道何官。答六科給事中十五道鹽察御史。

問督撫河漕鹽何官何事。答總督巡撫治軍民。河督治河。運漕督治漕運。鹽政治鹽務。

問將軍何官何事。答武官最貴者。爲駐防設。集滿洲蒙古八旗漢軍另城各省城中。非宗室外戚旗籍不授。

問織造何官何事。答織造監督由內務府官出駐江甯蘇州杭州三首府。管理進御紬段。

問運藩臬三司何官何事。答鹽運使司鹽運使管鹽運。布政使司布政使管錢糧詮選。按察使司按察使管刑獄驛傳。

問道何官何事。答有分巡分守兵備水利屯田糧儲鹽法河差關稅及兼茶馬學政等職事。

問府州廳縣外尚有官否。答尚有佐貳。府如同知通判教授。州如同知學正。縣如縣丞教諭訓導。尚有雜職。府如經歷知事照磨州如吏目廳如主簿巡檢驛丞典史。

問提鎮副參游都守何官。答提督總兵副將參將游擊都閫府營衛守備

問都守以下有官否。答有千總把總外委。

問各欽差以何官爲之。答總裁以尚書侍郎左都御史左副都御史爲之主考學臺以侍郎左副都御史即翰林院編檢已

上各部主事已上爲之出使外洋則不知洋務不講交涉不言西學者雖部院館閣之貴不與

典制章

問何謂圜丘答 圜丘祭天也周禮太司樂冬日奏樂於地上之 圜丘樂六變則天神皆降

問何謂 方澤答方澤 祭地也夏日奏樂於澤中之 方丘樂八變則地示皆出按 方澤本作 方丘

問社稷之祭何如答歲春秋仲月戊日直省府州縣守土官各致祭於社稷壇按壇高三尺二寸方三丈五尺社右稷左異位同壇

問先農之祭何如答歲仲春亥日直省府州縣守土官各致祭於先農壇按壇制與社稷同

問先蠶之祭何如答先蠶廟在浙江省城杭州嘉興湖州三府
各有蠶神祠每歲春月吉巳致祭祭品儀節與社稷壇同
問厲祭何如答歲三月寒食節七月望日十月朔日直省府州
縣守土官各致祭厲壇於城北郊
問先師釋奠之儀何如答歲春秋仲月上丁　皇上暨直省
府州縣守土官均行釋奠禮於老先師廟
問以上諸祀典外猶有常祀之神否答如雲雨風雷嶽鎮海瀆
諸神及龍神火神城隍神各處各有專祠歲春秋仲月守土
官各諏吉致祭
問堂子何如答　國家有設竿祭　天之禮又總祀社稷諸
神祇於靜室名曰堂子
問朝賀之儀節何如答　皇上朝賀分三大節曰元旦日萬

壽聖節曰長至節（凡賀長至以南郊次日）先期諸王大學士率京朝官
直省文武率屬官具賀表　上賀

問耕籍之禮何如答直省府州縣各在東郊　先農壇側擇沃壤爲籍田田廣四畝九分歲仲春吉亥（或季春）有事　先農之日省會總督若巡撫率在城文官耕籍致祭　先農（儀詳通禮）若府不附省州縣衛不附府者正官率佐貳丞史耕籍各以耆老二人執箱播種儀同省會

問救護日月其禮何如答直省府州縣衛凡遇日月食各按欽天監推定時刻分秒隨地救護以素服將事均以正官領班正儀教職糾儀陰陽官報時至班首官上香伐鼓衆官祗跪行禮

問鄉飲酒之禮何如答京師及直省府州縣歲以孟春望日孟

冬朔日舉行於儒學

問舉行鄉飲酒禮義果何在答所以申明　朝廷之法敦序長幼之節耳

禮樂章

問禮樂之始答禮事始於燧皇禮名始於黃帝樂始於祝融

問冠昏喪祭儀節何如答詩見古之儀禮今之通行朱子家禮

問今之工尺其合於古之律呂何如答黃鍾用合字大呂太簇用四字夾鍾姑洗用乙字夷則南呂用工字無射應鍾用凡字各以上下分爲清濁其中呂蕤賓林鍾不可以上下分中呂用上字蕤賓用勾字林鍾用尺字黃鍾清聲用六字大呂太簇夾鍾用五字而以上下緊別之詳見利濟新樂譜

問御答御有五一和鳴鸞二逐水曲三過軍表四舞交衢五逐

禽左

問書答書有六一象形二會意三轉注四指事五假借六諧聲

問洋文若何答詳見教經答問語言章

問九數答一方田二粟布三差分四少廣五商功六均輸七盈朒八方程九句股近來講九數者兼精代數其法遂遠勝於往古

刑律章

問何謂刑律答刑[illegible]也律法也

問律卽例否答否斷法爲律而準情爲例律守一定而例則因時變通

問律文有幾答原文四百五十七條至雍正五年刪改增併定爲四百三十六門

問例有幾答雍正五年以後嘉慶六年以前現行例律詳爲訂正增刪改併計共一千五百七十三條

問何謂五刑答曰笞曰杖曰流曰徒曰死

問五刑之目有幾答笞刑五杖刑五徒刑五流刑三死刑二

問何謂笞刑答笞者謂人有輕罪用小荊杖決打自一十至五十爲五等每一十爲一等加減今以竹杖折責

問何謂杖刑答杖者謂人犯罪用大荊杖決打自六十至一百爲五等亦每一十爲一等加減今以竹杖折責

問何謂徒刑答徒者謂人犯罪稍重發本省驛遞應一切用力辛苦之役自一年起加至三年止爲五等每杖一十及徒半年爲一等加減

問何謂流刑答流者謂人犯重罪不忍刑殺流去遠方終身不

得還鄉自二千里加至三千里爲三等每五百里爲一等加
罪減概從徒
問何謂死刑答曰絞全其肢體也曰斬身首異處也
問何謂凌遲答臠割也犯大逆忤逆者間用之
問五刑卽古五刑否答否古五刑曰墨曰劓曰剕曰宮曰大辟
見呂刑
問古金作贖刑今有否答有今例分納贖收贖贖罪三門
權量章
問權量何始答始於黃鐘
問權何以始於黃鐘答以黃鐘所容千二百黍重十二銖倍之
爲兩十六兩爲觔三十觔爲鈞四鈞爲石兩下有錢分釐毫
絲忽微纖沙塵埃渺漠皆以十進是爲權

問量何以始於黃鐘。答以黃鐘之管容秬黍中者一千二百粒。爲一龠。兩龠爲合。十合爲升。十升爲斗。十斗爲石。合下有勺撮抄圭粟。皆以十進。是爲量。

問權量外有度。亦始黃鐘否。答然。以黃鐘之管長。橫累秬黍中者九十粒。一粒爲一分。十分爲寸。十寸爲尺。十尺爲丈。十丈爲引。分下有釐毫絲忽微纖沙塵埃渺漠。皆以十進。是爲度。

問權量度古今互異。能詳考否。答大約古輕而今重。古小而今大。

問中西權量度如何。答詳見算緯。

問利濟所遵權量何據。答王繩林古方權量攷。

教經答問卷三終

教經答問卷四

機器章

問何謂機器答謂不用人力純以汽機運行也

問何謂泰西答西洋各國之通稱泰大也西謂在吾國之西

問泰西製造何以獨工答西人能出新法製器國家即准其專利若干年故製造日精

問量天尺何用答其用甚廣以海道行舟爲最要

問其形若何答形似紙扇能開能闔中一横尺一斜尺尺中皆刋有分寸以横者爲體斜者爲用可以測道途之遠近及海道之深淺然量其尺須於午刻

問何謂察天筩答用玻璃管如筆大者二長尺餘内盛水銀平置木匣旁記號碼晴明則水銀下沈陰晦則水銀上浮以此

能察天氣其法與寒暑表風雨表畧同

問何謂顯微鏡答能影微爲顯有放大至七百餘倍者

問鏡始於何時何人答當明萬歷時荷蘭人德里白始

問時辰鐘始自何人答當明中葉時意大利人嘎里斐偶見懸燈於室擺搖不定因悟以擺爲鐘可定時刻

問其法如何答每日十二時每時二點分爲晝夜二周自一點至十二點止如子正十二點丑初一點午正十二點未初又一點每點行四刻一日合九十六刻

問鐘外可定時刻者又有何物答時辰表其應時刻之法與鐘同而無聲圓小如晷可佩以小爲貴

問寒暑表風雨表如何答其製皆與察天筩同

問何謂自來水答謂其水不藉人力挑運也

問其法若何答先於都會審其水源深濶處造水塔高數丈上架吸水機器塔下廣開深池貯水池旁設鐵管引水大可徑尺節節埋設引入內池又於沿街每數十步豎一吸水鐵桶高四尺許下面與水管聯絡頂上置一小機括用時將機括拈開水自激射而上甚便居民

問何謂電氣燈答用玻璃製爲圓球中引電火爲燈矗立高柱遠望如萬月齊明

問其法若何答電線以銲爲之或明或暗接通燈桿用時以機器發電氣收閉隨時

問電燈外西人通行更有何燈答煤氣燈別名地火燈

問其法若何答地中埋粗鐵筩坊巷居鋪另有小鐵管接連用時熱煤使氣上達各管今通商口岸多用此燈

問電綫若何。答沿途竪立木桿上繫銅絲一條以鋅爲之藉電氣設機報字以通消息穿山透水數萬里之程傾刻可達

問其法創自何人。答道光十三年英摩師森始作電報

問火輪船創自何人。答始自塞明頓英蘇格蘭人也美人富拉頓客游法國亦造輪船後遂盛行

問鐵路何用。答行火車路也

問鐵路之制若何。答用竪木橫跨路上相間尺許兩頭嵌以鐵條中作凹槽以受車輪車藉火氣激輪轉連綴前駛一點鐘可行二百里

問火輪車始自何人。答道光初英國德徵底造而未善嗣有斯提反筍父子相繼始通行爲

問輕氣毬之制若何。答始英人以綢綾作毬內藏煙燄乘輕氣

淩空而行能升高至二萬數千尺欲下則機啟氣洩漸漸而下近愈出愈奇竟用以攻取或云當乾隆時法人始作

問蠟人院如何答鎔蠟象人醫家所用如中國之銅人也

問蠟人製法若何答院中鎔蠟爲男女老弱嬰孩之形一切膜肌皮膚孔竅筋骨經絡臟腑以及男女受胎月數胞胎罔不畢肖卽瘍科各種穢惡之症亦一一備具

問德律風若何答法與電報畧同彼但僅達文字此則並能傳語言其法由歐人名德律風者所創故卽以其名名之

問石印法如何答泰西有奧墨石以水墨書字於紙貼石上少傾墨字卽透入石中復以水墨刷之則有字處粘墨無字處不粘印之與印板無異也或云嘉慶四年日耳曼人始用石版印書

問照相法如何答始自法人創用銀片傅藥置箱於室中圍幕以蔽日光頂開一孔用鏡使形返照以海藍草熏之復熏以水銀氣再用黃鹻水洗之

問雜物尚有幾件答甚多約畧紀之如風磨風稱折光鏡機輪紡織入水泳氣鐘鑿山機腳踏車等皆是

武備章

問何謂武備答製戰具以禦武也

問何謂火攻答以火器攻人所用火藥有餅藥棉藥炸藥之類

問何謂開花彈答彈藏炸藥磕裂機發火四射如花開

問創自何時何人答明弘治八年荷蘭人文奧亦名子母彈

問何謂棉花藥答法以淨棉花浸於濃硝强水內若干時取出以清水洗淨使毫無酸性曬乾卽成發時無煙

問西洋礮以何爲最答西洋礮有大小中三等當以德克魯伯廠普墨迭兒魯士廠所製爲最而納彈入藥有前膛後膛之殊

問何謂鐵炮臺答其臺外面係鋼鐵所包可以避極猛極烈之槍礮

問何謂鐵甲船答其船外面亦綱鐵所包有厚近及尺者

問何謂風銃答其狀與硫相似有二種一用銅毬一用鐵條藉氣發機聲不盡響

問何謂旱水雷答旱雷用之於陸水雷用之於水

問旱雷若何答旱雷卽地雷中藏炸藥電線機發能擊數十里

問水雷若何答有浮於水際者作圓錐形內容棉藥一百磅價約五六十金有伏於水底者作龜形用藥五百磅至二千磅

價百金至數百金不等

問水雷有幾項答三項有伏雷有送雷有行雷

問伏雷又有幾種答亦分三種一曰伺發之雷一曰觸發之雷一曰伺觸兼用之雷

問送雷有幾種答亦分三種一曰桿雷一曰拖雷一曰鼓雷

問行雷有幾種答亦分三種一曰懷台氏魚雷一曰黎氏箭雷一曰馬克登那水礮

問旱水雷何用答用以埋伏要處皆藉電氣轟炸敵人之用

問槍制以何爲最答英則馬梯尼德則毛瑟美則林明敦法則沙土鉢俄則俾爾建奴奥則韋恩斯義則韋脫里近者英之黎姆斯爲尤精而其制有前膛後膛單響雙響之殊

時務章

問何謂時務答近日救時之要務也

問公法何用答萬國通行一切交涉之事皆協情理法而定故又別稱爲性法其義最精其用最廣

問公法之學創於何人答荷蘭人名虎哥

問何謂約章答兩國議定交涉之事各照所約章程而行

問中國與各國立約始於何時答英國道光二十二年江寗始訂和約十三款瑞國道光二十七年法國美國俄國均咸豐八年布國卽普魯士十一年丹國卽嗹國和國卽荷蘭均同治二年日國卽日斯巴尼亞亦卽西班牙三年比國四年義國卽意大利五年奥國八年日本國十一年秘國卽秘魯十三年

問何謂公司答西人剏興商務集股定章以司其事者皆稟大

公故謂公司分有限無限二類

問南北洋大臣所辦何事駐何地答分辦洋務北洋以直隸總督南洋以兩江總督主之

問方言館何學答學泰西英法各國語言文字

問同文館剏於何時答同治初總理衙門添設招集滿漢聰頴子弟教以各國語言文字以算學爲重兼譒譯測繪等事

問製造局創自何人何年答同治丙寅李少荃爵相奏設於上海基廣二百餘畝

問製造局何處最大最精答天津上海江南湖北爲最

問官書局創自何人答粤匪平後兩江總督曾文正公首開於金陵後湖北揚州浙江山東等處繼之

問船政局始於何人答始於左文襄成於沈文肅自閩設廠仿

造輪船以備海軍之用

問招商局始於何人答李少荃爵相刱辦於上海

問電報何用答藉通消息其法做自泰西詳前電綫條一切軍報商務及諸要事皆可用

問何謂賑濟答勸賑以濟人也凡遇荒歉之歲官紳每設局籌捐勸賑亦善舉也

問稅務司何官答西人代司我國各海關稅務

問稅務司始於何時答咸豐三年四年自上海開辦

問何謂洋債答我國所欠泰西貸項即於關稅分期支取本息

問中國釐卡始於何時答咸豐季年粵匪之亂雷以諴奏請籌助軍餉

問中國釐金歲得銀若干答光緒十九年實收銀一千四百二

十七萬七千三百四兩二錢三分零・

問何謂郵政局答各地信局歸總官辦立章不病商民而有益國用・

問何謂官銀行答卽錢莊銀號之大者若由國家開設則可以造鈔票鑄銀圓滙兌軍餉錢糧官商通便前李爵相鴻章曾奏請開設爲言者所阻近盛京卿宜懷復奏未蒙諭准

問報館若何答外洋報館林立不僅采取新聞有一學一藝卽有一報有日報旬報月報之分近如我國申報滬報蘇報新聞報之類皆仿西國而行之開闢心智莫善於斯

問學堂若何答卽書院也泰西學堂隨地而設自國儲以下士農工商婦女八歲以內罔不入學據益聞報美有學堂二十三萬六千八百八十四所法有八萬一千八百五十七所意

有五萬二千六百所俄有四萬七千九百七十所德有四萬七千三百九十所日本二萬五千三百七十四所英有一萬九千四百九十八所奧有一萬八千五百九十八所土耳其有九千五百五十所惟吾國當時尚少此舉近亦漸漸開矣

問或謂興亞當以議院入手然否答否議院當俟民智大開之後方可行

租界章

問何謂租界答各國通商租我國之地以爲已界如上海所稱英界法界美界是也

問何謂口岸答海禁大開准外洋入口上岸通商

問通商始於何年答道光廿七年各國俱和約通商

問通商共有幾國答俄英美法瑞典德丹荷蘭日斯巴尼亞比

義奥日本秘魯巴西葡萄牙共十六國

問通商口岸多在何處答有沿海有長江有陸路

問沿海幾處答牛莊天津大沽煙臺上海甯波鎮海溫州羅星塔厦門汕頭淡水安平潮州黃埔廣州瓊州海口北海

問長江幾處答鎮江蕪湖九江漢口宜昌重慶

問陸路幾處答恰克圖庫倫伊犁塔爾巴哈臺喀什噶爾嘉峪關龍州蒙自

問租界幾處答上海香港天津杭州蘇州

問何謂夷塚墓答租界之地當時多中國人叢葬處今皆平爲馬路

問何謂馬路答凡有租界卽開馬路以輪船到埠車馬上岸而設

問何謂領事答外國訊問官差駐中國埠頭管理洋人訟事

問何謂巡捕答列國巡街者之稱晝夜換班値立街心西人持刀華人手棒爲號

問租界中有包探卽巡捕否答包探皆華人爲之爲巡捕之耳目係工部局僱用專探租界雜事防人識認不穿號衣辛俸較巡捕爲厚

問何謂大跑馬答租界洋商春秋二季各跑馬以賽勝負

問何謂彈子房答洋人有打彈子之戲亦猶中國圍棋馬吊之意其房皆高大洋樓有大彈子小彈子之分

問何謂大彈子答地上鋪長木爲槽長六七丈槽盡處平列小椿十竿人遠立抛彈能三彈打翻十椿者爲勝不及者負是爲打大彈子

問何謂小彈子答有臺長丈許廣半之四圍略高覆以素呢氈象牙爲彈如鵝卵大者四分置臺面二人各認一丸抵以小木棍抵其一彈能轉中彼彈者爲着以三十六着爲滿是爲打小彈子

問東洋車是東洋人創否答是

問其形若何答一人挽行形似坐椅有蓋自後覆上暑雨皆便各租界多有之

問東洋車外有他車否答有馬車有脚踏車

問何謂呂宋票答呂宋國人大賭票也以號數爲憑每張洋蚨四元頭彩得洋六萬元趨之如鶩屢禁不止

問何謂保險答此法創自西人凡通商租界俱有保險行一切輪船房屋及動用雜物衣服等俱可托保每歲約取保費六

釐設遇不測照値賠償郎人出外經商亦可向公司托保倘在保限內病故則視保價之多少賠償

問何謂番菜館答館中飲膳皆洋式也

問館中食品若何答每人一肴肴各一色或一二人或十數人分曹據席計客數不計席數其膳則有做茶小餐大餐諸名其酒則有舍利火克斯白藍地皮諸色惟牛羊鷄鴨俱用火烤其味非酸辣卽腥膻席終飮以牛酪加非以消油膩

問何謂唱書樓答集妓女上色者十餘人四圍高坐前列茶肆後列管絃且唱且彈聲色俱佳小年子弟易爲所惑

問何謂拍賣答西人招客買貨也

問章程若何答先日定期屆時懸藍白二旂價定卽以小木槌拍棹一聲成交然拍賣多在禮拜日然亦有不定禮拜者

問何謂禮拜答西俗七日禮拜天主輟業停課以示安息

問禮拜在何日答即中國房虛星昴四禽宿之日也故或稱禮拜日爲星期

教門章

問何謂教門答中外各教各分門類也

問君作師何解答上古教民之法一切皆主於君降至後世政刑不修治民無術有大智慧者乃別創教以牖民實皆具不得已之苦心遂變爲師儒之局

問孔子爲儒教之宗生於何時何地答周靈王二十年魯襄公二十一年今山東曲阜縣也

問道教始於何人何時答李聃周時人爲柱下史初本以清淨爲宗旨迨漢張道陵乃改事符籙自爲一宗世襲天師之號

近已六十餘世矣

問釋教始於何人何時答周定王八年釋迦牟尼生於印度

問回教始於何人何地答陳宣帝大建元年摩哈默德生於阿喇伯都城是爲回教之祖以唐高祖武德五年爲回教紀年之始即天方教也

問耶穌生於何地答猶太國

問生於何朝答漢平帝元始元年是爲泰西列國紀元之始按耶穌生年有二或云元始元年或云漢哀帝元壽二年後經教士細推尚在前五年實哀帝建平二年也

問天主耶穌是一是二答初本一教一千五百十七年當明正德十二年日耳曼人路德始別創耶穌新教

問天主耶穌如何分別答天主教守童眞耶穌教可娶妻天主

主教稱神甫耶穌稱牧師

問此外教門著名者能舉其槪否答有火教有婆羅門教有猶太教有希臘教此皆西國之古教今派別雖紛然大旨亦不外此數者若中國三教之外諸教門悉多僞妄

問古人刱教何意答古人皆欲自行其道世旣不用乃不得已而創教當時一人行之自爲學術後世遵守其法乃成教派

問各教皆不許教中人崇奉別教何意答歸於一教則精神身心有所管攝不至外馳久而久之愚者可以安分守己智者可以盡人合天

問各教皆有益於國家否答甚益各教派別雖異然宗旨皆主勸人爲善故能成爲公教且旣有一教則其教中所有一切教民養民之法皆具實足以補國家政教所不及

醫統章

問醫統何解答統紀也又屬也謂醫之所紀屬也

問軒皇何人答軒轅黃帝也

問醫統何以肇軒皇答黃帝始作內經醫家始有方法可守

問軒皇之前有人否答神農氏

問神農有傳書否答神農雖作本草然一切診病之法未備故統不屬也

問岐雷何人答岐岐伯黃帝之師雷雷公則師黃帝者也

問明堂何解答明堂布政宮也八窓四闥上圓下方在國之南故曰明堂素問五運行大論黃帝坐明堂始正天綱臨觀八極考建五常云云

問侯王叔子何說答雷公曰足以治羣僚不足至侯王黃帝曰

然而衆子哀其不終哀而憫之故作內經以著治療

問至眞要何解答內經素問有此篇名此言內經一書所言客主運氣勝復加臨幽明寒暑之理上而天文下而地理中而人事一切皆備眞秘書也

問千祀何解答祀年也謂此道已秘數千年矣

問神聖業何解答靈蘭秘典論黃帝曰余聞精光之道大聖之業非齋戒擇日不敢受也

問何謂融百氏答謂諸子百家一切學術皆融貫於醫學之中也

問旁門何解答謂九流雜技皆不若醫之用廣理精獨得其正

問學堂醫學之外兼及中西一切學問於習醫宗旨得無相妨否答素問示從容論黃帝燕坐召雷公而問之曰汝受術誦

書者若能覽觀雜學及於比類通合道理爲余言其所長是不通雜學不能以精醫學古有已明訓矣

問尊師何意答學必有師尊師則守道道存則統不廢

問利濟何解答利已濟人人不可無謀生之術以養身不可無救世之道以傳後求其竝行不悖窮達可施者獨有吾醫若無濟人之志但求利已則技而已矣非吾所謂道也

問眞詮何解答詮旨也眞詮眞宗旨也中國皆祖黃帝則亞州四百餘兆人皆吾同胞凡有類於疲癃殘疾顛連無告者皆吾醫事也吾輩不可不長存利濟之志

問墨百八何解答淮南子泰族訓墨子服役百八十人皆可使赴火蹈刃按墨子弟子禽滑釐等三百人見本書公輸篇此百八十人則可同患難者也

問孔三千何解答孔子從者三千身通六藝者七十有二人

問以醫道行教有所始否答有素問解精微論臣授業傳之行教以經論從容形法陰陽刺灸湯藥所滋行治有賢不肖未必能十全云云是黃帝雷公皆欲後世之行教也

問薪火傳何解答莊子養生主指窮於爲薪火傳也不知其盡也

問永萬年得毋過誇答非誇世無萬年不敝之國有萬年不滅之教孔子降生至今二千四百四十八年釋家稱佛涅盤四千三十一年回稱一千二百七十五年耶穌稱一千八百九十七年黃帝調歷至今亦僅四千五百六十七年苟能修明其道薪火相傳其緜遠尚可以億計哉況人本乎祖中國皆黃帝之後帝又爲體天立極首出之神聖遺書具在聖業必

昌百餘年後水德數盈黄種之興其意在斯乎志利濟者幸
馨香永之

教經答問卷四終

德人闢界

前歲德人請於天津杏花村開闢租界。業經總署允准。計界內共村莊六處。由杏花村至劉家莊止。去歲津關道委員查勘房屋地址。現又飭委員覆查。每戶瓦屋若干。土屋若干。甎灰屋若干。給以執照。令於開局時往領價銀。關道又會同天津府出示曉諭。內開上等房屋。每間給價銀八十兩。次者七十兩。上等甎灰屋每間給價銀六十兩。次者五十兩。上等土屋每間給價銀四十兩。次者三十兩。地基每畝。給價銀二百兩。遷家費每戶二十兩。務於本年九月內一律遷讓。先是各村莊民戶。多不樂遷居領銀者。經府尊傳集紳耆再三勸諭。始遵從云。錄集成報

策問西學

南洋大臣准禮部咨稱。奉　旨自本屆丁酉正科為始。第三場試策五道。除前二道仍問經史。其後三道中須有兩道專問西學。計

十二門如算學電學汽學兵學農學鑛學等類南洋大臣准此已令幕中擬稿通飭各府州縣　錄新聞報

行之維艱

浙省鑛產之富首推衢嚴奈自開化銀鑛稟請撫憲准行并遴派金慈生別駕偕同西礦師察勘屬實至今猶遲疑不決不果開採他如衢州單商承辦之杜山塢嚴州陳商承辦之虎形穴各煤礦煤質極佳又皆以資本不足半途中止且初開時是處鄉民惑於風水每起阻撓甚至有龔生等縱火焚煤互相械鬬情事故各商欲前且卻大有不能圖終之勢現雖力求整頓又不知何故將前開各礦門一律封閉另行開採聞皆不及前開之美是以與股者更形寥落似此掣肘恐終難於得手也　錄新聞報

論俄在東三省建立府埠

近來中國任俄誅求已允俄人設鐵路於滿洲之野蓋俄人志本

不在區區鐵路也中俄鐵路豈止鐵路一公司哉彼其意中宏圖遠大別有妙用存乎其間聞該鐵路公司志在經營滿洲一帶各種之業先墾其荒土繼興其農務而後將及其餘之事也夫俄人將先啟其端於移民即俄人將創立一府市於滿洲苟生植人口五萬即欲別立希臘教院純然如俄國之觀近已相地數處如法蘭見附近及伯都訥附近二地皆傍鐵路所過之地然尚未見確定又聞其將開船埠於松花江及其支流皆有深謀而爲此也異時風雲變色之日其經營之跡必有確然可見者焉 約時務報

海軍購艦

中國去年向英德兩國所定戰船價目列后英國阿姆斯特船廠定造巡洋船三隻每隻吃水十六英尺九墩數四千三百速力廿四英海里價目三十三萬六千六百兩德國波路幹船廠定造巡洋船三隻每隻吃水十六英尺五墩數二千九百五十速力十九

英海里五價目一千四百馬克還叉水雷捕獲船四隻未詳都在明年上春完工駛來 錄七日報

浙興鐵路

官場中云六月二十八日有 廷寄至浙江着就杭州江干以達拱宸橋創興鐵路縣長四十里由紳士林菽原觀察督辦不歸盛京卿管轄 錄集成報

開鑄銀元

浙省銀元局現已開工鼓鑄每日辰初動工至夜半方止惟近地居民深嫌煤氣甚重且食水多渾深為不便也 約申報

籌借洋款

字林西報載中國擬借洋款一百兆兩德人力求代辦取週息五釐九六扣算以田畝作抵戶部允依息數但是不要田畝作抵俄法二國願以鹽稅作抵現尚未定 錄七日報

福銀滯銷

福州銀圓官局係紳士孫幼谷太守辦理前因鼓鑄之小銀圓龍紋不能明晰銀色又低以致不能通用嗣太守出貲將前鑄者盡數收回重行製造銀色亦加意增足現雖通行奈龍紋總不及粵鑄奸民尙有假造易於朦混民間仍不樂用之城內各當鋪出入只用廣鑄小銀圓福省所鑄者概不行用殆亦因眞僞之難辨也

錄申報

鯨吞可慮

滿洲中俄鐵路大工若成中國二萬里之地其大勢已在俄掌握中矣故俄廷近日於中國交涉事情格外留意蓋欲深窺其虛實也然以一鐵路之故使俄之國勢驟長中華之國勢瀕危固人人所共見惟中國歷久而不變或藉此一路國人得通外情風氣轉開亦未可知也　節香港士蔑報

清江浦鐵路

某觀察上年在京呈請興辦清江浦至京鐵路．目下集股已有成數．六月中旬經胡雲楣京兆委大宛邑尊在某滙莊驗明資本計共銀七千萬兩．並有滙莊數家．連環互結．俟直督王夔帥批回．即可興辦矣．錄集成報

川省土匪又動

川省叛黨．前經官兵勦撫兼施．現已輸誠歸化．川督正在奏請改設州縣．并奬勵出力人員．不料香首忽復糾黨集衆．蠢蠢欲動．現在官吏由打箭爐．遣調兵士．運送軍械芻茭戈甲．不絕於途．錄福報

裁撤水軍

皖屬長江水師．歸江西湖口鎮鎮軍節制．計江西之饒州營．吳城營．安慶之華陽營．安慶營．及湖口本營．共計五營．安慶營有徽州

四十三號分佈皖江兩岸上至三十里之黃石磯以接華陽下至棕陽之長江口以接大通棋布星羅聲勢聯絡商旅賴其安謐焉此外又有協戎先鋒杉板一隻左右都司長龍礮艇二隻共計四十六艘每礮船額設頭工一名舵工一名頭礮手艄礮手各一名書兵一名槳兵十名計一船之兵十有五名刻下安慶水師協譚鴻聲鎮軍接奉上游公事於每船上裁去槳兵四名計此五營能裁一百八十四名自八月三十日起挑選開除每名給恩餉三個月業已札飭都司轉行各哨遵辦矣　錄申報

示用龍圓

皖省通商較後各埠風氣所開故亦瞠乎其後迄今民間交易所用銀圓猶專以日斯巴尼亞國所鑄爲宗卽俗所謂本洋者是也近除綢緞通照墨西哥國之鷹洋定價其餘日用所需無一不以本洋爲指歸間用鷹洋不過視本洋減推七五折而已至米糧交

易則惟專用本洋且必須舊板用之本洋愈用愈稀迨至近年每元恆作銀九錢以外每歲即此一款吃虧已屬不少聞省垣已經撫憲鄧筱帥示諭商民凡有交易一律改用鄂省所鑄之龍紋銀元完稅納賦概許照市作銀上兌且言本洋亦祗准照銀作價不得昂貴此示省垣既已高張想蕪湖不日亦當頒至鄉曲愚民向除本洋外即視等棄物者當爽然若失矣錄滬報

估用銀圓

鄂省所鑄銀元原以濟制錢之缺乏漢鎮早已通行而沙市則向滯銷以其眞僞難辨又未隨時作價也荆州道府縣深悉此情季夏之月捐廉設公估局於正街凡持銀元往估者蓋以圖記每元取費二文如估至百元以上每元取費一文隨時漲跌定價懸牌小銀元以此遞算凡完錢糧釐金鹽課諸稅俱准此錢店值年發兌六千元試行市面客商購取者頗為不少云錄申報

土匪復熾

廣東花縣、自土匪張環復法、地方肅清、不料近日又有張環餘黨湯姓、聚集匪徒、時出刼掠、並屢向白坭墟各舖、打單、墟民以其慾壑難塡、靳而不予、遂聯名飛稟地方官、並自行團練、以資捍衛、該匪見所欲難償、遂糾黨到墟、行刼墟店、嗚鑼告警、鄉勇齊出、四面兜拿、匪寡不敵衆、始行逃去、計轟斃匪黨七名、鄉人亦多受傷、後又有數匪、在對河油店打單、店東言以盛饌、匪猶未饜、卽有三匪渡河至墟、沽酒市肉、爲墟中人認識、率衆圍攻、三匪知無可逃、進退兩難、卒爲轟斃、油店之匪、知事不妙、亦乘機颺去、油店乃得幸免、然而小醜不除、恐終爲地方之害也、約蘇海彙報

西人論吳淞自强軍優劣

有諳於武事之西人、見吳淞自强軍大操、論其大概、有曰、軍分三類、曰馬兵、礮兵、步兵、馬兵隊一百二十人、皆持長矛、肩毛瑟馬槍、

乘馬瘦小雖經敎練尚不得謂之馬兵若使其人習知槍法則在馬上非無用卽探敵亦得力　礮兵有兩行一用七十五密理邁當口徑馬克心腦呑非爾快礮一用克虜伯礮礮兵操礮固見靈敏第不用馬所駕之礮車卽用亦不合一則礮重馬小馬力不足一則路不平坦不能行也嘗考中國內地與長江之濱惟有過山礮可用其他重礮皆以路不能行非所宜也兵之裝藥放礮亦靈亦便已見其長官則索解人而不得　步兵有二營營各四隊悉以德國兵法部勒之一營之中官兵合計約有七百八十員名兵之裝槍發火操練已極精熟步伐亦悉如德制特以華人曳履與西俗不同未知其進退疾徐果無不便否例行之步伐雖已整齊至合營小變其操法則不無參差操練之法亦未大備所有操場限於地勢不能展拓今步兵之所習僅初基耳若遽謂之成軍非他人之敢所許云　錄經世報

丁口冊

紀元以來已歷十九世（西人以百年爲一世）再閱數年則屆二十世矣泰西各國思有以誌之於是有稽考天下丁口之舉設會於瑞京坏恩方李傅相之在柏靈也會董請於傅相協辦此舉蓋謂中國之事經傅相之一諾則當可恃也夫中國人稠戶衆甲於天下稽考中國丁口實數誠爲要著然其如中國丁口冊之不足恃乎初傅相旣歸國聞其事於　太后　太后問故傅相對曰彼欲知普天之下之民數耳我中國爲羣國中之一不當獨遺　太后使見　皇上取進止　上始疑之謂彼何人斯而干涉我內政傅相對曰泰西風氣固如是也　上遂允之下其事於六部六部以　諭旨通行於督撫督撫飭府縣府縣委胥吏胥吏囑保甲保甲或聚商於煙室或會議於茶寮丁口之數任意出入有五分而去其二者丁[illegible]艮所著中國六十年大事記中有云數年前中國稽查通國人

數比之舊册竟三分而去其一。而戶部不加究問。亦可笑矣。茲者各國既設是會。通力合辦。所費當以億萬計。而中國則可不費一錢。蓋亦其稽查之法之善耳。該報反言相嘲。竊揣會中册籍既成。天下人數。當得一千七百兆。中國必有四百二十五兆九億之多。蓋減此則殊不足以壯觀瞻也。錄時務報

西報論吳淞鐵路

字林西報言。上海吳淞鐵路。現勘地建築。費用多寡尚未前聞。而中國官員儘可藉此以飽私囊。查中國舉辦大事。弊端叢集。不能縷指。即就此路而言。二十年前。中國曾經購回撤卸。鐵軌等物。遷運於臺灣。而軌道至今猶存舊迹。今欲建鐵路。無難循其舊軌修飾經營。其難易奚止事半功倍。乃中國官不以仍舊貫為是。而改轍易紘。偏紆繞入村。復委曲而越舊路者。至再至三。且多購民田。虛糜價值。殊令解人難索也。錄蘇報

請地屯兵

德國欽使請借福建竹江之海口屯泊戰艦此海口鄰近福州閩中國尚未允許或謂中國若允德之請將來人有援請何也一可以法之佔潿江西安徽兩省一可禦日本之侵犯似恐為我弊防者亦可以防我耳節香港士蔑報

土絲收稅

河南汝州之魯山縣一帶向產土絲有能成綢者民取以織絲售與行戶行戶售與外來商人以每年計絲之數自八十萬斤至百萬斤不等絲質較家蠶絲稍粗其滑者曰水絲價較此項絲斤向無稅則現經撫軍因綢捐支絀擬訂稅章定為百斤抽銀一兩水絲百斤抽一兩五錢已委司設局開辦矣錄農學報

匪亂已平

奉天所屬鳳陽縣邇有不法之徒狡焉思逞上憲飭帥撥令出隊拔

督聶功庭軍門督率馬隊三營前往剿撫日前夔師接得羽書報稱匪徒勾結外來游勇執有槍械其燄甚張三座塔匪徒又伺隙而動爰又添派馬隊兩營前往接應其所以不及陸軍者蓋以關外山路崎嶇步不如騎而所謂揭竿起事者不過大宗馬賊聚則爲寇散則爲民想指日可以蕩平决不久稽戲戮也現軍門所統馬隊陸續出關比節麾旣抵朝陽匪徒果竄入深山匿不敢出軍門稍有斬獲餘匪遂四散無踪現方辦理善後事不日當奏凱而返矣　節集成報

用銀受損

歐美各國近數十年多舍銀用金以致金價日昂中國金價前十年不過十餘換今增至四十餘換尚有增無已乃日本亦改用金幣是舉天下各國莫不賤銀而貴金獨我中國仍行銀幣隱受虧折實非淺鮮試舉一恒産之家置產時銀價昂貴以今日之銀價

注：時事鑑要卷三第十一葉佚。

丁酉利濟學堂報時事鑑要卷三目錄

土匪復熾　西人論吳淞自强軍優劣

丁口冊　西報論吳淞鐵路

請地屯兵　土蠶收稅

匪亂已平　用銀受損

論中國人民之性質

塞國更章

塞維阿大冢宰喜米飭公忠體國任勞任怨日前上疏奏請更易國章言詞懇摯幼主阿列克三得虛衷納誨覽喜公奏牘即下詔所有國章未合時宜者立飭删改喜米飭奉諭後遴委熟悉公事人多名更定舊章內所應删改之處大端有四一議院選官應增納選捐二微員冗職統由王親自揀放三神甫師長勿許選自議官四選舉議官宜選家道殷實之人向來塞維阿朝廷官職大半爲更新黨中人現聞有更章之議均抱不平今能如此辦理則塞維阿之君大權獨攬當不至若從前之乾綱不振也大冢宰喜米飭引用各員亦皆無黨援之習惟工部大臣衛禮穆度支大臣伍宜飭刑名大臣米羅福三公歸更新黨因喜公奏請更章大拂三公之意三公私擬即日陳情乞骸骨如果屬實王不難赫然獨斷選派新官以整國體而袪積習溯自塞維阿立國以還大小政治統

聽議官裁斷君若臣徒擁虛名不啻素餐尸位而議官孤陋寡聞參用歐洲之新法並無善策以治國或問塞民宜以何法教之曰塞地惟農務宜興各村郭派人訓講俾荷戈負耒之徒均知當務之爲急即他日筮仕入官學亦有根柢也最足惜者莫如塞維阿設立鄉學多處旋闢旋闔也又況所讀之書係由歐洲各國農書所譯成者行之於塞境多未能因地制宜塞境鄉學造就人才其中出色者少間有出仕者以祿可代耕不知稼穡之艱難迨至免官而歸既不能與耕作者同分甘苦又不能密結黨羽藉求升斗之糈此所以更新黨權勢日大也最可幸者更新黨中如巴什飭及葛魯飭二公者公是公非懷嘉謀而入告並不染本黨之積習也　錄木司寇新聞報

臺官辭職

大坂朝日報云西歷七月十八日東京接臺北來電民政局長水

野氏財務部長山口氏．通信部長土居氏三員．力求辭職．並有多員均欲告退云．按臺灣土民强悍．日本新收其地．難就範圍．辦理之棘手．實意中事．觀日員之紛紛辭退．想非無因而致也．錄申報

阿富汗謀自主

阿富汗王阿布都拉赫滿．因各部旋畔旋順．久謀自主．前於一千八百九十五年．儲王則第奉命使英．面請英后准阿富汗遣使駐倫敦．印度執是駁之．曰．英廷如允所請．是准阿富汗自主也．印度總統官向有管轄阿富汗藩務之責．至此豈能援案辦理．英議院遂不允儲王所請．阿布都拉赫滿心總不甘．日圖所以自主．錄集成報

俄人借島

日本某武員嘗言．現有某大國欲借高麗某某等海島．爲屯煤駐船之用．此海島在漢浦之西．相距僅數西里．其地雖小．而形勢握

要攻某大國曾向高麗借得月尾島為煤署。以接濟戰船之用。今見月尾島。不若某島之險要。是以改借。巳委人探測水道深淺。所言雖未指出俄國。然借月尾島者。係俄人。是則為俄國無疑矣。錄循環日報

自怨自艾

西四月八號又新日報云。各國何功於朝鮮哉。而紛紛奪利也。今請將彼等目下於朝鮮所得之利。為我國人陳之。至俄人把持朝鮮國柄。其險要且置勿論。而俄尙有極佳山地採伐林木之權與慶地方金礦炭礦。及三水金礦挖掘之利。咸鏡江源沿海捕鯨之益矣。美國已有京仁鐵道代為布設採挖雲山金礦之權矣。法人亦有京義間鐵道布設之權。英人亦據政府之要路矣。分道揚鑣各據利藪。而我日則空入寶山。徒手而歸。孰有如此恥之甚者也。然則我雖爭於中國。正所謂鷸蚌相爭漁人得利耳。錄知新報

日本與檀香山齟齬

本年二月二十五日．日本客民數百乘輪至檀香山．時有傳染病．稅關武員數人命日本人登岸入驗病所．再察驗其船．忽稱內一婦人有紅麻症．因將輪船亦禁於驗病所．及船欲開行．稅關謂船上載來之人．共五百七十八人．只准傭工三十七人登岸．其餘客民四百三十七人．傭工二百零二人．不准下船．船主因問之曰．每一工人既各身攜銀百餘元．與客民到此之例相合．何不准．而關上終不許．因控諸該處大訟院．日本總領事自往驗病處詳究其事．百計爭辯．關上終不允從．領事遂商於船主先載工人回國．現在日本工人公所．及各新報．均請政府索賠款．努力爭辨．昨外部海部兩大臣復見日皇．擬派那威窪兵船．遣外部參贊熟悉此事之阿幾亞君前往．其餘兵船亦均奉命齊集．俟一有警信．卽可開往．查此事日本擬請別國秉公調處．檀擬請瑞典及腦威代斷．日本艦船已駛抵檀境按檀島前後左右有小島數處島中高山兩座高一萬四千尺島中晴雨不同居民共二十五萬內有日本人三萬五千餘日本在該處傭工定有約章而該島一小民主國竟違約不許因成巨案聞檀香山島主於前二年欲歸美國版圖近日美總統麥堅利定通國稅餉事宜擬將檀香山各海島隸歸美國管轄簡派大員一人前往監理事宜權其政務所有檀島拒日本工人一事亦當由美辦理美國既收檀香山為屬地業於五月十六日由美廷發交議院核定將該島主前與各國所定約章一概廢去此後各國如欲另訂新約須與美廷商議島主所借國債由美廷償金四兆元聞日本以檀阻日工上岸一事不以為然飭日駐檀島使臣日後有事仍與島中官吏互商不欲美人干涉日本大隈大臣移書詰問美收檀島有礙日本利益美廷答云此事似難速了文移往來恐致時日遷移云 參時務報益聞錄

日籌支絀

東京經濟雜誌載有政府第二豫備金第二次應支各款業經旨飭大藏大臣示告照譯如左。一派遣海軍將校臨時察視希土戰事費金六千元。一佐世保鎮守府第一船塢改修調查經費金十一萬七千六百三十八元六角九分二釐。一傳染病預防費金三萬五千三百三十九元四角七分八釐。一萬國東洋學會參會費金一萬九千八百四十九元一角四分。一獸疫費金二萬五千元。一萬國醫事會議參會費金六千八百十七元七角四分。一被災各地租稅分別緩繳費金一萬三千九百七十二元六角五分。以上共計二十二萬四千六百五十餘元。錄蘇海彙報

俄國軍費

俄國估計一千八百九十七年水陸經費。共用三百四十四兆二

八萬二千一百六十九盧布。陸軍用二百八十四兆三十七萬八千九百九十四盧布。水師用五十九兆九十萬二千一百七十五盧布。陸軍經費比較上年合減四百餘萬。而水師則增多二百萬。陸軍册內整頓步兵經費。有增無減。惟改用新式槍礮上年用二十二兆七十萬。今年用十六兆而已。水師經費。均有增添。惟新製船隻等項。上年十八兆。今年祇十五兆。錄巴黎辯論日報

土希和約

土耳其與希臘罷戰。由各大國商議和約。土廷以戰後所得之地不得退還敵國。因戰時傷人實多。即鐵煞黎島已經土廷收入版圖。不得還希。惟各大國自有權衡。因即會商議定。作爲憑準。鐵煞黎島別舉西員美渣利士爲總統。並派美列都護爲邊防善後大臣。金班爲議約大臣。矯利爲酌償兵費大臣。土希爾國爭端從茲永息。想無再有翻覆之事矣。錄集成報

日本匱

中日交戰之役、共用銀一百六十四兆二十四萬八千八百六十四圓、計攻至中國後、用去五十四兆六十六萬六千零六十七圓、本國用去者一百零九兆五十八萬二千七百九十七圓、然諸陸軍所用之費、至海軍一切開銷、尚不在內、目下度支奇絀、計臣擬下令加稅、否則將冗兵裁汰、以免左支右絀之虞、日人聞之大爲不悅、不知謀國者、何以善持其後也、錄日本報

俄人覬覦小國

俄國將軍名喀嗎露夫者、寄書報館曰、波斯比耳地斯坦及印度等國、天賜俄國者也、故我國講求武備、以維持威力於歐洲、且當直打破德國隱謀密計、苟失威力於歐洲、則東方之事、亦不可爲也、故俄國不可不奪波斯、佛拉斯及他他內爾海峽、是所以維持歐平安也、是俄國振動萬邦之發軔也、可謂旁若無人之論矣、

集成報

日本欽助郵船

華英新報云西國郵船由政府中每歲助以巨款並加保護見重殊甚今中國創設郵政尤當兼備郵船倘不能節節靈通祇知郵信票之資似非便民之事今悉日本政府議准撥款相助三菱公司船隻之往歐西者約期五年助以二千二百九十一萬四千九百五十七元俾時事變遷准可增費云錄蘇報

俄高密約

日本甌沙喀阿沙祺報云俄與高麗定有密約分為二事其一為俄應保朝鮮之外患其一為高麗不得無俄廷之允准私自與他國定約又云吾東人殫竭知慮改朝鮮為自主不意高竟負我稱藩於俄此節須向奉差使署者詰問錄五月蘇報

俄國丁口數

本年上半年俄國查得丁口完數通國丁口總數一百二十兆二十一萬一千一百十三名男畧多於女歐洲各國大都女多於男惟俄不然視前十二年中增至二十餘兆名之多俄民繁衍若此可謂盛矣。節時務報

俄定新例

俄國政府現定新例除本國船隻外凡外國船隻不准由海道載運貨物往來波羅的海黑海及太平洋沿海俄國各口岸惟此例現尚不即頒行須歷一千九百年始申禁令大晤士報從而論之曰此例設而不即行者因欲各國船隻為俄國運載鐵路及別重材料至琿春故也。約西字報

法人興議鎖國

法國人口漸有減色而貿易商[illegible]日衰觀每年出外游人均[illegible]可以知其故矣近時法一[illegible]一大案件提講其一云

洋務報

人民從事商務者．須府將此金給與法
者之家族．以助其貲自千八百七十
後．為保護其國家故．國十九年與出法人年年有裁減
之色而外人來住法國者．日益加衆．現法人在德京者．三百九十
三人耳．然德人在法京者二萬六千八百六十三人．是為保護外
國人之故．糜用鉅貲於陸海軍也．況法人現在兵役．皆是妙年一
生中不再來之好時．而銷光陰於兵營鎗劍之間．徒為保護外人
之在國中者．是顯悖事理也．故設法救助在兵營人之家族．同為
至當之義．又其一云．外國人亦無在法教授子弟之權．如有違背．
則當受禁錮之形．或六月或至二年．又課以贖罰金五百佛郎．或
二千佛郎．此案為議員所贊成．與否雖未可知．若此案為議院所
贊成．則外國人在法教授子弟者．即纍纍如喪家之狗也．必矣．蓋
法國將執鎖國之見矣．錄時務報

注：洋務掇聞卷四第十四葉以後佚。

丁酉利濟學堂報洋務掇聞卷四目錄

臺灣女學

臺灣總督府所轄國語學校。內設女子部。悉募女生徒教習。自西歷五月二十六號開校。共計有土人女子四十八名入學肄業。先須開具父兄執業切結。內有庶業者十七人。商業者十四人。農業者六人。工業者五人。勞力者六人。計四十八人。內有已婚者十七人。未婚者三十一人。錄蘇報

美教士李佳白設尙賢堂章程

第一段共四條。明本堂創立之意志。是爲綱領。　一凡本堂所用之人所立之法所辦之事。專求有益中國有利華民。　二本堂意在廣設善法。調劑於彼此之間。務令中外人民。底於和洽　三本堂期於恢拓學士之志量。硏鍊儒者之才能。俾上行下效。庶中人以上之人。智能日增。卽資之以變化庸衆　四凡本堂往來交接之人。總以勸善爲本。無論砥礪德行。講求道藝。期乎擴充舊識。啟

迪新知。 第二段。共七條。明本堂率循之條例。是爲規模。 一本堂須有中西工辦數人。循照所定規條妥爲辦理。華士必諳西語。長於新學。西士必在華數年。熟悉民情。方充其選。凡一切應辦之事。俱由正辦之人。公同酌定。總期各人克己濟衆。絲毫不准染指。

二由正辦之中。公舉一人爲總辦。倘欲舉一事。或彼此意見不合。則歸總辦一人裁奪。其每年進項支銷若干。亦由總辦主持。每年按兩次結算。以免紊亂而符定規。

三在京都。不論何國。擇出數人爲議董。所有本堂應辦之事。其大致非由議董允准。不能見諸施行。即本堂每年進項支銷數目。亦俱由議董監察。不敢擅動挪用。以免朦混。若總辦所主之議。未洽於衆。則由議董公同商酌。妥洽辦理。萬一此堂中止。所存資財。須歸議董酌核。分助善舉

四或京都。或外省。無論善局教堂之人。如有佩服本堂所辦。而能格外出力幫助。行一切善事者。即可往來函商。結爲同志友人。

五或有人肯在本堂每年捐金錢十圓者名爲助資友人倘捐資之人有卓識宏議亦可寄信前來本堂必爲從公商酌　六擬先在京都設立一堂嗣後若能推廣則在外省分立支堂亦可均由同堂友人照管隨時酌辦　七或有別項善局與本堂有同志者本堂必當體認誠意樂於協助以期彼此相合而免歧異　第三段共十條明本堂推行之法以承綱領而副規模期於上合天理下順人情　一本堂倘蒙上等智慧之人常相交際熟察此中有善無惡自然矢口播揚庸衆漸化而中外隔膜之見即潛消於無形　二本堂內擬設一公所專便中西上等人士往來會面締交既久情誼益親中外一氣獲益良多　三本堂應隨機設法聯絡各省以及郡縣之官長紳士俾與西國通達時務才德兼優之教士互相交契日久情親共保民教相安兩無齟齬　四本堂內擬設一藏書樓廣搜中西古今聖賢所著有關政治學問之書匯存

樓中以便中西賢士披覽講習用資實學。五凡時賢所著新策擬擇其妥善緊要者並本堂隨時指事敷陳等篇皆刊刻布散以冀維持大局轉移人心。六本堂擬設一學館凡中國俊髦之士有願來學某種西學者數月之間可得大概如欲兼習各種西學則須數年方可若中國及早振興西學則本堂此意亦不必舉行矣。七本堂內擬設洋文學館俾貴家子弟習學洋文若中國日後廣設洋文學館本堂學館隨時裁撤。八本堂內擬設格致書院存西學所用各種器具式樣逐一試驗宣究理數講一切强盛新法。九本堂內擬設一大廳會萃中西各國樂器擇日歌詩奏樂卽於此廳招集中西善士凡道德高深學問淵博者相與辨論切磋並講一切濟世救人之法。十本堂擬辦一切濟困扶危各等善事或醫病或戒煙或分書或濟貧總期救民水火共登仁壽

節集成報

蘇學會試行章程

一本會敬遵乙未閏五月　上諭以因時制宜爲主取其互相講習振起人才爲將來建立學堂張本蓋學堂之設集款匪易收款有限取入者固可獲益被擯者勢必向隅本會聯合同志勉成斯舉在會諸人務必父詔其子兄勉其弟使通省皆知實學雖以蘇學爲名而流寓寄籍同志之人儘可入會視同一律

一爲學之道千條萬緒不能出聖教範圍善乎京都官書局籌議設立學堂之言曰以中學爲主西學爲輔中學爲體西學爲用中學有未備者以西學補之中學有失傳者以西學還之以中學包羅西學不能以西學淩駕中學此是立學宗旨日後分科設教及推廣各省均應抱定此意等語本會卽本此立意入會者宜各深體勿悞趨向

一本會專以學問相砥礪凡非分所應言分所應爲者不得干預但當實力實心儲爲經濟以報　國家勿議朝政勿談官場

庶可持久至標榜傾軋諸習尤爲學者易犯更當痛戒 一本會專爲寒士無力購書而設所購之書分爲六門曰史學中西皆備曰掌故之學朝野典故中西制度及各國人心風俗交涉律例坿焉曰輿地之學分地志地文地質三門兵家言坿焉曰算學曰商學格致學工藝坿焉各就其性之所近專攻兼習皆可

右立會大意四條

一建造講堂及藏書庋器之地必不可無惟今當創始之時尚無此項經費暫借寬敞房屋作爲學堂公所 一學會公所廳事設立至聖先師聖牌每月朔望拈香行禮 一學會以敬業樂羣爲主理宜定期講習以證見聞惟開會之始時當聚集轉易曠功且會中人各有自課課人等事屢集轉非所宜擬每月朔望謁聖禮成即於是日作爲會集之期辰集午散會中但備茶水 一學會應公舉經理一人協理三人分理三人分理中一人管書凡二人司筆墨等事會中應辦之事由經理公同商議宣告大衆舉辦如有不協輿情

之處儘可據理駁辨但不得參以私見凡會中一切收發書籍由管書人照章辦理經理協理不支薪水惟分理事務較繁俟開會後酌議律貼　一凡會中銀錢出入等事暫由協理按月輪管俟舉定經理後即行交明以昭劃一入會同人亦得互相稽察年終當彙算出入總數刊板徵信　一會中應刊蘇學印記一方會中書籍收條由經理鈐印以昭鄭重　一凡官長紳富加有願助成斯舉者或捐書籍公同估見或捐銀錢在十元以上者本會發給收條准借本會書籍不取分文惟須照會中看書章程辦理其有慨助鉅資以昌斯舉尤彰感德　一本會概以平等相視無論學識之淺深名位之尊卑其相見皆行平等之禮果有識力超卓學問優長者本會當虛心請益　一本會初創集款不多僅敷購買切實有用之書凡增設學堂及譯書刻會中札記等事均屬未遑俟辦理經年眾論允協當設法擴充　右辦事章程九條

一凡遇局外人詢及局中之事不論人信服與否均須以直告之不可存逆億及菲薄之心須體聖教羣而不黨之義　一凡入會者須先行報名報名處各立草册本人自書姓名年籍居址俟開會日併列一册　一凡入會者須出會費洋五元作為購置書籍等一切經費入會者於報名時先將會費交出然後發給收条鈐蘇學印記並經理私印及取書憑摺一扣　一凡近城郡縣鄉鎮有入會者亦交會費五元惟書籍覓寄既難又不能尅日繳到須本人自覓妥人代寄信力自理其繳書之日展限五日為期三期不繳以後停發　一本會開辦之期議定後由經理預行通知公所設立何地一併註明　一會友均讀書明理之人應守身知恥如踰越規矩不安本分為經理察知或會中人公同糾舉一次勸戒二次出會會費充公士子吸食洋烟原干例禁亦宜戒絶以端志趣

右入會章程六条

一購買書籍由經理會同協理量會費之多寡核要開單公同議定　一書籍當依類編目易於檢尋所購之書寫書目三分一存經理處一存會中一存管書處俟藏書既多再刊書目分送同會之人　一書籍暫存於管書人處每月由協理輪查一次如有損壞遺失等情須由管書人追根賠補　一會友欲看何書須先向管書處掛號以先後爲序不得爭執本會發有取書印摺逢發書之期持摺取書第一期發書幾本第二期取回前期之書再發幾本均註明摺上鈐以掌書人私印以後準此三期不繳停發　一看書各友遇有心得各撰札記於朔望齊集時互相校閱以收觀摩之益如有未是處互相指示其實有心得者由分理照錄存於會中以待日後刊刻　一每逢五十爲發書之期（月小改爲逢九）能多閱者每期發書兩本少者一本上期取去下期繳換　一凡不願入會願借本會書籍閱看者須預定半年爲率取洋乙元以此類推

亦發捐憑取。惟須有會友担保。仍不逾五本。逾十日。庶不曠悮他人看書之時。而閱書者益得奮勉。一看書借書。如有塗抹缺失等事。在會中人罰繳書值。本數少者倍之。不入會而有捐款者。以後不發。無捐款者由担保人賠償。　右看書章程八条。錄集成報

美女講學

美國女士司他通。素通文義。近聚同侶有學問者。選擇古今各國書籍。凡有關婦女教養者。抄集成編。分門別類。其書籍非本國文字者。另有女士幾輩。皆精通外國語言。加意繙譯。俟纂修告成。即築共讀樓一所。准好學女士入樓觀書。錄官書局報

商務學堂

日本東京商務學堂。向有英美高麗教習各一人。中國教習二人。現擬推廣。再請俄法德各一人。定於本年七月開辦。錄官書局彙報

南洋公學章程

公學綱領　一西國以學堂經費半由商民所捐半由官助者爲公學今上海學堂之設常費皆招商電報兩局衆商所捐故曰南洋公學　一西國及日本學校之制小學最多中學較少大學則一國中不過數處皆分別部居不相兼綜今南洋公學本係大學惟西法由小至大循序升進中國小學中學未興大學無從取材議於公學內先分別上中兩院以上院爲大學中院爲中學考選十三歲以上十五歲以下已通小學堂功夫者挑入中院肄業俾得早充大學之選俟風氣大開外間中學較多卽將今學內中院裁停其考選之法以身家清白文理通順體强質穎爲合家長親友保送爲憑　一考選學生祇能觀其所學西國考試之法性情氣象才能與學問並重今於公學內分設外院初次考選可以寬爲錄取統入外院攷查三月選其性情氣象才能之兼美者使入

中院不入選者仍遣歸。一環海各邦與我同文同教。而能善學西人日起有功者莫若日本。中國興學宜取法於東。階級畧同。塗軌徑捷。日本小學大綱曰修身。曰讀書。曰習字。曰算術。曰物理。曰地理。曰歷史。中學之綱亦如小學。而習其較精較深者。大學分法理文三部。而理部又分數學。物理學。化學。生物學。星學。工學。地質學。採鑛冶金學。入科。文部又分哲學。政治理財學。和漢文學三科。此外又有醫學。外國語學。工部大學校。海陸軍兵學校。農學校。商學校。工學校。女學校。師範學校等名目。今中國既非一蹴可幾。不得不擇要施教。中院教科大綱畧從日本。大院則以法理為大端。而損益變通之條列細目。統歸課程。一日本學校規則。及授讀之書。皆由文部省查驗。酌定頒行。故教無岐途。學歸一軌。但其初亦屢試屢改。然後定為令式。今公學課程。皆擬參酌東法。試辦。惟教學之法。大含細入。非經歷試。其層累曲折之利弊。未可驟明。俟開學後由總辦與華洋教習逐一考核實可循行再將課程節目釐爲定式 一外國學堂多不定額以其經費充足又多收學生貼費也中國風氣未開學堂經費既不可賦之於民亦無盈千累萬損助之款倡導之初不但不能收費且不能不酌給膏奬籌款旣艱應有限制上中兩院學生均以一百六十名爲額 一外國學生小學堂卒業後出外謀生不入中學者聽 一學業淺深分爲數班學生每日功課教習記明分數報於總辦錄記簿册月計歲核能者越級而升次則循級以進暴棄者降其級 一每月小試總辦總教習以所業面試之周年大試督辦招商電報兩局大臣親試之上院四年學成由公學給予卒業文憑造册呈由督辦大臣南洋大臣江蘇撫院咨明總署聽候調用擇其尤異者仿日本海外留學生之例給官費就學外國或就試於各國大學校以擴才識而資大用 一各學應用之書以及應行流覽參考之書

除中國官私載籍均宜搜採外凡東西兩洋各國關係書籍各種圖冊亦須廣爲購置 一購置各國著名報館日報月報新聞紙一體購備分庋圖書院以供師生觀覽其收掌取閱之法別具章程 一實學必須目驗所有天算儀器中外各國生物鑛產化學器具機器形模兵農器械各國金銀銅楮貨幣凡足資考證者均於格物院分儲陳列俾師生得以按圖索驥講解研求 一上中兩院學生皆有繙譯洋文功課應擇各國法律交涉諸書先行課令繙譯次及理財商學諸書繙譯成冊教習校核精審隨時交譯書院印行定價發售取售書之資供譯院之費各書流行日廣則不入公學之士子能通知西法者自日多矣 一公學總理一員選通達中西政教源流體用兼備者爲之洋總教習一員以精通法律政治兼明理財格致諸學爲之華總教習一員以學問優長品端才裕兼通西學品行端亮者爲之上院法學洋教習一名由總

教習兼任政治理財商稅諸學皆統、化學洋教習一名、格致物理諸學皆統焉、地學洋教習一名、地理地質探鑛冶金諸學皆統焉、工學洋教習一名、機器土木製造畫圖諸學皆統焉、華人洋文教習四名、漢文教習三名、中院華人洋文教習四名、幫教習四名、漢文教習四名、幫教習四名、稽查教習一名、稽查副教習二名、管圖書院、備充教習二名、司事四名、

一西國各處學堂教習、皆出於師範學堂、日本亦有師範學校、中國儒生、尚多守先之學、遴選教習尤患乏材、現就公學內設立師範院、先選高才生三十人延德望素著學有本原通知中外時事者、教督之、一二年後、南北洋學堂教習、皆於是取資、庶無謬種流傳之病、有派出者、隨時另選補額、此項師範生定格既嚴、課程猶密、其上選者、大抵德才學三項俱全、派充教習後、當考其功效、定其年資、另議專案保獎奏明辦理、附一卒業後、出外謀生、不入大學者、亦聽、日本之制、以七歲

至十四歲爲學齡學齡期內不准不學學至八年人必明理無論大小必可成就一業大要在使國內無業之游民而深造大成則視各人之材質志趣不相强也以明治十四年計之通國七區小學生徒一百五十九萬四千七百四十二人中學生徒僅一千七百五十八人由小學入中學者約五百人得一人由中學入大學者約得其半可見小學之功用最廣今中國剏立南北洋兩學生徒限予定額皆當期於大成以備國家之用除中院學生四年後終無進境不得不黜退外其才且賢者必需升入上院肄業不准他圖

一中國學校之政隳而設爲書院以輔之延請院長不囿官職立法之始成效炳然如白鹿鵝湖之州其尤著者也循行日久皐比之席不以實選而以情來顯者宦成據爲祠祿清要臨頒畧同乾修師生之面常不相識月課之卷假手捉刀習以爲常爲世詬病

一中國民間讀書子弟往往至十四五歲文理猶不能通

順皆由教不得法故學亦無效此等子弟雖入中學仍須從事小學功夫久費年力歲不我與欲求深造常苦老大今仿日本師範學校有附屬小學校之例選八歲以外十三歲以內體壯質敏之學生一百二十名送入師範學堂分作六班按年提升一班第一班卒業挑入公學中院另選二十名補充第六班此項小學生卽令師範院之高才生分教之使其且學且教規矩準繩無不中度一旦出充教習自能就駕輕熟公學教習皆責成總理總教習訪延如不稱職責有攸關勢厲情托皆不可徇

一學以道重禮由義起公學中設位供奉　至聖先師朔望日晨起總理同教習率諸生拈香行禮自總理以下凡見中外大臣應遵京官儀制用紅呈大片長揖打恭不得屈膝請安

一公學支銷經費按月造册呈送督辦輪電兩局大臣核銷每至年終造具總册呈請督辦分送南洋商憲蘇撫憲暨招商輪船電報兩局查核　錄新聞報

意國學堂招考

意國謨得納馬步隊大學堂、定於本年十一月初一日、傳錄取新生一百名到堂肄業、突耳靈炮隊工程隊武隊大學堂、傳錄取新生七十名到堂肄業、前者謨得納招考時、應考學生、必須在中等學堂領有憑單、及年在十七歲以上、二十二歲以下者、始准投考、場內先考本國文字算學、及法國文字、由兵部大臣出題、錄取後、記名候傳、復專選各營武弁、如千把外委等官、七十五名到堂肄業、其中以、五十名學習充當各營管帶、計步隊三十人、馬隊六人、礮隊八人、工程隊四人、其餘二十五人、專學算術、以便管理一切營中賬目、年歲以二十五至二十九歲爲限、所選各項武弁、或係在學堂領有憑單、或係由本營考試取中、始能選入學堂、至突耳靈武備學堂、第二場專課算學、考試之地、或在突耳靈學堂、或在爾洛教學堂、或在尼亞普學堂　錄意國軍報

幼學認字法

嘗觀童蒙就傅其導以識字也每用方紙成塊或寫千字文或寫百家姓或寫十三經集字等字使之熟習獨是逐字讀之抑或逐句讀之固無差訛若抽提而出置之他處恐仍有莫辨誰何者矣豈法之備耶故欲求良法須先於入手時教以平常日用之字以及新聞紙中通行之字則異日開卷自能一口道出矣 節中西教會報

鼓樂學校

歐洲各國陸軍中皆設有鼓樂隊蓋臨陣時藉以齊步伐宣進止休養時則吹奏以快士氣娛心志日本自法泰西軍中亦有鼓樂隊然究未能精到刻擬設立軍樂學校擇各國之制度善者折衷教練已於東歷六月十一日由戶山學校教導大隊龜井戶譔成軍樂隊鼓隊新樂譜云 約蘇海彙報

稟設學堂

江省熊茂才羅宿等稟請上憲創設藏書樓以爲士人講求實學之用茲鄒孝廉凌沅等稟請創設中西實務學堂已蒙各憲批准爰將原稟詳文照錄於後爲遵　旨設學懇請就地籌款以育人才事竊見順天府尹胡山西巡撫胡山西學政錢刑部左侍郎李貴州學政嚴侍講學士秦安徽巡撫鄧先後奏請設立中西學堂經戶部總理衙門議覆奉　旨允准通飭各省照辦至再至三京師又新設大學堂以待各省之掄升此實中國轉弱爲强之機淬柔爲剛之本薄海臣民自應感激奮勉成此盛舉伏睹大人眷念時艱改奏童課爲算學課移緩就急崇實務精有識人士聞風鼓舞引領翹企謂百年虛僞之習千載維新之基將轉移於大人之一舉幸何如之惟由此擴充似宜遵　旨另立學堂指撥款項尚慮庫款支絀一時自難應手合無仰懇通飭各府州縣上縣籌款五

百金。中縣四百金。下縣三百金。或撥現款。或酌新捐。又令通省城典各捐百金。鄉典各捐五十金。又令江西鹽商每票歲捐二十金。更請官商之在外在籍者。量力捐助。如此則衆擎易舉。五六萬金。不難立辦。皆取於彼甚微。而益於此甚大。且以若人之財。育若人之子弟。又兵農工商。均有裨益。學有所成。以之轉授各府州縣。開誘來學。使一切練兵製器。交涉礦務。舟車等事。不必取資洋人。收利權而塞漏卮。正如欲實倉囷。精選種子。事雖迂而實切。道雖遠而實近。雖曰解囊分潤。俗情所難。抑知棟焚榱折。猶酣睡堂幕。將固有之物。盡屬他人。何如稍出羨餘。自爲曲突徙薪之計。孟子曰。今之欲王者。猶七年之病。求三年之艾。苟爲不蓄。終身不得。今日之謂也。且時會已開。憂患迫切。補救之方。惟速爲妙。誠能迅行舉辦。庶上以慰　皇上育才求治之至意。下足表大人經國保民之遠模。至江西紳富。亦應知此時爲國爲家。舍自求實學。更無他法。

踴躍輸將。正爲自保身家至計。擬名曰務實學堂擇地建造。郎藏書樓儀器院繙譯館并設其中。或別有籌款之方如戶禮總署議。准鄧中丞摺內可以奏明請　旨飭下戶部酌量指撥者。均候鴻裁定奪。伏祈批示施行。節申報

親王遊學

高麗親王留心時務。有志西學。前已聘請西人回國教授各種藝學。並廣購各種書籍。現聞該親王擬赴美洲遊學。以廣見聞。不日起程。錄日本郵報

紅人被化

美國教化紅人。頗著功效。刻下紅人已應差使。爲巡捕兵者七十三人。爲巡捕官者八十五人。爲刑官者百廿三人。爲繙譯者六十三人。爲書吏者十一人。紅人並設立學堂數處。學生共四百三十三人出類拔萃者。立予美差。每年約可得盧布九百元。錄集成報

藏書勵俗

西國藏書之富。民間人人得而進窺。有官設者。有民設者。均價值數百萬。藏書數萬種。人入觀看。可以手抄。管書局者。查檢出之。不許攜至外間。不許交頭接耳。目前德國書院有大小二千餘處。該各局中有書一千六百九種。計二十七兆九萬一千二百八十八本。皆鐫刻印本。餘有手鈔之書。共二十四萬四百十六本。其外又有一百三十書局。亦各有書十五兆本。又義學書局五百三十處。有書三百萬冊。又格物書局一百四十二處。計二百萬本。又雜藝類書二百五十萬冊。又武備書局六十一所。計六十萬六千本。又家藏書局八十七家。計一百五十萬冊。勃發利亞京城內。有九十萬本。伯靈京城內八十萬本。斯得賴斯撥城內。六十萬一千本。以德國計之。已浩如烟海。而況英法各國之逾形美備。此可見西人讀書之善法也。錄益聞錄

臺灣教育

日本報云臺灣全島內有書院一千零三十餘處而生徒不過一萬五千人以全島人口二百六十二萬九千一百十五人計之就學者百人中不過二人蓋因從來島民皆不教女子即男子百人中知文字者亦不過六人近添設學校來就學者漸多或者可轉移風氣也　錄申報

學部新錄卷三終

丁酉利濟學堂報學蔀新錄卷三目錄

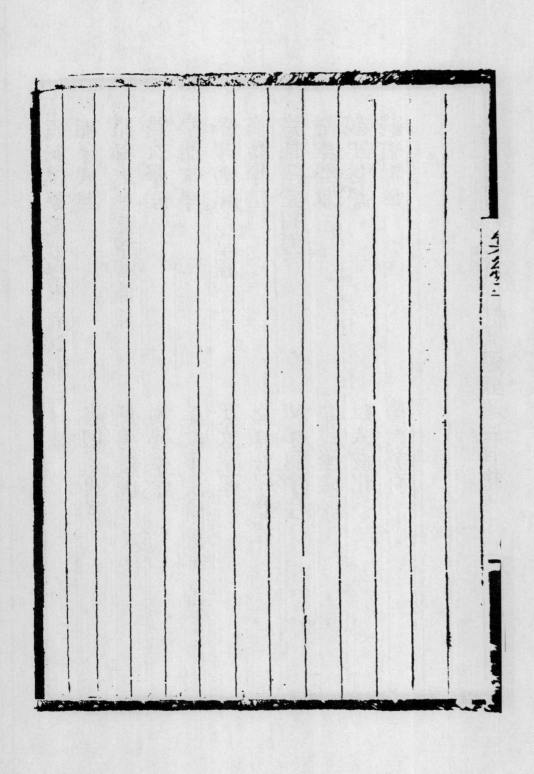

丁酉利濟學堂報農學瑣言卷二目錄

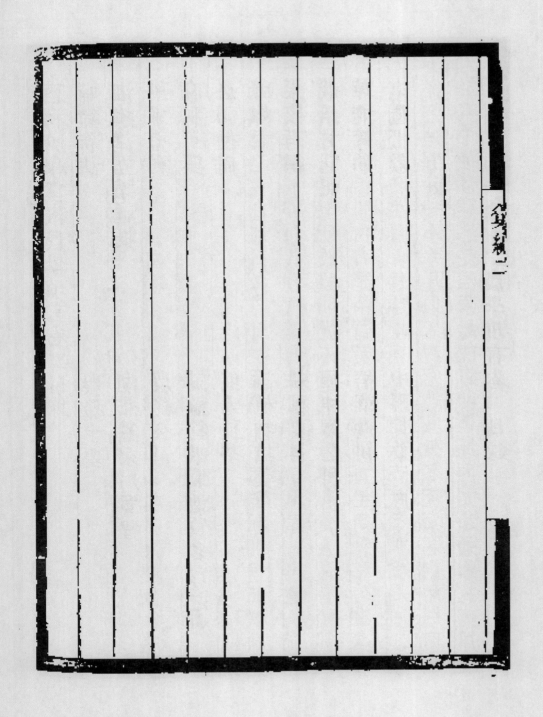

哺雞新法

有農師名歷沽巴能專考察牝雞育卵之時候。謂當春時生卵獨多。冬時生卵獨少。不如育牝牛者終歲皆能取乳。故凡農家欲畜母雞。以圖長年之利。則畜雞當分兩種。大小不能均一。如春時令母雞伏卵育雞。至夏時雞雛長成。漸能生卵。然此等母雞至冬時則肋氣已老。生卵必疎。故當預於夏時。再令母雞伏卵。候續育雞雛。至冬時漸成。亦可代初次雞母生卵。如此則利周一年之內。而無闕失之患矣。至所收雞卵。尤不可混亂。按雞卵養人最有補益。蓋雞卵黃白相間。白者是精質。黃者是硫磺質。至用糖和勻生食尤妙。然必以初生雞卵爲勝。至留養母雞。俟兩年後便當易養。至養雞之地。宜建一小木屋。以禾稈密繞其外。冬天氣寒。則用爐置火於其中。使母雞感受溫氣。始能育卵。但屋內尤須通氣乾爽。屋外宜有廣地。使雞日中遊行。不至滯其血氣。尤易於養成也。至飼養之物。最好用熱水將麥穀浸透。使冬時不至冰凍其腸胃。或用粟米磨爛餧之。若能哺以搥碎猪骨。直可以不交雄雞。而亦能生卵。但哺之尤貴得時。小雞不可令其過飽也。約倫頓農務報

農務十要

明日報云。農爲粒食之本。上關國計。下係民生。古時中國設有專官。誠重哉其視之也。然旱潦由於天時。腴瘠由於地利。而莫不轉移於人事。近泰西講求農務。凡耕種等事。均用新法。較之向日。事半而功倍。勞逸迥殊矣。於是設農務學堂以習其事。設農部以總其成。以士爲農。以農立國。而農學之要有十。一算學。不識算者。不可爲農。蓋凡田畝穀種工用資本之多寡。收成利息之厚薄。必先籌之極熟。始有把握。二化學。種植之事。須明各種原質之理。然後知物體所含何質。有何種性情。宜何等土田。否則灌溉培植。

不能盡得其宜。三土地宜有上下潦旱之分，泥砂肥瘠之別，何處宜麥，何處宜禾，皆須講求精熟。四水法田土以不旱不潦爲佳，惟不能盡地皆然，農人徒用人力開渠取水，勞而鮮功，博稽新法，用機器取水，以代人功。五物種植品極繁，有取葉者，取核者，取皮者，取根者，亦須逐物詳考。六器具西人之犂，每人駕一具，而以二馬拖之，入土較深，亦頗靈快，其他如鐮斧鏟，皆利而適用，更以車輪載運，以機器舂磨，是以農業日盛，所謂善事先利器也。七天時風霜雨露，俱與植物大有關繫，苟能預早推知，極爲有益，格致有寒暑表、風雨表，即考知何物忌風，何物惡寒，何日可播種，何日勿收割。九栽種菓有嫌其酸，移續其枝於甜菓樹上，而菓遂甜者，此法所以補化功未備也。十兼牧畜凡禾稼收成，未必盡合於市，其粗賤可爲六畜之食，以免遺棄，而畜之糞亦可肥田，畜之力亦可助耕。以上十者，皆農事之要，所宜切實考求者。

也・節集成報

湘省議立桑社批

湘省王紳先謙等公呈議立種桑公社租就三營馬廠餘地・請飭立案陳撫軍批示云湖南土沃水淸・於蠶桑最爲相宜・本部院曾擬派人學習新法・並已飭於沅江草尾洲淤地・提出二萬畝創種浙桑・以開利源・尙未就緒・茲諸紳公議・集資立社・請於省城北門外駱駝嘴東岸・三營馬廠餘地・劃半種桑・仍照舊歲出租・永遠歸公社承佃等情・係爲地方培利源開風氣起見・苦衷公誼・佩感良深・所請租佃三營馬廠餘地・於該營歲入租款無所損・而他日蠶桑盛行・爲利甚溥・卽各該營兵丁・家室婦子・機杼之利亦旣同沾無極・亟應如所請行・准其立案永遠歸該公社承佃候檄行長沙協撫標左右等營・一體查照・轉飭經理馬廠餘地・并自遵照辦理無違可也・錄農學報

湖北蠶桑局章程

一桑株自光緒十六年冬派員赴浙採辦回鄂時設局散發由各州縣具領轉給民間次年夏復購桑子給民自種並於江夏兩縣租買隙地廣栽桑株播種桑子以爲發給鄉民並局中養蠶之用嗣後每年採買一次循以爲常

一桑株散發由州縣請領外並准各鄉民隨時赴局報名請領按數登記統限於正月半前後赴局具領惟不准稍有輕棄

一局中種桑地段每逢春初派匠帶徒將桑株未接者均行接過一次冬初復派匠至各處修剪桑條並教導鄉民剪接之法

一各州縣中所發桑株有須剪接者准其具文申請派匠前往剪接並以其法教導鄉民俾共周知以期推廣

一每年採辦浙桑時即兼購蠶種除局中留養外悉分給鄉民令其加法飼養

一局中除養蠶取絲外，即廣收民絲，凡持絲赴局求售者，必爲收買，不得推拒，庶鄉民知養蠶有利，人樂爭趨。

一各州縣中，如有偏僻地方，民人養蠶取絲，無處售賣者，准該管州縣墊款收買，解繳省局，由局查照墊買之數，補還州縣。

一所收各絲，於本地招雇絡匠，由局給以伙食，每絡粗絲一兩，額支工錢二十文，細絲一兩，額支工錢四十文，至每日絡工，粗絲限四兩以上，細絲限二兩以上，不得過形短少。

一絡絲除男工外，並另招民女，由局中蘇婦教以絡法，其已熟者，給絲領歸自絡，工錢亦照男工按兩發給，俾廣生計。

一生熟各機，定以功課，每熟機一乘，除牽經接頭外，每日限織三尺，生機一乘，除牽經接頭外，每日限織四尺，學徒則熟機每日限織二尺，生機每日限織三尺，按月於給工價時，通行考較，一次有不及者，查照虧短數目，扣罰工貲，多則於扣罰項下提賞，

一織成之綢責令司事隨時編號登簿無有遺漏除每月造報收數若干外必俟其綢賣去原號方准問除

一綢疋由浙紹招雇染匠採買蘇靛彷照蘇杭練染成法顏色鮮明設櫃銷售並開列名目酌定價銀出示各市鎮俾商賈居民人等隨時赴局揀買照價付銀以照公允

一售綢銀兩隨時交存錢店專備買絲支用無論何項不得開支以便周轉

一局中每日五點鐘發梆一次匠徒齊起六點鐘上工十點鐘早飯十一點鐘上工五點鐘收工晚飯所有上工下工開飯均以發梆為度如有不聽梆響輒行下工者由監工人斥責

一局中匠徒上工後不准擅出機房如有事故應需請假者必向經管司事言明方准給假

一局中出入絲綢以及發售綢疋均責成司事經理隨時登簿按

月將各項數目。並同局用收支。逐項開報一次。以便稽查。

一局中督辦候補道一員。每月薪水銀五十兩。駐局總辦一員。每月薪水銀四十兩。幫辦一員每月薪水錢十六串文。司事經管報銷文案一人。經管買絲賣綢以及收發絲綢催督工匠查看桑園計四人。監工書辦各一人。每月辛工或洋十二元。或錢十二串八串六串不等。伙食均由局另備。

一生熟各機開織者五十架。計甯匠二人專織緞疋。蘇匠四人專織荆錦甯綢。蘇婦一人專教導民女養蠶絡絲。杭匠二人專織花衣。湖匠四人專織湖縐。浙匠四人分織花羅線春官紗紡綢等項。除由局給與伙食外。每名每月各給工洋十元

一學織挑花各徒。合計八十餘人。分派各匠學習。伙食則每名每日額定錢五十文。由局備辦。其粗曉綢織者。月給零用四百文。至手藝精熟。可以專織一機。則逐漸加給工貲。

一學徒准隨時收錄其有手藝已成情願出局自行開機者毋得留難並准將織成之綢送局代爲練染仍交該徒自售俾廣利益

一局中每月額支合計委員司事薪水伙食並織匠學徒紡匠染匠打線絡絲以及雜役人等所有工食共約錢六百數十串文加以燈油紙張雜用每月應額支錢七百餘串文

一局中各織匠本係由蘇浙等處招雇來局教導本省子弟因不惜重給工貲須俟各學徒手藝精熟可以轉相傳授時即行資遣回籍以省局費

一雇來織匠既派有學徒自應悉心教導務使該徒手藝有成則將來遣令回籍時更必優其獎賞以酬勤勞

一局中內外一切悉由駐局總辦委員督率經理以一事權

一局中清晨啟門二更鎖門凡有閑雜人等往來出入均責令把

門嚴爲查禁以肅局規

一是局本爲開民風氣而設自應推廣方徵利益所有領桑各州縣如有禀請設立分局者當即派令手藝精熟學徒前往教導以徒授徒其勢甚便而蘇浙良法亦可推而彌廣是又當深以厚望　錄農學報

講求畜利

紐約農人報云牧羊之法惟曼千拿省地爲最宜此地有山高至五千餘尺山下平原廣濶可爲游牧之場法令牛羊各以類聚遂覺生齒日滋蓋因牛羊所食之品多不相同雜處未免繁穢故養羊家雖値冬寒之時亦宜分引羊羣每隊二千五百頭趨入大澤中將各羊身洗濯明潔至來歲夏時羊既產胎後始將羊毛漸次芟剪使羊身不至冬受寒而夏受暑則孳息繁而獲利不貲矣節知新報

農務公司

現歐洲各國聯合一公司。以爲商民種植。此公司非獨限於在英地開墾種植而已。即歐羅巴全洲亦遍設是業。名曰萬國商民種植公司。前月曾在法京巴黎會議。云德國商務公司有一萬三千間。內有九百間名農務商民公司。另設銀行六千三百九十一間。又有二百七十三間。是綢緞布疋商務。但前三年該公司每年得商務銀二百五十兆圓。細察農務商事。德人倡始。以種菩提爲先。待至菩提成實。而沽於各處。後法國商民自聯農務公司。無俟求國家代辦。是以英國商民又自聯合商民種植公司。前月英之公司曾在倫頓會議。云農務之業。甚爲興盛。惟種植之收效。亦踵國家農學堂格致之法。如吾美各國商民。欲種植奏功。曷不各聯農務公司。合衆力而盡興地利焉。錄紐約農人報

麻利可興

全球產麻之處推中國爲最然中國惟江西一省擅夏布之利他處僅供索綯而已故種者不多利亦不厚今美國求得新法用化學製麻軟如白絲以之織布不殊羅縠然所產甚少往往來華購取中國苟將磽瘠之地廣植苧麻將來利益不在蠶桑下也錄農學報

論植物吸取地質多寡之率

地面植物之品不一其栽培之法亦不一猶之動物種類既殊飼料亦異植物雖同爲託根土壤然其吸取土質之多寡迥不相同有植根甚深盤結土中者有植根甚淺浮布地面者有必藉野草助其生長而不宜於潔地者有芟去野草方能生長者品類繁賾不能悉數今畧舉人家常用之穀實蔬菜考其吸取地質多寡之率作一百分核計列比例表於下

小麥	大麥	雀麥	斯威特萊菔類	萊菔

	三十白虛爾（白虛爾英國量名）	四十白虛爾	四十五白虛爾	二十一噸	十七噸
淡氣	四十八	四十八	五十五	一百五十三	一百十二
鉀養	二十八·八	三十五·七	四十六·一	一百十八·五	二百四十六·八
鈣養	九·二	九·二	十一·六	六十三·六	七十四
磷養五	二十一·二	二十○·七	十九·四	三十二·五	三十三·一
矽養二	九十六·九	六十八·六	八十五·三	十	七·七

	甜紅萊菔（西名蔓哥哥）	番薯	豆	克勒浮耐草類（田中三葉草也）	米陀酣草類（濕地所生草也）
	二十二噸	六噸	三十白虛爾	二噸	一噸半
淡氣	一百四十七	四十七	九十九	一百○二	四十九
鉀養	三百○七	七十六·五	六十七·一	八十三·四	五十○·九
鈣養	四十二·九	三·四	二十九·二	九十○·二	三十二·二
燐養五	五十二·九	二十一·五	二十九·一	二十四·九	十二·三
矽養二	十七·九	二·六	七·三	七	五十六·九

按以上各表知植物吸取地質各有定率地土亦須預蓄各原質以供其吸取吸取既多地質易乏則尤恃人力爲之補益然則考求糞壅之學不綦重乎省便之法莫如將各植物輪流栽種互相消息則土中天然原質取用無盡昔時曾經測驗譬如一地數年中任生草類後即變成沃壤因土內多灰質淡氣蘊草於中不但加地面之淡氣并吸出地心淡氣尤能引取空中養氣蓋植物自有權力以吸受淡氣凡五穀蔬果各具此能耳 錄農學報

公司種樹

海分司徐星槎分轉蒞任後見淮揚一帶曠土甚多乃設立種樹公司勸民種植建五股分利之議計栽種者一股（凡有園者種花菓平原種桑麻高山宜茶宜桐宜松近水宜柳）看守者一股出貲本一股地主一股（官地利歸官民地利歸民）義舉一股（地方應修廟宇善緣等事）議以三年分枝五年分利缺一補二共成活四十餘萬株其章程已由劉峴帥通行本省矣 錄集成報

俄人種茶

俄國新聞紙云有俄人母路幾輔者現已收到茶種於柯恰薩士在俄國南緯線四十五度十分經線由英京起算偏東三十六度四十五分山高一萬一千尺周圍一百六十五迷當東隔裏海西隔黑海北隔歐洲南隔亞洲山中試種統共茶種苗條十四萬株又以茶子種得四萬五千株皆係中國購買而來其種法甚慎重今已暢茂矣其種植師雖係歐人然曾在印度種過中國日本各種茶樹者故專司其事今春又復新栽中國茶苗二百磅又播中國茶子三十莽俄國升名其地廣七十英畝約計兩三年後可活七萬株該處種茶係屬開創約須七八年後方可採摘又惜該處居民不知種植之學遂於附近數邑設種植學堂並置茶園徧種茶苗以敎導之　錄農學報

蜂媒說

日本農事新報云凡植物必有媒或水媒或風媒或鳥媒或蟲媒

乃可以結實若稻麥等須風媒而南瓜西瓜等則蜂蟻爲之媒葢花之結實必雄花鬚之粉入雌花之心方能成實否則不實也此農家所冣宜究心知此則兼可爲災患之備焉何則如陰霖數日媒蟲絶迹蜂蟻之類不能往來花間則果實之成者必少於是有人工媒助之法法當於午前十點鐘前後行之其功不減媒蟲也往歲歧阜產南瓜極多獲利甚巨約田一反步可得值三十四五元今年成實甚少一反步纔得五六圓農家頗懷疑惑稻葉郡北川君者潛心農理與歧阜名和君討究其故乃知致此有由焉葢今年降雨雖少似無妨媒蟲之往來而昨歲大水瓜田浸漬日久蜂窠爲水所糜爛種類滅絶致今年蜂媒甚少也若早行人工媒助之法當不至如此歉收歧阜之新報登錄此事傳之都鄙冀廣其法焉案中國種南瓜欲其多實有套瓜之法其法清晨折雄花套雌花上合兩花心相向則成實必多與此報人工媒助之說正合

錄農學報

論殖物拉美草

拉美草本生於歐洲故大久保公游歐洲時。攜歸而置諸國中。此草苎麻之屬。纖緯强靭而有光澤。栽培亦甚簡易。雖原野不毛之地。亦能繁殖。又不畏寒熱。宿根生芽。一年能收穫二次。織以成布。足爲夏服。一反之地面。反即日本田地廣狹之名可樹三千株。而獲利則至五十圓。榎本農商務大臣夙嘗致意於此。而近時織布公司等。漸知其多利。故三田種殖所已頒該種於國中之篤志種植者。約東京日日報

果核有絲

蠶有野蠶家蠶之分。家蠶則由養育而成。野蠶則產自樹間。人採其絲。以供紡織。二物均堪製造綢匹至果核中之仁。向未聞可以抽絲製物者也。近法人辟喀在非洲東南之密爹加士架島查出一樹名芳念巴羅奴者。其果核中生有絲條。長約寸半。靭若蠶絲。

土人用作軟枕墊褥等物。薛喀驗其用處。謂不止此。倘能精爲紡織。以代蠶絲。其利用豈淺鮮哉。按西人製物。全用格致學化分化合。巧不可階。昔有西人謂地中海螺殼內。有極細之紗。可以紡織。又有奧人謂能將玻璃製成細線。練以爲絲。以便紡織。茲以法人所謂果核之絲。比類觀之。可以知其體物之細也。錄三月商務報

耕稼要旨

四月三號倫頓農務報云。近有深於農學家著一論。言農學之法有十。照錄之。一算學。算學原有專門。畢生學之。猶不能盡。惟用於農事。則不必過深。若能精通各款成法。已足用矣。不識算者。則不精於農。蓋凡田畝穀種工用資本之多寡。收成利息之厚薄。何物爲宜種。何物不可長。必先籌之極熟。始獲勝算也。二化學。大地之上。物類幾無量數。然總不外六十四原質化合而成。其原質之要者。不過三十餘種。關於植物者。衹十四種。農人須講究者甚

得數種此數種原質之理明然後知各物體所含何質即有何種性情而需何等田土以種之不然灌溉培植之事必不能盡得其宜也　三土化夫田地有上下旱潦之別泥砂肥瘠之分或含鐵含鉀含燐含淡何處宜於麥何處宜於粟皆須洞達靡涯庶無遺憾　四水法田土多以不旱不潦爲最惟不能盡地皆然農人徒泥舊法或開渠通水或以車車水皆用人力爲之勞而鮮功而新法則有開地塡砂以疏水開地插管以取水汽機代人力以車水故瘠地化爲沃田荒土變爲腴壤　五物種夫植物有以山麓之地爲宜者如山茶是也有以水濱之地爲宜者如蓮藕是也有生於春者有發於夏者有熟於暮者有收於朝者桑則採其葉蔴則取其皮棉則收其花芹則食其枝薯芋之精在根荳麥之精在仁瓜果在其肉蔗汁在其身五穀百草品類極繁雖不能逐物詳究不可不審擇也　六器械中國之犂每人扶一具而以一牛拖之

入土僅得五寸西國之犁每人駕一具而以二馬拖之入土較深而快捷又過之其他如鐮耙斧鏟皆利而適用更以車輪載運以火機舂磨是以農戸盡能省力受益　七天時日月風霜雨露俱與植物有大關繫苟能預早推知極爲有益格致家有寒暑表又考知何物忌風何物惡寒何日可播種何日勿收割庶幾舉措咸宜也　八殺蟲有害苗之蟲極多當思設法以殺之或以避之或以阻之或以遷之否則徒勞無功也　九栽種菓有嫌其酸移續其枝於甜菓樹之上則菓甜矣菓有嫌其小移續其枝于大菓樹之上則菓大矣瓜有嫌其瘦接續其藤于大瓜藤之上則瓜大矣諸類善法能補化工之未備也　十宜兼牧畜凡農事收成未必盡合於市其粗賤者可施諸畜以免遺棄而畜之糞可肥田畜之力可助耕故有相濟爲用之利凡此十者考究詳明建業於農未有不利相什伯也　約四月知新報

栽培甘藷記

土質及地勢　甘藷宜砂質壤土稍鬆軟之處而不宜溼土及多草地蓋甘藷在瘠地生長故不必擇沃壤且土壤過沃雖收獲稍多味反不佳且易腐敗地勢宜北高南下使多受日光且禦北風而免積潦　種類　甘藷種類甚多攝泉地方所栽大畧三種一曰莫戈藷又稱淡紅藷以其色帶淡紅也徑三四寸長五六寸皮多剝裂味稍淡煮食或燒食最佳二曰四十日藷色黃畧帶白形稍小外皮腴潤含水多早熟三曰春日藷外皮帶紅色而潤甚美觀味甘且多產可生啖煮食尤美此外種類尚多不備載　選種　藷之可以爲種者年年連植之於同地蓋易新地則種子頗多腐敗其形亦不正皮面多粗故當選種之時須擇其形端正無傷痕者於離根約一寸之處切斷其蔓　移苗　種藷宜自三月十日至二十之交（中歷春分前）擇向陽和暖之地圍土標杭蔽以稾前方

約二尺二寸後方約二尺五寸施廄肥堆一尺餘以足踏之和八溺及濁水以灑其上使促發熱復加淤泥六寸更撒礱糠橫置藷種（或斜亦可）置而埋藷身三分之一或二分之一手壓其周圍再覆藁其上使溫度無有激變遇和暖之日前午約八點鐘撤去覆藁以蔡陽光至下午約三點鐘復覆之時時施稀薄肥水至五月中浣（中歷立夏後）則發芽五六寸始可採苗其法有二曰搔採法曰切採法搔採法者待發芽至五六寸搔取之以移植於圃雖可搔數次然第三次以後則一經移植不甚生育故用此法則一反步田須藷種十貫目而相苗田一坪半切採法者待新芽伸至三四尺切取之約七八寸以移植於圃較之前法用種頗寡然二法各有短長搔採法則生長甚佳且可早穫切採法則雖生長稍遲收穫亦晚然可收種少產多之利要之自食之藷則宜用切採法若欲販之市上者則宜用搔採法　種法　種藷或在麥畦蓋變例也常法

須先鋤田作畦。約二尺或二尺五寸。每苗一株。相間八寸。宜淺植。若過深則生藷必少。且不便掘採。或云凡植藷橫臥其苗。則生圓形藷。直植則生長形藷。 施肥 甘藷本易生育。故不須用貴價肥料。唯於畦間時施混合便溺及灰之液水。即可矣。如欲其早生而多穫佳藷。則於耕地作畦之際。每一反步撒灰六十貫目。油糟三斗。 耕耨 植苗之後。須每朝灌水。天雨則否。若枝葉大繁。則生藷即少。須時整理其蔓。勿令過茂。又芟除雜草一二次。即可不復耕耨矣。 收穫 搔採法所植之藷。至八月中旬。(中歷秋後)立即可收穫上市。切採法者。則待見霜二三次之後。然後成熟。收穫之法。先用鐮刈蔓。而後用備中鍬掘取。不可誤傷藷球。每一反步所收約三百貫目至五百貫目。早熟之藷。頗難貯藏。成熟十分者。則雖久貯亦不腐蝕也。 貯藏 貯藏之法。選完好之藷。風乾一兩日。去其水氣。擇高燥地作窖。深三四尺。窖底撒布礱糠。置藷其上。再

加礱糠層層相間上覆礱糠及藁爲小邱狀更加板於上以蔽雨水。錄日本農會報

種煙葉之利

專賣煙草章程業已議定准於明年一月爲始悉改照新章辦理。今將中英煙草公會調查得凡每一反步種植成本收穫損益詳列於左。按地一反步可植煙草四千六百三十株統扯一株可得煙葉十四錢七分共計可穫煙葉六十八貫一百十八錢照上年市上價值應售金三十四元四角二分七釐此得價也至種植成本每反步應培壅料四元六角一分五釐人工七元一角一分一年租金十元公私雜費金三元合計以上各欵共合金二十四元七角六分兩抵核算一反步田可盈金九元六角六分七釐約常年四分利息按日本每反步即華一畝每一貫即華百兩云　錄集成報

萆蔴搾油

紐約農人報云美國有種萆蔴子者用以搾油工藝人及製藥者多用之每萆蔴油一加倫輸稅三十五仙士萆蔴子每斗五十磅抽稅二十五仙士各農家見萆蔴子銷流愈廣皆樂種之因能令地土肥沃今年增廣地畝以植之每斗沽價銀一圓獲利九十仙士雖少亦獲八十仙士每萆蔴子重百磅可搾出油四十五至四十七磅搾油之法先將萆蔴子洗淨置於鐵器內緩火焙乾用螺絲鈑器具壓之所出之油色畧白和以水再煑之面上不潔之物盡行撇去所得之油自然鮮潔第二次壓出之油則甚劣用以爲塗抹車輪及機器之用萆蔴子爲印度所産者所出之油甚爲光潔在付勞釐地方及別處暖地其生長亦盛過年不彫高可十五至三十尺壯如人身在寒冷地方如緯線三十五至四十度之間每年生長一次亦甚豐盛在砂泥之地生長亦旺其核甚難茁芽

因皮壳略厚故未播種以前當先用熱水浸透方可播之農師曾經考出將核浸入熱水内越二十四打鐘乃可合用萆蔴子一遇霜降則易變壞又有傷樹蟲亦碍其生長其生長與粟米及豆相同所用之泥亦無異每畝出產多少不一常產約十斗至十二斗之多亦有多至十五斗至二十斗者每斗作五十磅計若在南方培植得宜收成較多若得造酒後之萍果取而壓碎之可爲萆蔴子肥料用實能合其壯盛云節知新報

稻草獲利

稻草一物農人用以飼牛或鋪蓋房屋本賤質也日本人將稻草織成辮帶販運出洋始不過四五萬束價值約二三萬元嗣以獲利頗厚乃運往外國多至四百六十四萬束約值二百八十萬元之譜按稻草辮帶非僅日本能造即中國意大利國稅貧國俱有之華製價極廉亦頗耐久惟日本之色光潤精細適於用耳辮有

方扁二式其織造之地以亞齊奥卡鴨瑪東京卡那加挖等處爲盛今他處亦多有效製者出售之國英美爲最德法次之先時運往德法者多由英國今則直達該處不須假途倫敦矣查草辮暢銷之由緣歐美二洲人喜用各色草帽故此物亦投其所好也錄官書局報

老圃閒談

地球初闢植物生長先於動物草木之實或隨風或隨水布散而蔓延各處其實藉皮包裹而不爲濕氣侵入故運至別地植之亦生地球未有禽獸昆蟲草木固有生長及有動物出於地面草木之暢茂更爲迅速草木由種發出之時亦各有異有由根荄生者有由樹幹生者有從萌芽發出者有花草產出仁衆多令人難盡除其根株如拿大有一刺樹每成熟產出種一萬株又一類野猪草發出種九十六萬六千九百零二株其廣生如此外國野草生

長更爲茂盛如俄國刺樹是也水芹則盛長於英國而難長於美國因水道不同之故果樹甚多由外處載至美國亦能生長惟曾經試種多類不能獲利矣錄知新報

中國蠶桑情形

三井公司西君頃自中國歸述蠶桑情形云自上海到蘇州有江曰蘇州江江岸多有桑園點綴自蘇州至無錫亦江行江之兩岸一望無際皆桑也其種類多係魯桑地土豐饒枝葉繁茂可爲驚羨焉余歷觀此地時恰當蠶事三眠前後而桑葉每二十六貫目價七十錢至八九十錢坿近村落每村或三十戶至五十戶家家育蠶不問男女皆從此業以竹籠造蠶具直徑約五尺餘爲圓形一家所飼不過三斛左右其方法頗粗頗似我邦三四十年前飼蠶情形也中國飼蠶多未盡善其始失於太多觀其撒布桑葉殊三倍於日本故桑葉不能繼續及將上簇之前反不能飽食以致

結繭太薄又造簇之法亦未盡美蓋失於窘束故多爲玉繭（即數蠶同營）也余觀中人倣日本簇式渠云中國用久未易改也蓋中國蠶桑家墨守古來之習不好改變又如種布一張可得蠶若干一布所生之蠶須桑葉若干如此等之事皆懵然不曾經意其供給桑葉之法亦頗失於粗在我邦則及蠶子屆三眠之候則細切桑葉以食蠶在中國則不然故蠶食桑葉必餘其半於是不得不棄舊葉而給新葉矣損棄桑葉實多焉蠶家僱用之男工可得工價千七錢女工則僅十四錢耳皆自食如在蠶家就飯則男工價十錢女工六錢許耳又天氣乾燥故不須火力以補溫暖蠶多強健蘇州無錫等附近處蠶桑情形畧同　約日本農學報

農學瑣言卷二終

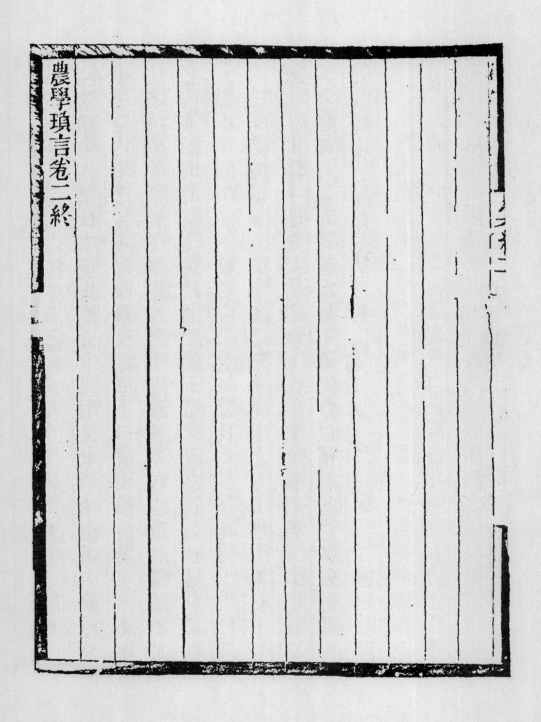

德探商情

上海西報云。德國近欲振興商務。特派員東來探訪市情。於四月間已抵中國。今查該員等。係奉德廷並柏靈某商務局所差遣。而來者又該員中有名士佐士與名喬善者。乃貿易布疋精練之人。有名糟亞士與名古蔓士者。善織絲綢。有名廉乞者。善販牛皮。有名高沽士者。精於棉業。其名古羅士滑冶文者。精製鐵器。其名乞迪者。精販羊毛。其名士琴壄架者。爲掌書記。此等委員之來。意與英法二國之商務委員相同。及三國委員相遇。接見甚歡。因華人漸喜用西人之物。故德國製造家。先遣人探情形。今果見貨物在中土。甚爲暢銷。該委員等得此情勢。不負德廷委派之意。且比昔日以色列人由迦南訪來消息。更爲確鑿。委員初到香港時。在港迎之者。乃廣州德領事納蒲君。時適兼署香港領事。由納君引導諸委員前往廣州。又往其坿近要地偵探。所到之處。喜見其土人製造貨物之法。每見華商無不極意周旋記其所採紡織醃皮諸務。最留心者。是欲知華工需何生料。並華商能銷何物。又常與華商敘談。查得許多市道。爲向日各領事官所未詳覆者皆大益於商務。德員一一筆之於書焉。及到上海。倍加留心。此方之商務益以上海爲中華輻輳之區。又特沂揚子江而至漢陽漢口一帶。漢陽鐵政局。並坿近煤鐵諸鑛山。亦游歷殆徧。南至蠶桑大興之地。如蘇州與湖州諸處。極求華人養蠶之法。又到杭州甯波等處。別尋出諸多佳況。擬將登諸日報。今復由上海往訪天津烟台北京牛莊並北方通商諸口。次則暫往高麗一游。即便取道至日本考求一過。復至上海。而後往福州廈門汕頭等處。又聞各委員預便成書。歸達本國。而士琴壘架已常有文回覆德廷與商局。此等委員。皆幾經閱歷。其所考得之事。必多可聞可述。爲諸領事官所未嘗及者。自其到中國以來。可謂事事稱心。確能考得實情。以副德

國工廠之望將來商務大振德國於東方之利權亦日大矣 錄集
成報

紗廠紀聞

鄂垣自設紡紗廠以後風氣大開銷場日旺大有應接不暇之勢
當道大憲因就織布廠側另建一廠較諸前廠規模尤爲闊大今
春已招女工若干名在內工作茲聞多有未便處當事者遂擬改
招男工不知究竟將如何也 錄申報

扇業銷場

日本去年輸出扇子二千二十八萬七千八百七十二把價値六
十九萬三千八百九十二元九十四仙比前增八百七十一萬四
千十二把二十九萬四千三百七十三元七十二仙銷路以美國
爲最英法次之去歲扇價較前增十分之二 錄官書局報

申明定例

爲　申明定例出示嚴禁事照得市廛之間錢莊倚各業爲流通
各業賴錢莊以周轉彼此相資往來信實可同沾利益倘或各莊
舖虧倒疊聞甚且侵呑藏匿致被其累者頓然歇業又或相連倒
閉動輒盈千累萬奸儈肆其狡黠市面因而蕭條言之殊覺痛恨
惟有從嚴究辦以挽頹風本司訪聞上年各處開設藥行紛紛在
錫金等處分投購藥此等商民並無實在資本類皆借用莊款以
致蘇城各錢莊被錫金各莊欠去約十萬兩之譜不能如期歸還
遣夥前往收賬飾詞推諉種種刁難在該奸儈以爲一經倒閉大
都請人調處折償了事卽使入訟到官亦或因錢債細故希冀調
停息結殊不知誆騙財物律有明條斷不能爲爾等稍從寬假查
律載負欠私債違約不還者五兩以上違三月笞一十每一月加
一等罪止笞四十五十兩以上違三月笞二十每一月加一等罪
止笞五十百兩以上違三月笞三十每一月加一等罪止杖六十

並追本利給主又例載牙行侵欠控追之案審係設計誆騙吞入已者照誆騙本律計贓治罪一百二十兩以上問擬滿流追贓給主若係分散客店牙行並無中飽者一千兩以上照例勒追一年不完依負欠私債律治罪一千兩以上監禁嚴追一年不完於負欠私債律上加三等杖九十所欠之銀仍追給主又律載受寄人財物畜產而輒費用者坐贓論以坐贓致罪律減一等罪止杖九十徒二年半詐言死失者准竊盜論減一等罪止杖一百徒三年免刺並追物還主又查定例京城錢鋪因存借銀兩聚積益多遂萌奸計藏匿現銀閉門逃走者立卽拘拿監禁一面將寓所資財及原籍家產分別查封押追勒限兩個月將侵蝕藏匿銀錢全數開發完竣起意關閉之犯枷號兩個月杖一百若逾限不完照誆騙財物律計贓科罪一百二十兩以上發附近充軍一千兩以上發黑龍江當差一萬兩以上擬絞監候均應勒限監追限滿不繳

永遠監禁。定例何等森嚴。歷經各前司申明嚴切示禁在案。刻下繭絲早經上市。蘇城如吞此諒別處亦在所不免。際此振興商務之時。誠恐該商民日久玩生。復萌故智。不得不重申例禁。庶使奸儈惕於功令。不敢復肆狡黠。致仍蹈侵折滅之轍。合行出示曉諭。爲此示仰行號鋪戶諸色人等知悉。爾等務各安心貿易。信義往來。切勿侵挪虧倒。設計誆財。倘敢故違。一經控告。定卽由地方官分別儘法懲辦。決不寬貸。其各凛遵毋違。切切特示。錄滬報

商務叢談卷三終

丁酉利濟學堂報商務叢談卷三目錄

泥中有礦

英國有礦師名乞秩廚者在礦務學堂謂各肄業者曰今人皆謂金礦生於石中而不知亦有出於泥中者余初到哥勞文度地方考驗先用鐵剷挖開泥中土質層疊如珠網有金砂露出鋤開浮泥皆有金墜下惟礦穴甚深頗難開採若用地雷轟開另闢新徑螺旋而下則法盡善矣 節倫頓礦務報

紙代陶瓦

近來美人多喜以紙蓋房宇維司寬新地方有一廠專造紙磚寬二三邁當長厚如之工堅料實諸多稱便況紙之為物不寒不熱非磚石可比用之蓋屋冬煖而夏涼紙磚之上潤以油不受溼製造此磚內合以鹽可保火患免朽爛人是以樂用之 節官書局報

新製鋼絨

美國近日有人創造鋼絨以代沙紙石紙及玻璃沙紙現該處磋

磨工人漆匠暨車船工人均改用此物通行之速莫可思議查此物創自德國係用極細鋼屑製成絕似深灰色絨其製自德國者分七種極細之三種爲絨稍粗之四種爲屑其質甚輕每磅價約二三馬克用此磋磨不傷本質即有花器皿亦無所損且打磨金類之物亦甚合用錄德國應聲報

電浪新法

意大利人馬克尼寓於英國年二十二得一新法名曰電浪據馬稱用大小合度力量相當之電機數英里之遙可憑空發信又於一英里之外設一電機並在隔一山處亦設一機激動電浪則兩俱應電浪竟能穿山山大約有一英里之三歷試之後覺現用哈子法之電浪穿力有限渠可另出一種電浪無論何物皆能穿過哈子電浪遇金類及水即止激發哈子電浪之力足以激發馬克尼之電浪其法亦同而兩浪之力則異現已呈請新法執照矣馬

克尼浪無折回之病近在沙士鉢里潑靈地方用八號三度溼電試驗遠及兩英里又在郵政局亦用此項溼電及發電時電氣試驗穿牆七堵遠一百碼照此傳遞可遠二十英里路之遠近惟視激力與生浪二電機之大小馬克尼以爲在英國設一五六百匹馬力之汽機於一四十尺見方室內再在紐約亦設一機馬力及室之尺寸如之倫敦紐約即可通電所費不過十萬金磅此爲海綫各行所不願聞者也此法一出電報不用杆綫之日當不遠矣目下渠正試驗在岸與燈船通信之法其浪自十寸至三十碼長不等每一秒鐘有二百五十兆層若安設此機於船內可知來船之遠近或有霧兩船遇於一英里內電機觸發警鐘即鳴并可按表以索來船之向馬克尼且謂設此電機於小船之中二十英里內無論來船多少可將其葯彈槍悉數轟炸倘藥彈槍遇有兩鐵釘或綫或板之引電者則船桅上瞭望之人猶未及見而全隊已成

粉碎矣。據馬克尼云。在一英里半外之火藥。渠已用浪轟炸。祇須插兩鐵線或板。於火藥之內。鼓動其電火星即出。既可施於鐵甲。當亦可施於陸軍。然則火藥從此了結矣。格致之為用。不誠奇乎哉。約時務報

新式火車

現英屬奧大利鐵路。將火煙車頭改為新式。今地球中推此車為最新最捷。未有能過之者。車有四輪。每輪分四截。每截有機撥輪而行。北方公司所製機器。不過有加倍之力。或三倍之力。今之新法所製。更有四倍之力。每點鐘能行八十五咪路。能引重五百噸。至車上水鑊可載重百九十五磅。士點氣鑊內丁方廣五十七寸。煙櫃百四十二丁方尺。水鑊內水喉共計長千六百八十六丁方尺。燒火爐三十一丁方尺。撥輪機器丁方十八寸半。撥輪鐵條長二尺。車頭重六十噸。此車乃倫敦機器師所製云。錄集成報

止浪加速船油

美國陸軍海軍報云美國有名羅道爾夫阿斯恆爾者近以新法製得一種船油可以加船之速率並可使不爛亦不生蟲遇風浪大作之時可用以澆入船底浮在水面大浪頓時可平雖從前行船亦本有用此法者而不及此油之佳其製聞以肥臘之油和煆煉之炭此外更有數物彼秘不告人其用油之法以鐵筒釘於船底及水線下之船邊鐵筒之口有鐵絲蜜布鐵絲之外直鬆軟之物可以吸油者筒之上有蓋蓋下有小眼之管油即從小眼管直流而出凝結於船旁水不能衝刷而去雖大浪可止蓋油極濃厚入水結滯附船而行水力不能散之也此油亦並不費無論輪船帆船皆可用之用此油後不必多煤不必加機器之力其速率可增百分之二十五分師船之魚雷用之尤妙可大加其速率云錄時務報

水力利用

自以汽力運動機器之法出。省卻人力不少。然火力煤薪靡費亦鉅。我美國衣利省有三大湖。其間有數大瀑布。名曰尼厄架喇瀑布。每日湖水自上流下者。不可計量。有人借取其下流之力。運動機器。計致用之水力抵馬力一萬五千匹內有七千二百匹之馬力為製紙用。又有三千零五十匹馬力為製鋁用。五百匹馬力為製巴符勞埠電燈用。餘則為製藥料用。茲又有公司數家添取其水力二千匹力製電而行巴符勞埠之街車。長約二十英里半又取四千匹力製醋酸氣。此氣能焚物名爲亞舌太連二千匹力製乾梳打又名鈉養三千匹力製巴符勞埠之電燈。再取四百匹力為製電氣化學之料。按其水力甚多。可以取之無窮也。約紐約格致報

電氣製雷

美國有機器師創製氣雷。形如呂宋煙之袋。滿載輕氣。能帶機器

同升空中其機器有四電筒可生八匹馬力而電筒之上有横車葉四塊以鼓蕩空氣而行又有兩竪車葉放在一端皆藉活電機之力而轉其電機又與横車葉相連以風雨針爲通電之關鍵而限制雷身之高下尾有一舵亦與電機相連又以羅經爲關鍵而定雷身之方向竪車葉之電氣可能翻車置炸藥三嚮於雷內較以時刻自然跌下設如兩國相戰統兵之員備此氣雷若欲滅敵即向敵城出一百個使其愈近愈佳審遠近察風勢核算符合如法放去雷自能飛到敵處並將炸藥限以時刻若放出一百個但得三二十個飛至敵城墜下炸藥則全城燬滅無存居民舉手無措不能逃避若燃鎗擊之雷必爆開更遭炸藥下墜爲其所斃矣

約知新報

種茶造紙

俄巴圖穆城茶會聘請日人種茶該日人除攜帶茶秧外並將他

種草木子粒運來試種並在巴圖穆見有樹木數類形若東瀛造紙之料遂試造多張傳送各處見者頗稱之錄俄考查東方情形報

新奇利器　五則

英國名人麥格息唔新製一空中魚雷行於空氣中可以炸藥一噸轟至九英里之遙所向自如祇以一小艇載二十四寸口徑礮或魚雷管行於空中足以焚敵艦於九英里內猛烈無比且其價甚廉據麥君說以一大鐵艦之値可造空中魚雷艇百

德人吳而夫溫脫創製一船能飛行空際吳君曾試行其所製之船失足而歿蓋從雲氣萬疊中墜魚雷於敵艦建瓴之勢何堅不摧料數年之後此船必大行於天下吳君雖死猶生也

美人和蘭製水底魚雷船能載水夫人等同留水底駛至敵艦底時形聲俱無以魚雷安設於各艦下然後移泊於離艦較遠處以

電氣轟發之或預置機關及時而動鐵艦雖堅未有不爲虀粉者又有美人造船能於水底行者船身長六十五英尺闊四尺深七尺半重三十一墩能沉行於五百英尺水下船式如大枚呂宋煙用電機運行內儲生氣一房可供五六人呼吸至三點鐘之久又有化學師在船將人呼出濁氣用藥化爲清氣以補之雖久處水中自覺生气勃勃且於船頭安設電燈能照見水底一百英尺外之物

近有人於電气中思得新法以力能及遠之電浪激發水中敵艦藥彈倉觸之立卽自焚參時務知新報

攻船奇藥

士蔑報云美國有人新製一奇藥能將戰艦攻爲虀粉曾稟明政府試用茲用鉛筒安放投筒於水卽縱橫狂躍海水俱作白泡沸騰忽大震一聲海水壁立波濤洶湧高十餘丈眞奇藥也然此攻

鉛筒不過載藥三兩若載藥二三十磅卽鐵甲巨艦不難擊碎臨敵時將此藥置於礮內轟向敵船近水處則無堅不摧矣　錄知新報

新法織布

鄞人王君啟人精於織造之學能以舊機作新式東洋西洋等布專用女工不藉汽力中國布機舊式機上有布軸紗軸各一離布軸二三尺許另以縷羅織之以便經緯錯綜俗謂之綜上繫於機下施踏脚綜有兩層踏脚兩竿成布機括全在於茲啟人將舊機稍變其式其中兩層三層以至於六層不等踏脚兩竿三竿以至於五竿不等若作東洋綢布則紗軸須二一緊一鬆相間而出以成綯紋自丙申七月間至今一歲之中約出新樣廿餘種惟邊幅闊至二尺以上者則非人工所能爲約計一女工日能成布一丈五六尺其成本每尺約洋銀四分至八九分不等云　錄農學報

被能浮水

英報云法國人禮怡住亞拉米勝地方精格致之學常作新奇之物以行於世月前又製一種單被以布爲面以樹乳爲裏橫直各長六英尺製成試驗被所以有用之處因持衣服并雜物包以該被放於水面禮倚其傍被包浮泅至四咪路之遠觀者如堵嘖嘖稱善現已稟請法政府給憑專辦凡船上各夥購買該被視各氈尤爲有益蓋氈之功用僅能禦寒而不能救險若該被當無事之時固能卻冷即至風波不測尤堪擁被以圖生全則常變皆爲有用也錄中外新報

木屋辟火

英國爵閣臣僚於西七月三號會集夏嶺巖別墅觀閱某格致士新築木質小屋二間所用木料用法雕製遇火不焚但架造得法者祇有一間其一則支架雖好然其木料未經雕製尚不足以辟

火查該木料每間方十一英尺高三十英尺係在別墅曠場同一木料而製造互異蓋所以驗其能辟火否也屋外週圍屯積柴薪及引火之物多浸火水油以助其性是日各官紳臨場觀看該格致士舉火焚燒但見煙燄蔽空令人不可嚮邇事後詳爲查驗則未經法製之木屋已成灰燼其用法雕製之一間則巍然獨存雖其木料稍有焦灼痕然尚無傷礙及驗其屋內所懸之寒暑表則依然如故並無分毫熱氣在場各官紳皆擊節稱妙而該格致士復用法製之木雕造一櫃滿貯什貨放在屋中照前法堆積引火之物再行試燒仍不能着火開視櫃內各件毫無傷損是較之鐵櫥不稍遜焉辰下好奇之人邀設一有限公司以便講求製造一切器用倘將來能盡其妙則名利兼收詎有涯涘哉古云木能生火今則反是人心之靈其可思議乎 錄星報

爲格司射光

法國海關現用曷格司射光照驗來往行李貨物窺幽客隱一覽靡遺人皆以爲不便譁然議請設法禁止某西報又謂近據保爾剔麻（美國地名在華盛頓之北）一少年醫士察得凡人所照小像以此曷格司射光照之其人之身體骨格等等盡現於照片之上纖悉不能掩藏泰西男女相悅絲蘿欲締之時往往互換小像今自該醫士察出此弊之後聞保爾剔府一隅男女皆不互換小像矣（錄上海字林西報）

新法得雨

英報載凡田中種植之物大都得雨以生或雨澤愆期即成荒歉雖有人力亦無可如何近有美人得一新法立能致雨其法係用輕氣球先將輕養二氣納入球中再行升球至空氣之分即將電氣牽引使球轟裂而雨立降矣美國農部現正試驗此法倘果著成效將來不虞亢旱成災矣（錄新聞報）

著色照像新法

照相之法愈出愈精而著色照相尚未得窮其理考著色照相三十年前創於英人格冷之手法學士沙路擴而充之及後學法士阿順德學士與頭拔將此法苦志考求冀得盡善而荏苒多年未收實效今差律頓堡地方（在普魯斯國）有格致師名科高者已得新法能將十色五光移至紙上形影逼真鬚眉畢肖且能閱久顏色不變曾有照就圖畫數幅送至英德美諸店代售想購者必爭先恐後矣錄時務報

製造蠶絲

凡物必合數質而成故精於化學者即能配合各等之質製造之物雖與眞者略殊然不得謂非巧奪天工矣玆西報載德國有一化學家能用各質造成蠶絲與眞者無異惟其堅靭較眞絲僅三分之二耳約日本郵報

妙法爲煤

瑙威國居歐洲之北地漠而溼有土料（西名披脫一譯作土煤似指已成爲煤者言）可以爲煤已有大廠八家開工製練以利行銷數年前瑙威機器師陸申達曾得試練之法今即用之法以土料密置甑內加熱至二百五十度（係用百度表）歷七點鐘之久土料中氣與他爾（即煤油類）百分中存者八十自甑取出化分百分中有炭六十五養氣十六輕氣八水三十七灰僅五名之曰披脫煤功用如煙煤今其市價每噸四先零六本常煤價值則每噸十六先零至英金一磅練披脫爲煤之費每噸不過二先零六本德國克虜伯廠亦已試用謂用以鑄鐵極合亦合於家用較常煤價省一半夫農爲本富商爲末富工可謂藝富策富國者毋忽工藝（錄經世報）

除油迹法

凡繅絲廠當絲上機時偶爲機器土油點所汙用肥皂與去油藥

水洗多不能除去其迹近英字報載得一新法據稱頗驗其法係肥皂與鍬錄鑼加硝輕水調和搵於著迹之縧上數點鐘後其汙自去肥皂宜用欖核所製或尋常質軟者亦可若遇礦油煤油等迹須重加硝輕水乃驗　錄官書局報

火柴奇製

倫頓頗路學路報云紙之功用不可枚舉嘗有人謂用紙可製火柴惟未能想出新法耳今美國有人出一新法以製之其法以紙捲成細條浸以蠟油及引火藥料後用機器切成合度如常用火柴式蓋以棉花及木爲火柴其價頗貴獨以紙爲之質輕而價廉美國工人稟知政府謂紙火柴甚合用我英製造家經年累月竟不得此法能不愧死蓋歐洲多處所出之木最賤故英常用木火柴也雖然凡業一物須留意以求新法方可獲利否則人必先我而得利矣　錄中外新報

魚雷說畧

魚雷創法始自德國匠師白頭獨擅異能其形如魚鱗銅爲身首尾畢具長德尺四尺五五圓中徑三寸五五全體分爲四節第一節爲魚頭鋒尖如箭內裝爆藥棉藥轟槍炸彈等物第二節曰腮又曰深淺機爲全雷深淺升降之樞紐第三節曰腹又曰氣缸爲蓄全雷行駛之空氣運動輪機猶人身之有氣力氣動則體行如身之使臂臂之使指也第四節曰尾其物有五尾之前截曰機器艙鑲行雷之機器有氣管通入氣缸中隔氣門閉則氣蓄於缸開則氣運其機推動輪葉如魚游行舒翅擺尾洋洋自適猶舟之轉動舵櫓也次截曰浮雷鎗內係空膛用以浮雷使其在水不沉猶魚之有胞也三曰四輪箱內存坡輪係以輪機以轉輪葉四曰[illegible]字架所以定其行止左右遠近不致偏倚上下猶指南車之有針也五曰舵架是魚尾盡處左右各鑲銅舵扇接於深淺之機機動則

舵扇隨之載沉載浮所以自行升降之關鍵也。演放之際必先較準雷內機關較量或深或淺或左或右或遠或近或浮或沉然後方可將雷裝入雷艇兩旁之雷筒將筒吊離水面免阻水力俟指準敵船然後將筒放鬆在水拉動氣門之繩使氣門開渡運動輪機則雷自行離筒乘勢衝出直撞敵船也夫以雷頭之鋒利藥力之猛烈行駛之快捷臨陣之折衝攻其無備搗其中堅雖磬三十州之鐵以鑄數千百墩之船立見石破天驚隨時瓦解謂非殺敵致果之第一利器哉水雷利用祇能守口猶守株而待兔轉碍我國行船而魚雷之妙如挽弩而射潮如磁石之吸鐵衝突前鋒鈎深致遠且深淺浮沉由人運用左右遠近有度較量所以進可以戰退可以守也。錄循環報

蛛絲紡織

西人向以蜘蛛之絲可以紡織爲物但博攷昆蟲之類精究其法

迄無頭緒。英國製造局。前曾出有賞格萬元。謂如有人能以蜘蛛絲製造者領之。此格雖懸歷年無人領取。查難處有二端。一恐不能多得蜘蛛。以供需用。二恐得絲難以成球。以備紡織。故雖網公善織。亦難成物也。今有法人嘉罕。於此事博考數年。已得此中三昧。往英領收賞格。無不聞而驚訝。願知其詳。聞此法人能使蜘蛛自纏其絲於木桿。桿穿輪中。使絲旋轉而成球。蛛以絲牽。愈長而吐愈力。蛛性樂自爲之。亦如春蠶吐絲。到死方盡。俟其絲盡。又用別蛛以代之。如法而行。球成甚速。其絲之細而韌。比蠶尤勝。現有布商逆料此種蛛絲。將必流通可用。製成工品之衣。法人嘉罕。今在法京巴黎斯擇地建廠。以蛛絲紡織矣。又有人另擇一區爲豢蛛之所。以便攷究如何飼養。如何使其不相爭鬬。又如何使其不畏避人。嘉罕已有告白。登諸各西報。搜羅此物。咸謂工藝之人。又多一生財之道。或者製造蛛絲。或者蓄養蜘蛛。也如嘉罕者可藉蛛。

以起家誠不愧蛛隱之人矣錄中西報

美國巨鏡

西人講求天文之學日益精邃各國皆有天文臺聚博士而講肄之專心致志昕夕不懈美國向有天文臺數處近於西境跑師燈城之天文臺新製極大遠鏡一架計值美金六萬五千元鏡面琉璃徑高英尺四十一寸半重則五百十五磅其內一層琉璃重二百五磅一千八百九十二年博士苦拉客運其精心謀創此鏡共費材料六萬餘金而人工之靡費不計焉約新聞報

藝事稗乘卷二終

丁酉利濟學堂報藝事稗乘卷二一月錄

彙編二

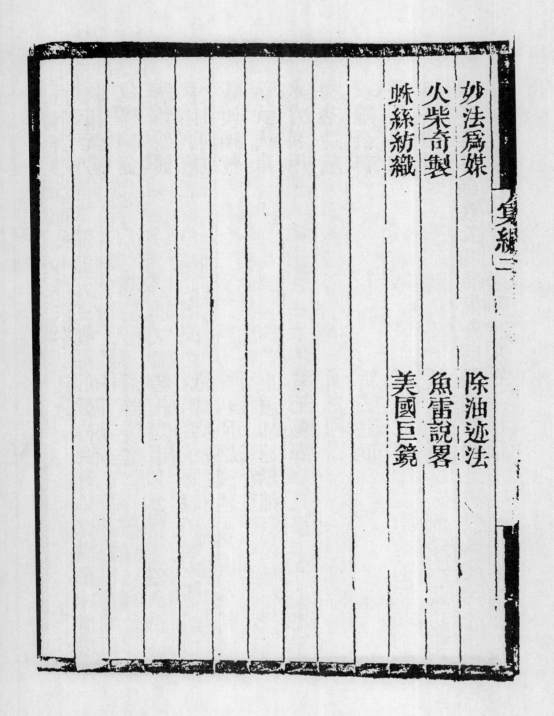

佛教入法

叻報云、西人尊奉耶穌天主教、專心壹志、見華人之禱佛求神者、咸相訾譏、乃亦有不盡然者、先是有南洋吉寧甲乙僧、於數十年前往法京講說經典、法人聞之、津津有味、且以爲佛教益人靡淺、有爾來何遲之慨、由是此倡彼和、或捐貲、或募緣、頃刻之間、鳩成鉅款、創築寺宇、雕刻三寶金剛等像、刊印經文、延兩僧爲住持、聯絡結社、凡誦經拜佛等事、與中華無稍異、二僧旣死、復延別僧繼之、迄今寺中僧衆、約數十名、社友亦有數百名之多、其出息除開銷外、按年皆有盈餘云、節申報

表揚前烈

本年爲德國前皇威廉第一降生百年之期、德皇追念前皇功烈、特飭諭兵部大臣、纂紀戰功績方略、額曰前皇威廉第一武功紀存儲書庫、以垂永久、並准售於民閒、使知先皇功烈焉、錄德國歌

篇報

日本錢荒

邇來日本城市中、銅錢日形短少、而大阪製錢局、未嘗一日停工、輸出銅錢、不知幾千萬枚、殊令人不可索解、或謂華人素精貿易、銅錢短少、皆被華人過留此、殊不然、蓋鄉民之恆情、每以紙幣不如現錢之佳、多深藏之、觀此次海嘯後、房屋沖坍殆盡興工之時、起出錢窖不一而足、錢荒之由、其在斯乎 錄越南海防捷報

臺民猝發

東歷五月初八日、爲臺灣決定去就之期、日本政府訪知稍有變動、警戒無怠、屆期水返腳錫口北斗附近諸處、果有臺民數百人嘯聚、約定欲襲臺北府、守備隊因督兵迎擊、清曉三點鐘時、東門外槍礮齊鳴、北門外臺民即與日兵交戰、大稻埕忽火起、其門于德領事署前者、勢猶猛烈、有李春生者、日廷已錫以勳六等、臺民

襲擊其家日本警官爲之備禦得免危難鄰近諸豪富家被刦金貲無算。約申報

環游地球。

英報載俄國管理道路轉運大臣王爵前往美國游歷考查一切鐵路事宜現回歐州行抵英國據云俟西伯利亞大鐵路告成則繞地球一周不過三十餘日皆俄之力也查其行程需用近日快船乃能蕆事如乘輪船自紐約至德國之畢力棉須七日乘車自畢力棉至彼得堡須一日半自彼得堡至海參威乘車每點鐘三十洋里須十日自海參威乘船至舊金山取道日本之北海道須十日自舊金山乘車至紐約須四日半其須三十三日可繞地球一周亦云速矣。錄博聞報

巴馬異俗

丹國武官鄂陸夫森與斐利白森二人近來遊歷亞洲中境巴馬

地方查得該處部落風俗人所未知者尚有數端言巴馬羣部中民人有敬大神者身材矮少異常牲畜亦然牛如歐洲小驢驢如犬羊該部風化敦樸不知銀錢為何物所貴者獸皮皮猶彼之金銀用以易貨婦女無所謂出嫁以牛五六頭或羊十五隻兌換　錄官書局報

美定辟刑

美國議院近定新例將美國聯刑律所載六十條死罪廢其五十十五條以除屬他舊日殘忍嗜殺之政　錄官書局報

定購碾片

湖北銀元局自開鑄以來所出大小銀元不下數百萬並有解銀來鄂附鑄者長江一帶小銀元頗為利用詎日來機器鋼片忽然破裂急切無可購配暫向漢陽鐵廠翻砂廠中照樣翻就以應急需聞已電至外洋購辦矣　錄指南報

俄民信咒

俄東海濱省嘎吉木耳岸一帶人民性多忌諱。患病之時。崇尚咒語。姑就除瘧一咒而論其法將咒書於片紙。潤以黃蠟。懸病者之頸。越數日後請咒士。褫此咒紙。褫去之後。咒士即高聲曰病痊矣。而病果痊與否不問也至其除瘧咒語。更屬荒唐而無知之輩。深信不疑。且更奉咒士為巫覡拜祝之而不辭焉。節木司寇新聞報

礦學新法

英國益顛不地方有一書院教習名尊成者。窮得新法。因知石礦內有金出。彼能察看山石含有金否。嘗對地學家言前數年曾考得鹽石有金質。並有鐵質云。節集成報

歐洲花譜

西報言歐洲貿易場中。所販賣草木計四千二百種。其中可製煉香水香料者共四百二十種。草木之花。五色俱備。其中色香味兼

全者尤爲可貴現計花之白者共採得一千一百廿四種黃者九百五十一種紅者八百二十三種藍者五百九十四種靑蓮者三百零八種白花而有香味者一百八十七種黃花而有香味者七十七種紅而香者八十四種藍而香者三十四種靑蓮而香者十三種凡此皆有用之物未可以閒花野草目之也約集成報

獄中拜官

韓臣李明翔因罪囚禁在獄近忽拜授中樞院二等議官聞其事者咸深詫異而韓人則已前有李容翊亦在獄中拜中樞院議官也節蘇報

願歸英籍

英屬域多利埠有華人二百餘名禀求英官願入英籍緣此處議有新例凡非英籍之人不得在此傭工故恐後爭先避此新例也節中外新報

王室進項

歐州帝王每年除應收國家稅課錢糧作爲正項開銷外至於王室中亦有應收之私項按英國女皇每日可收千六百磅合銀洋一萬六千元一月可收四十八萬元歲入五百七十六萬元德國皇每日可收二千磅歲入七百二十萬元意國皇每日六千百磅奧國皇每日可收二千五百磅歲入九百萬元俄國皇每日可收六千磅歲入二千一百六十萬元云。錄漢報

豫章水患

本年春雪過多夏雨又復不少省垣各河漲至一尺九寸許聞豐城縣馬王壩崩潰田禾浸壞無望秋收南昌縣境艤灣圩堤亦被洪流衝倒水淹數里新建縣境鱖魚閘衝刷成口水由德勝門外浸至澹臺門外佛頭墦縱橫二十里較光緒乙酉年尤甚濱河堤岸坍塌者多城下水管橋石閘不盈者祇半板使再平添數寸則

水將湧入堅城矣。節申報

利權予法

本月廿一號英京來電云中朝允許法國得沾與安南東京毗界地方商務及公家利益之約章。刻已由法公使在北京簽字其條款畧謂法國在廣西所築鐵路。將來准其逐漸推廣至內地再法人可以由雲南府經過雲南全省並准法國礦師在中國邊界省分各礦工作云。錄新聞報

分給邮銀

本埠怡和洋行安和輪船前遭牛莊輪船撞沉華人斃命者數百人各屍屬紛紛赴道稟請邮銀當經前道憲黃幼農觀察延請英律師担文向英官申論始得賠銀三萬兩担律師即將此欵解送道轅由劉康侯觀察核得請邮者共有二百八十餘戶內經簽字者百四十餘戶查被難者生前能得進款若干定邮銀之多寡自一

百兩起至四百兩止未經簽字者每名概給五十兩日來到轅請領者相屬於途特未知與英官核定之數能相合符否也。錄蘇報

京津鐵路類記

鐵路之設人皆稱便一日往返京津綽有裕餘惟軌陷沙中屢次失事府尹聞之深訝鐵路委員無來禀報者發電遂詢囑其迅速電復嗣各來電謂並無其事惟武清鳳河邊雨後稍有積潦亦無大害云云　火車價分兩等頭等制錢二千二百文二等制錢一千二百八十文日後聞當添三等車且價目尚有增損章程未定由津至京客車祇至黄村貨車徑至看丹因屋未完工故也搭客至黄村者憚駕民車將行李移在貨車貨車上無蓋冒如遇風雨甚不便云　火車既興車夫船戶閒宕者多故北通州一帶盜案迭起有兩諸生與京師和尚搭船進京將晚囑船戶與大幫停泊而船戶偏欲多行十數里遂致落單夜被匪徒搶擊搜括一空致

和尚下衣剝去和尚即隆福寺住持頗有手面求得大老信十餘封致通州牧請嚴緝此案云錄集成報

紅花不潔

君士但丁防瘟會禁止由波斯及印度前往祺耳別拉拜香查祺耳別拉爲回教民聖地其俗凡富者逝世將尸運到祺耳別拉尸上以藏紅花掩蓋裹之以毡葬埋之後將花與毡販予西商則紅花之不潔者多矣錄木司寇新聞報

煤礦遭災

日本大城地方有煤礦一所開採多年中分三尺五尺兩坑東歷四月二日午後三尺坑底六七年前舊挖處突有黑烟冒出適值礦工在外午膳經事務所急報礦主適於他出事務員乃召集場役人等當有赤地煤礦中之甲斐人某頗有見識令速將礦門閉塞始得滅云錄蘇海彙報

鄂北近事

中日和議既成，各口行將開埠，而漢上係通商要區，屈指兩年，東瀛人之航海而來者，猶若晨星寥落，至開張貿易者，僅兩三家。然則東洋之商務，其不若英法俄美諸國，於此可見。錄循環報

出洋人衆

中國山東省之人，赴海參崴傭工者，年盛一年，去年約有一萬人，今歲更增二千二百二十八人，其從烟臺赴牛莊經吉林省而至俄之屬地作鐵路工程者，有三千餘人，蓋以山東農事不甚講求，故若輩咸至海外謀食也。節申報

水底行車

英國擬在倫敦開一大隧道，由維多利水底達蘇格蘭、愛爾蘭兩島，綿長二十八英里，核定經費銀十多萬圓，隧中興築鐵路，以駛火車，每年約可獲利二百十萬餘圓。行其路者，不知頭上輪船往

來如織。是亦世界中一奇觀也。節申報

巨艦東來

英國鐵甲巨艦他里保聞將自西徂東。駐紮本國海道。有水雷滅船四艘。與之同來本港。查本港已有水雷滅船二艘。倘四艘果接踵而來。則本港水師更覺勢雄力厚。觀英國水師部之意。深欲留戰船一隊。在東方海道。以防意外而保利權也。錄循環報

裁撤日人

近三年中日本人之仕於朝鮮政府。爲顧問官。及補佐官者。每署必有三四人。今者逐漸裁撤。所留者僅四五人而已。節申報

飛禽酒癮

英屬之荷蔓地方。有某甲素畜雞鴨爲業。近鄰右酒廠。每日造酒。輒流入水溝中。雞鴨吸之。或醉或斃。遇禮拜日該廠停止。雞鴨便不能動。亦奇矣。節商務報

河沙變石

西班牙有河名哩砙亭託。河沙積厚。漸變爲石鱗介之類。率流從至他河。蓋沙石相結久之石液貫淸。遂凝爲一。地氣變遷。無足異也。錄官書局彙報

帶兵入覲

奧國使臣施根男爵。初至入覲。隨從多兵直入禁門。慶王向奧使婉商。令勿隨入。奧使不允。即欲退出。慶王勉從之。該兵遂入近朝門始行站立。從前外邦貢使其懍天威。以此視之。大有今昔不同之感也。錄蘇報

日光生圈

四月十五日正午日光生圈。都人紛紛談論。其說不一。按黃人捧日係王者有道。四夷來賓之象。日光生圈。大略相同。欽天監已具摺上陳。必吉光無疑也。錄道報

西婦駕駛

西國婦人或熟傳教或精醫理或習律師皆與男人齊驅並駕前者英國且議予婦人以投票舉立議員之權英相因恐舉立之時其夫以爲是者乃婦反以爲非彼此兩歧甚覺不便遂爲阻止不謂美國竟有婦人名加勝啞者曾習駕駛及引港各事學成經美國大學堂掌教考取頭等第一名現經美國公司聘其管帶沙巴高敏商船美國婦女聞之皆欲爲後塵之步云　錄福報

獻金祝壽

英國富戶名葉不蘭跌曾者因國王舉行六旬慶典持獻英銀一百萬元爲祝及擴充本國大學校之費　節敦倫鄉報

墨國鐵山

墨西哥國多蘭高城有山一座高六百四十英尺鐵礦甚旺淨鐵有六七成計此山所產之鐵足供天下千年之用　錄官書局彙報

大紅拳

大刀會匪.前與教堂爲難.經官剿辦.潛蹤改行.近則一反昔日所爲.專與强盜爲難.結成黨羽.名曰武場.又稱大紅拳.凡遇綠林豪客.彼等卽聚眾搜捕.不遺餘力.官場以其有捍衛鄉里之功.亦不復加阻止矣.節益聞錄

女准自主

西四月二十四號.紐約農人報云.我國婦女.雖有自主之權.然各省風俗.未能畫一.前我國女子已適人者.大事由男子主之.小事由婦人主之.因男子才力過於婦人.婦人之私財.亦歸男子代理.倘婦人欲將私債捐作善舉.亦稟明於夫而行.苟不商於夫而擅行者.夫可以取回.此舊俗也.五十年前.婦女有權.國家設例.任其自主.女笄而有財者.私蓄聽其出入.然國例雖如此.俗例有不同也.有數省婦人.將私積分於子女.夫必沾其一.蓋彼處之風俗.謂

夫當享婦之福也有數省男子肆其無道將妻之私財取之然國有公例妻可以毫釐取回又有兩省男子有財產女子必沾一半現尾輪拿省例婦人將死欲將私積區處必請皇家遣官到驗遺書限未死以前六十日寫備本夫與官商妥簽名於遺書內然後行事墨士昭省無論男女遺產皆歸官公辦官遂將其財撥一半作善舉然有夫歿之後婦人攬其財以爲己有者此各省風俗之不同也　錄知新報

議約酬勞

中東商訂商約一事自換約大臣以下莫不殫竭心力兩國君上同贈在事人員寶星以酬勞勩　中朝前曾頒賜日使林董君以次各員寶星茲日廷亦頒賜　中朝特派訂約大臣張樵野少司農暨幫辦伍廷芳梁誠徐壽朋三觀察並陶大使大均各寶星一件除伍觀察奉命出使美國道出橫濱卽在彼交付外均由日廷

頒送來京交駐京日本署公使內田若祇領轉送總署分送諸君領受．用昭睦誼．錄直報

各國電信統計

西歷一千八百九十六年各國電信統核．以英國為最多．計得六千七百六十萬八千通．美合眾國得七萬五千通．奧國得一千零八十萬五千三百二十通．意國得八百三十二萬二千九百二十五通．法國得三千九十三萬七千通云．錄漢報

防火機器

火油價極廉需用甚廣．然易失慎．鄞邑紳士孫義方與某匠創一新法製造防火小機器．油燈翻倒．不至貽殃．遂具稟道轅．准如所請．如果造成．閭閻受益不淺．錄滬報

臺抽吸煙稅

日人知臺民嗜吸洋煙．因定抽吸洋煙之稅．分為三等．上等人每

月抽日銀三圓中等人每月抽日銀一圓五角下等人每月抽日銀二角（錄集成報）

中法新約

中國與法國新立一約法公使已在北京簽字中國允准法國鐵路向廣西內地進築并准法人至雲南府一帶中國邊省之礦准法人開掘（節時務報）

俄設華事報館

俄人柏師闊瓦奉朝廷核准在恰克圖開設報館一所專印中華蒙古滿洲各類新聞日出一冊報名白喀爾每年報費八盧布（錄集成報）

晉創鐵路

山西居萬山之地平疇沃野原隰膴膴去年九月中官場延請美國人由獲鹿縣抵省沿途相度地勢密釘樁橛聞欲由潞澤各州

地開築鐵路以便裝運煤鐵自晉而西達至泰川目前沿路購地運石砌路之事尚未舉辦未識能否環轍皆通不煩周穆八駿而走雲飛也　錄益聞報

行軍活船

泰西新製行軍活船用柳木作架以帆布作底分為三截可以伸縮開合若事非危急可用車載現英德美法而外無人能製因別國武員尙未知此船之益也昔法與奧戰法軍敗時前有大河兵士或用木桶或用木橋或用禾麥稿作船以渡費時誤事即使用樹膠作氣袋渡河而沾溼其身兵士由此致病俄軍亦有用籃以渡河者而不能伸縮亦殊不便去年法人知活船之益遂作兩大艘以訓士卒現波蘭國武員亦仿其法而製用以柳木作架船體橢圓分為三截又以帆布作底能使開合船重六磅或用薄柳木作槳槳有樞紐可以伸縮舵以柳木為之以繩繫舵於腰間人坐

其中或左或右隨其身之所轉船雖輕小可載重二十磅其法始於法國而英德波蘭從之節紐約格致報

象牙出產

美國西報館近接阿非利加洲屬之貢倭地方郵書云該處所產出口貨物以象牙爲大宗該處土人往往肩負一牙約六十餘磅出換銀物不絶尚有重至二百鎊者須三四人方能運動惟巨牙不可多得有則酋長每留自用死象牙尤多嘗有土人五百餘名由深山負出無算若獵人百計生取則價頗不貲節集成報

全球海電

美國格致報云全球海底之電綫有一千三百條有英尺十六萬零二千尺長者有五米路長者有二千米路長者共用本銀二百餘兆圜英國出本銀四分之三有一綫被輪船碰斷用銀五十萬始修復云錄知新報

晶礦孕金

澳大利洲西偏有蒿勤礦出水晶石．石中孕金．凡晶百墩．碎之可得金百兩．下層厚晶一墩可得金二兩．并有四兩十兩者．更有黃晶一種．每三十墩．可得金三十五兩．又有洋毡色晶一種．每墩可得金四兩．又有般士露衣勞礦．所出皆鐵．而生鐵六百墩可得金二兩．其深處之鐵每四百六十墩可得金八百七十兩．錄倫敦礦務報

俄使入覲餘聞

俄使臣覲見時．侍從隨員共十八人．俄使短視．當時高戴眼鏡．左腰挂手鎗一．右腰挂藥彈袋一．爲最恭敬之禮云．錄指南報

刀匪變名

徐州府豐碭蕭沛各地大刀會匪作亂．以後迄今潛伏隱匿者．變名大紅拳．凡入黨者．先須謁見老師．出束脩錢二千文．即用黃紙．

書祖師老爺之神位七字供奉中間然後用硃畫黃紙符三道皆任意揮灑畫畢將符燒灰令入黨者吞此符灰各符一道用涼水一大盌送下每日各於牌位前燒香三次兼在墳上及十字路口各燒香一炷謂之接神即其地上磕響頭三下謂自此而後皮肉可不知疼痛各用新磚自擊足踝逆上至頭頂共擊五十一下又用刀自砍身上二十七下各曰用功夫用功夫至一月之後謂刀砍斧剁均不能入并避鎗丸其打磚砍刀時口中當自喊號否則不驗其黨相約不准偷雞摸狗作奸盜邪淫等事每日當洗身三次此等魔法不准傳授盜賊等人近有人在陳樓地方見該黨所供神位三具一書祖師老爺敕令萬法教主仁成大帝關蕩天門神位二十字一則雙行書掌旗將周公祖神位八字一亦雙行書桃花仙金剛將神位八字又見其所用功夫符術亦多無驗節錄益聞錄

髑髏爲祟

英國公論報言。門哲士得城有一大宅。相傳爲活特來好爾係哀來斯米侯爵之舊第也。室中有玻璃匣。內貯髑髏一具。傳說係洛及唐斯之首。洛及唐斯者。當英君主崔爾斯第二在位之時。曾居馬兵官之職。蓋世家之裔也。唐斯生前於某夜賭博飲極醉。握刀而起。適遇一縫人殺之。幸有勢援。未重治其罪。一日傍晚。有人乘車自門哲士得而來。攜一匣送交其家。家人得匣啟視之。則一人頭也。乃大駭怖。旁有一書。略云。是即唐斯之首也。因在倫敦橋上與人爭鬪。被砍其頭。而棄屍於賽掦斯江中。吾目覩其事。故函其斷脰送之歸家。哈倫筆據中曾載及之。且謂無地可以瘞此髑髏。雖銷置三層鐵匭之中。尙不能禁其爲厲云。厥後乃置於書字窗前。使其眼眶常向一處。蓋卽伊生前所管轄之處也。距今已逾二百餘年。人若觸之。殃禍立至。略爲移動。卽致大雨傾盆。門哲士得有姓勃尼特者於一千八百年曾至其宅見一室中器具古樸而髑髏在焉有同往之人試移其匣是夜狂風拔木懼而復往還置原處風亦頓息每聞述其異者言皆類是　錄官書局報

太子成年

日本皇太子名嘉仁東歷本年八月三十一日適屆十八歲誕辰擬行成年之禮猶及歲加冠也據日本皇室典範第十三條所載皇子成年頗極隆重惟目下尙在國母大喪期內未便照行至時畧備儀式俟明年二月十一日補行盛典第衣冠儀式有今昔同異之區應令裁定新例請旨遵行聞太子於本年春季偶有違和遷居葉山邸第攝養數月業已大痊權之已得十三貫目餘一貫目權合中國六斤四兩太子文則如中東經典史乘諸子佛教無不究心武則練習火器鎗術更獨擅勝長近於宮中濟甯館召集軍部大臣試演技藝出衆者賞以酒肴金錢　錄蘇海彙報

英君主擬令太子攝位

六十年慶典既舉英君主有閒散之意而君主退位之謠卽於是乎起然君主在位六十年日理萬幾今老且憊而又傷於變故蓋自其夫之喪而悲感之心至今未已愛壻亨立亞夫罷否卜克又爲亞非利加野蠻所害而痛悼益甚故頗思休息以自暇逸而又慮英太子難付大事人望未孚因先使太子試攝君位大權則仍操於君主蓋君主之心與閭閻相休戚冀他日之民得如今日之優游仁宇也凡事以歷試而始明哀而卜脫愛特桓特之君德可於此舉見其大概矣節時務報

球電摧敵法

西報云西人里那製成新式氣球一具能載八千五百磅之重昇放空中每點鐘行二十五咪各國苟製造此球爲行營之用則水陸之兵可以廢況配大砲於球中居高擊下凡鐵橋輪艦炮台火

葯庫電報局及水陸兵弁皆不足恃。又意民馬爾果所製無線電氣。隨風傳語。遠至二十餘咪。重約馬力六十四。製為傳遞語言之用。可由英國傳至美國。嗣由該電加製响鐘。安配船上。令於黑暗之中。引電擊鐘。使兩船不相碰撞。後又推廣製成電火。試其火力遠至一咪有半。凡火葯庫銅鐵器具。一觸即頃刻燃燒。行軍有此。則敵船之火葯倉與敵營之炮械皆引火矣。節循環報

地球紀年

英國最著名格致家。開爾非因（英國之有爵者）近著一論。論地球自有生物以來至今共若干年。此事向來格致家終未能考究得實。茲開爾非因能創此論。實為格致中最新奇之說。從前格致家言地球凝成生物後。迄今已二萬萬兆年。而據近來格致家所考究。則年數大減。開爾非因謂在二十兆至三十兆年之間。蓋自愷恩勃羅石（地球中最低之第二層地質）以上各層地質約十七兆年。便可結成。可知自

有生物至今斷不出三十兆年之外。此數確有可以自信者。錄時務報

各國安息日

英法俄德諸國以星期爲安息日。即禮拜七也。至希臘則以禮拜一爲安息日。波斯則以禮拜二爲安息日。大秦人即波斯之藩屬。則以禮拜三爲安息日。埃及人則以禮拜四爲安息日。土耳其人則以禮拜五爲安息日。猶太則以禮拜六爲安息日。是各國安息日亦有不同也。錄官書局報

報章原始

凡物必有所自始。即日用間一名一物。莫不各有其原。西人考古。輒加記載。謂火藥始於中華。指南針顯微鏡之法。亦華人得之最先。考日報之由來。西國出於近代。而中國京報邸鈔。爲時最古。梁太宗乾化元年。即西歷九百十一年。中國已有邸鈔。惟斷續不一。

未能按日出售迨前明崇禎四年卽西歷一千六百三十一年京報七日一出頻年發省初無間斷至　大清定鼎初猶循曩制洎嘉慶九年卽西歷一千八百四年始日出一報每報一本歷歲無間至今弗替惟昉行雖早而推廣不及西人識時務者每歎闕如焉錄益聞報

英皇失明

英京三新報云近日英皇雙目失明外間不欲明言按慶典之時英皇乘輿往臨大典不出輿而去已爲可疑矣約時務報

英阻學堂

上海師範學堂擬在徐家匯建造房屋其地在馬路之旁於是英巡捕房起而阻之徐家匯去租界已十餘里之遙而一帶馬路皆歸英巡捕管理已屬奇極且我欲建造房屋於彼何與乃竟有阻撓之舉此又事之更奇者也錄集成報

除出口稅

字林西報載。日本政府欲推廣出口貨物。故決意自明年東歷四月一號以後無論進口稅項如何。將出口稅概行除免。錄滬報

西國獸價

西國博物院中無奇不有。西野獸尤必價買。以供閒人玩賞。近日某西士考核其價。謂獅一頭。值銀五千佛郎。象六千佛郎。大者一萬二千佛郎。中等之虎。值二千五百佛郎。大者四千。花豹值二百五十佛郎。純白者一千佛郎。大至一千五百佛郎。熊上等者一千佛郎。尋常灰色之熊。值百五十至二百五十而已。亞美利加出黑熊。一望如墨。每頭值二百五十至五百佛郎不等。錄益聞報

西人水陸速率

泰西各國之人遇事力求其速。且已速而猶以爲未足。所謂大禹惜寸陰。吾儕當惜分陰也。是故其水行也。初以夾舨船過大西洋。

計英程三千里而行三十日速矣繼創輪船二十日即至後更就其法以增其力漸能以十日至今極速者能以五日零七分鐘至倘思分客與貨而爲二船客船一到即開免裝卸貨物之稽延然則乘風破浪兼列子之御風而行古人之虛詞盡今日之實事矣其陸行也初有飛馬報信車每西辰一點鐘可行英程十里計一晝夜行二百四十里（合華程七百二十里）速矣繼創輪車速於飛馬車一倍後分客與貨而爲二車客車每一點鐘增至英程三十里仍嫌其緩不濟急爰有特開之飛火車專送書信及急足之客每點鐘行英程四十五里（每一晝夜行華程三千二百四十里）不謂英美等國之人更有試造飛行絶迹之車者英國倫敦大西鐵路公司造一機車每一點鐘行英程六十八里美國大中鐵路公司則造行七十二里之車以勝之從此英美兩公司逐年比賽大中永不讓人將至一百里或一百二里直至一百十二里半（計華辰一時行華程六百七十五里）約萬國公報

桑除奴例

桑給罷電桑王近日降諭除去販奴之例。按向章買奴者。應由買主交出身價若干。由官代償。由來已久。查桑給罷國產丁香。向用苦奴採取花蕊。今有除去買奴之例。丁香生意勢必減色。而國稅亦將從此日少也。錄木司新聞報

水產賽會

日本開水產博覽會。聯集天下種種族族水產之物。攷其生產致用之源。究工作製造之理。取天下之所長。去天下之所短。於工藝大有更新焉。錄集成報

立不嫁會

西國男女得爲朋友。苟情意相投。即自議婚嫁之事。迨既議之後。忽而車笠寒盟。在男則沒世守鰥。在女則終身不字。怨曠之氣。莫此爲甚。殆即石頭記所謂離恨天者也。茲聞英國某女議欲出首

聯絡不嫁之女。齊集結社。議定之後。將所擬章程。請官府勒爲成例。其章程中之最要者。厥有兩則。一女子未滿廿五歲者不准入社。一該社另製一種衣服。其樣式顏色。與尋常之女有別。凡社內之女均須一律穿著。毋得參差。若社外人則不准穿著此衣。免致淆亂。夫論西女畢世守貞。不堪悉數。今該女欲行結社。將使不嫁之女。盡歸一社。抑或但招相識之人以結社歟。假令但招所識。則其志雖貞。而量仍未廣也。錄滬報

西商善舉

芬蘭國嘗有一富人名阿佛那部。所有各國商人。無不耳而及之。觀其獨輸銀十兆元。創行諸善舉。其意祇望人廣識文義。多習工藝。使人人皆得自養。而樂業安居也。第其輸款濟事。用意先後。蓋有五宗。爲其一將此款聘格致家教人考求新理新器。其二請化學家教人考辨變化物質之理。其三使醫士考別金石草木之性。

教人治病其西國中有文秀之士則興建書院廣設書樓多置古今列國圖版籍以資多識俾人皆向學彬彬然進於文學之國焉其五國中有孤寡窮苦無告之民則用建養老院育嬰院貧民院治病院使無一夫之不獲焉乃既興辦各書院復撥銀三十萬元常年出息以為獎勵各學徒之用又查其書院收教各徒無論何國民人皆準其就學絕無畛域所有各事無不極意經營抑聞其自述生平謂吾少貧無資向學故一切文學格致工藝概無所知幸隨人出外經商稍獲財寶不敢私其所有願將此款創舉各事俾貧而有志之士隨其性之高下以底於成德成藝庶不至愚惰無業之民遍天下也　節知新報

葯物展覽會

日本西海道熊本地方擬於東歷七月開設九州葯物展覽會茲將委員葯品譯左本縣整理委員村山長之助佐藤峯吉等竭力

贊襄。不辭勞瘁。為時最久。刻除葯品外所有機器製造一切器具。或由醫學部乞借。或由各員自製。共計一千二百八十八種。內自然產物。如礦植嗜好品。共一百七十六種。生葯和漢洋共五百十二種。化學製品二百六十六種。器械理北學調劑三十九種。書籍十九種一百卷圖畫三種四十八帙參考品一百三十七種。錄蘇海彙報

見聞近錄卷三終

丁酉利濟學堂報見聞近錄卷三目錄

工部局諭

上海工部局因各處有瘟疫症、恐怕傳到上海、所以刷印單張、着人分給租界百姓、各人洗治自己房屋前後、不得堆積污穢、以防疫症傳染、錄官話七日報

西醫大會

西國醫術、得格致化學而術益進、蓋既得病源、則施治自易也、特是意見不一、治法或異、現在諸醫士擬於本年復舉大會、以資講求、庶幾新法日出、醫學益精焉、錄倫敦郵報

生氣養體

美國有醫士名雷士者、謂人常住一處、所吸生氣已少、必要往山林中住一二月、多吸生氣、乃無病、人之氣質弱、最妙在山林中吸生氣、上古時人地廣人稀、生氣吸之不盡、故人皆壽、今則人多地逼、生氣不足用、故須在海邊或山林中吸生氣、人之吸氣皆由肺

管人煙逼稠之處則濁氣必多故肺管吸之必至成毒故宜多吸生氣以滌肺管也然古人建屋不避卑溼感其溼氣日久致傷筋骨惟溼氣亦能醫病今英人之內傷者多遷在溼氣地方居住潤其肺管傷者易愈前有醫士醫一病人久不愈醫士到其住屋考驗知該處地不潔乃命之入山林居住令多吸生氣而愈今之醫士皆考驗氣候海上及山上之生氣皆能衞生若人有病游於海中能令人神智清爽蓋人之能生皆由清氣若吸濁氣多則成疾病凡人面色黃瘦者到山林中多吸清氣使滌其肺管則愈矣當夏熱時宜築屋於山林或海邊住數月吐納生氣而身自强健清氣之中以不燥不溼爲佳人之吸氣不獨五藏能吸之微絲血管亦吸之若多吸生氣雖飲食不豐而身體自壯凡地方煙戶逼稠者多有濁氣騰於空中醫士曾用玻璃罩吸貯用顯微鏡覷之有無數細點此是病種如身體弱氣管吸之遂能生病瘟疫之症雇

起於湫隘不通風之地若多吸海風自不染矣即十數齡之女童令其多吸生氣多習勞至爲婦時自易於孕育生氣雖由地球出有時被濁氣混雜各處不同故人每吸生氣而全體舒暢自能卻病由濁氣而换清氣則脾胃必爽試觀野人在山林中能健步能强食能長壽多吸生氣之故昔有醫士擒一野人歸與以飲食不能大嚼非野人不欲居潔淨屋宇因氣候不同後住稍慣則飲食饕餮矣昔又有英人士顛尼帶兵到亞非利加洲考察地方厚待黑蠻黑蠻亦愛之黑蠻酋長延之入坐士顛尼攜黑蠻出在英屬地居飲食居處與士顛尼同不久遂死可知其氣候不同若放之在山林則未必死士顛尼再入山林見黑蠻酋長後見氣候不同而體不舒暢遂出可知人常吸慣之氣若遷往別處則不同矣若有疾病則往清氣地方以换其濁氣可保無恙故今之醫士多考察氣候以治病人 約翰紐約格致報

防瘟多術

查防瘟之方甚多。惟令病者服牛奶精。功效最大。一千五百年間。醫生多得拉耳創治瘟之方。係將蟾蜍曬乾磋成粉麪。使病瘟者和酒飲之。屢試屢驗。一千五百七十六年。醫生馬沙里歐治瘟用針刺病者之筋絡。頗著成效。他如以膏藥貼病瘟者之腫痛處。若起黑瘢。復以紅鐵烤之。亦爲治瘟良法。又有香醋亦能避瘟。節官書局報。

考試醫學

星報云。檳城學童伍連德。前往英京肄業岐黃。茲伍君學業有成。同與考試者一百二十八人。選取六十三名。又檳官曾送傳振明一名往印度瑪得勝地方。習泡製之法。此次亦考取。惟名在伍連德之下。將來實得力三島中。又有華籍西醫。足與林君文慶鼎峙矣。録集成報。

別離奇症

印度有一種奇症，民人喚作別離別離。患者雖不至傷命，而手足每成廢疾。先祇土人患之，近來歐洲之兵調至該處，亦間傳染。現經某軍營醫生究得別離別離之症，因印度土民客民性皆喜食稻米。凡由西貢運至之米，食之皆患此病。惟蘇門打臘島之米色紅，食之不患此症。蘇拉巴阿獄犯八百名，因食西貢米患別離別離者多至百名，其易食紅米而痊愈者已有十三名。約木司寇新聞報

樹汁醫肯

英屬澳大利亞洲，樹木叢雜，虬結樕槮，莫可指數。間有名油加榴鋪樹者，最易移植。多種此樹之處，居人罕患寒熱等症。享其利者初未之知也。迨有人留意考察，凡有此項樹木村無疾病，遂相以爲異，請精明醫術之人考此樹之質性，經醫家再三揣驗，此樹之

汁果爲上等藥品。以此樹之汁。塗抹病體。百中不愈者僅一二人而已。且疫癘之氣。因此消除。眞不老之刀圭也。錄益聞錄

醫疫設會

蕪湖道袁爽秋觀察。前接得上海道來文。得悉和國國家。現設醫會。專立解疫之法。到處設局。印造新報。以便中西各國。咸知防疫於未染之先。現由該國駐華公使照會總署。轉咨南洋大臣。札飭沿江沿海各關道。一體傳諭中國醫士及在華西醫。如有願與會者。卽將姓名登報。稟候核咨。並得由官酌量資助。以便聚精會神。遍察天下萬國瘟疫流行之理。創設預防之法。俾各國生民。得免此等浩劫。是以英法等國。刻已捐資相助。爲理並設立體察瘟疫流行新報局。俾各國盧扁家。考出瘟疫原委。及創出預防之法。隨時函寄。歷誌情形。該局卽可薈萃成編。以供醫者採輯之用。刻下江海關已遵諭。由外銷款內酌量資助。並卽出示曉諭。袁觀察素

以民生疾苦爲己任。接准之下。亦即抄錄總署原咨。及英法體察瘟疫報局所譯之公啟。出示曉諭。杏林橘井中人。聲明如有願與會者。即將姓氏開單稟報。以憑轉請核資。或經寄函於蘇格蘭島之艾典伯洛城醫士達威德森察收。惟函札須用英文。或法文。達文。若用華文。恐不能瞭曉也。又論者謂華醫論疫。祇知緣陰陽愆伏。穢惡薰蒸所致。用藥無非淸心解毒。得其要領。亦能立起沉疴。西醫論疫。近多主於疫蟲爲厲。且有謂人呼吸一時。應得吸受疫蟲幾千幾萬頭。因而患成疫症。更有謂疫蟲蟲生於土。掘出製煉。即可以之救疫。香港前年已有某國醫士。究得此法。活人無算云云。志諸日報。獨誇其能。以與中醫比較。幾乎鑿枘。今乃轉相招引是豈該國醫者。亦欲相與印證。抑將獨排眾議。知中國醫道古聖相傳。未始不有天人奧竅。存乎其間耶。敢誌數語。以與學貫中西之和緩家論之。錄中報。

時疫遠傳

意大利國羅馬都城聞印度之患瘟瘧也因請各國派員會議辟疫之法各國皆許之關心大局之善士不禁浩然長嘆曰世之營營逐逐者類多專謀利己不顧損人庸詎知人已之間大有息息相通之勢乎今特就疫言疫一千八百六十二三年間中國有髮匪之禍上海難民麕集穢氣薰蒸爰有霍亂之證自滬傳染至廣州香港新嘉坡印度突厥而入歐洲更蔓延以至美洲病根始絕前年廣東有奇證或名之曰鼠瘟傷斃人命不計其數亦自粵傳染至香港汕頭廈門等處旋改道而西今已至印度至波斯他日必將過突厥而入歐洲宜乎意國之先籌備禦也若夫傷風之證雖曰小病亦不得謂非疫類是疫也起自俄屬之中亞細亞洲往西而復往東今已環繞地球者三次尚未能消痰止咳然則謂人有病而我不干者豈其能避入牛角之尖乎　節萬國公報

講究瘟疫

俄醫官司闊利成科．講究印度瘟疫原委甚詳．玆照錄來稿於下．

闊君曰．世間皆知印瘟之熾．而其根苗發於何地．究不能道其詳．蓋喜馬來山坡．多饑民餓殍．流亡於道途．臭味結凝而爲厲．布散空際．由邇及遠．今之孟買等處．所患之瘟．亦由是地傳來　又曰．瘟疫之來於孟買也．患者始頭暈疼．繼喉嚨腫痛．終全體生紅黑斑點．若病越七日．即可無恙．土人謂此症爲雹舉．以其片刻即氣絕也．　又曰．瘟疫之烈．先儒謂多在夏季．以天愈熱．氣愈溼．病勢愈張．此理甚是．獨不可例諸印度．印度之瘟．冬際轉甚．迨四五月焦陽亢燥．瘟即消滅．八月後又或復作．然須視地氣何如耳．夫地氣與瘟疫相感通．傳染殺人．最爲可畏．彼病瘟之衣．與病瘟之物．其傳染猶後也．闊公所指地氣．豈無因歟．　又曰．人當病瘟之時．率指物之傳染．考古證今．不可謂其無據．然以格致之道論之。又大不盡然。蓋物之引熱過寒。遞變無常。且易於留散也。又曰。醫生於此等惡疾。每有剖尸以觀者。其毒氣侵入鼻孔。流於腦髓。雖精於醫術。至此恐難以醫人者。醫己醫者既攝人生。盍先攝己生耶。錄集成報

疫癘盛行

邗上前因天氣亢晴不雨。以致盛行時疫斑疹等症。詎邇日又因兼旬淫雨。陰霾之氣。抑鬱不散。加以三伏不甚酷熱。暑氣遏伏不申。值此新秋。遂多疫癘。患者類多長熱不解。暑伏心營。醫藥偶一不慎。或誤用燥品。或施以苦寒之劑。即成不救。連日新舊城因此斃命者。時有所聞。其餘瘧痢等疾。尚屬輕症。疫癘流行如此之盛。衞生者宜如何加之意哉。約申報

請建醫院

旅居神戶英人。前數月會議奏請日皇。在神戶建立萬國公醫院

一所俾各國有病窮民前往醫治其所需各款由衆國人民湊成
錄官書局報

德國麻瘋公會

近來麻瘋之症漸傳入歐羅巴境為害非淺各國士人亟思弭除之迄無善法今德國創立此會邀請各國深諳此症之醫士於本年十月間齊集伯林會議詳究麻瘋原委及療治之方其有故不克親身赴會者即將治法詳細開示以供採擇　附錄麻瘋公會章程　本公會會議之期定於本年十月十一日起至十六日止每日午前十一點鐘開議午後二點鐘即散會議公所設於德國柏林克羅甫司脱街之醫部內並擬另立麻瘋賽奇會羅列一切察看麻瘋應用器具以資攷究本會應辦事宜共有二十二條現已聘定各國大醫士二十二位各理一事以專責成其目如左　一詳論麻瘋為何等病症　二審病源察病勢之法　三察病者之

經絡．四．察驗麻瘋症有蟲與否．五．試取瘋蟲及收養瘋蟲之法．六．詳辨一脈遞傳暨傳染之別．七．如何調養患麻瘋之人．詳論宜食何物．宜忌何物．八．可否仿種牛痘之法取麻瘋種之．九．是否經由血分傳過抑或有病者所用器具傳染．十．各處麻瘋消長如何情形．十一．前歐洲本有此症．後漸消滅．今又由各屬地傳來．其故維何．十二．綜考各醫書所載經絡療治麻瘋之法．十三．論眼麻瘋．十四．腸內麻瘋．十五．麻瘋有含於內而不發露者．十六．法土兩國有類此之症．究竟有何區別．十七．患麻瘋人可否安置一處．十八．設麻瘋院．十九．立麻瘋善會．以資助患病之人．二十．麻瘋各國名目如何．二十一．溯考麻瘋原委．二十二．麻瘋出於何地．醫治麻瘋所用器具．賽奇會亦設於柏林醫部內．列左．一．麻瘋骷髏．二．顯微鏡．三．麻瘋照相．四．圖畫各種麻瘋．五．各種醫治麻瘋書籍．錄官書局報

疫蟲宜治　重出

全地球皆有疫蟲。惟爲數無多。則不能爲害。西報言海濱山上。地極清爽。屋中居人。每一點鐘時。隨吸而入之瘟蟲。計倘有一千五百頭。若城市之中。人煙稠密。則瘟蟲之隨吸而入者。每一點鐘可得一萬四千頭。一晝夜當共二三十萬頭。宜其毒蘊內臟。不可救藥。今印度疫氣流行。其原委由於瘟蟲甚多耳。錄叻報

取淚醫病

波斯風俗。凡人死哭者之淚。各用淨海絨拭下。交給神甫。殯葬後。神甫將海絨淚取出。置於小酒盞。治病甚靈。錄集成報

西醫日精

紐約嘉羅報云。微蟲作病之說。日闢新機。各國精明格致之士。考究病源。得此新理。而支理亦於是因之以明。醫症之法。盡改舊章。即如產後熱症。與鵝喉等症。皆得新法醫治。且瘟疫症。牙關緊閉

症天行痘症黃熱症及凡一切受微蟲所犯而得之症亦多創新法或防之於未現或治之於既成又如癲狗咬傷肺生牛乳餅頭面腫脹或以爲不治之症今以治微蟲之理治之大有奇效將來推而廣之何難得萬全之法也近自人身自有拒病之理一出醫道亦一大轉機初以爲虛論今則確論不磨也嘗有輕症不藥而愈者因肉絲臟腑與病蟲相戰每每臟腑得勝而病自愈蓋能醫人者非醫士自能醫之乃助病人而醫之如謂不然何以有向以治某症爲能手竟至此症而亦無效者非以病人臟腑太弱雖得助亦不能取勝乎故知病人自能拒病之理比微蟲爲患之理明之尤屬切要焉此所謂反本也若已受微蟲之患而思以猛藥殺之或設法阻其生長或減其烈性則非徒無益而又害之凡致病之微蟲勿論其性之烈與毒又勿論其何以潛滋暗長蓋欲止之非以淡汞綠毒水或含鉛之水爲之不爲功若平素慣用汞藥之人

一遇肺炎或小腸發熱或瘟疫與乎各種微蟲爲患之症其勢必比不慣用汞藥之人尤甚此何以故或謂置蟲於筒中以毒藥殺之與人受蟲患而投藥殺之皆以毒藥而制毒蟲何以此則殺毒而彼反長毒之勢乎不知筒之中祇有毒藥與毒蟲相對而臟腑中則另有生命居乎其中此生命能拒病毒藥之毒既能殺毒蟲則亦能傷此生命生命受傷則抵禦外侮之力亦失矣或問此守禦之力從何而得曰人身之血內白汁白輪皆能殺蟲且能吞蟲其白輪之守衛身軀可比軍旅守禦地方設有外患相侵不相容也又有一種卻病之質名曰晏地鐸善士由臟腑生出凡毒蟲所遺棄之毒皆被此質化之據亞門歌沙及傳蘭昔士哥舍路美二人所證病蟲之毒首在其所遺棄之質晏地鐸善士之質不能銷化病蟲所棄之質則必不能改其毒且臟腑因與病蟲相戰其功用忽改且必生一種毒物以爲病蟲之助虐欲脫病蟲之害祇有

二法。或將其毒由正路逐出。或將其毒改爲無毒。淺言之。卽或逐之或焚之耳。此毒既焚之後。其餘燼毫無惡性。所謂焚之者。乃以養氣充實其內。譬猶炭得養氣而焚之意。至此養氣所自來。蓋由血之紅輪。經肺管而收得者。護衛臟腑。驅除蟲毒。以此氣之力爲最强。凡講藥性。須以長培養氣爲主。試舉調治小腸發熱而論。近人知此症之險。多以凍水浴身。並頻飲清涼之水。卽能減病。至於勿藥。昔則百人染此病而不能痊。有十九人。今則百中之四耳。良以用凍水。則紅輪中之養氣。可焚血內之熱毒。而此熱毒實致病之所由來也。又內傷之症。尤爲利害。染之而得愈者寡矣。歐洲醫士講求新法。欲將肺中之病蟲殺之。其法或用製成之淡血汁。導入身內。不料未得其生。而反速其死。總之醫內傷之法。比三十年前無所進境。卽謂之新理。無所得亦可也。何也。內傷之病。率生於蟲。若以外法治之。其不至於害人不止。以愚所云。不若仍用舊法。

聽其自然。將肺內之元氣功用。隨時保養。使其自生守禦之力。而驅除病根。更爲得也。西國老人院之醫士剖驗死屍。往往遇有內傷復愈之痕跡。在其肺上。因而詫異。然則內傷可痊。顯而有據。且其痊愈。出之自然。非由外力之助。實由其肺自强而卻病。至問其肺何以能自强。其力何以能自生。醫士何能跡之。且究竟如何使其必自强。今尙未知。敢留如許新義。爲後學講求。若得此法。誠有大造於人壽矣。由此以觀。考察微細病蟲而殺之之法。未能盡窮醫理之要。向來人盡致其心力於此者。又不容其臟腑自强。殊誤入歧途矣。自此格致之士。學而習之。講求人身自然拒病之理。則驅除微蟲之術全矣。此學正在萌芽。若夫成功。卽爲後代專門藝學之一。其益之大。正無量也。錄知新報

有志竟成

歐人作事。堅忍耐勞。必至於成而後已。俄國有名博林苦者。年七

十五。於五十四年前。曾習醫學。入大學校肄業。未幾貧不能讀。遂出爲某醫生書識。二十年所得工資。再入學肄習。至一千八百六十三年。俄國顛覆同盟黨事起。而博某與焉。爲政府廉知。科以戍罪。流西比利亞。爲銀鑛苦工之役。三十二年。自前年赦還。重入學校揣摩二年。卒業。由官考試及第。聞不日即在劄魯所府懸壺問世。錄蘇報

創造玻璃壁

醫院四壁向用土磚。近英京各醫生。議改用席紋玻璃。俾滿室光亮。以便稽查洒掃。且病人得向陽之氣。尤能開鬱。易於療治。俟英京創妥。乃請英廷通飭所屬改造云。錄集成報

利濟外乘卷一終

丁酉利濟學堂報利濟外乘卷一目錄

製電燈法

英國埃利士省三合書院山長名威嚴者著有一書專考求攝氣力及電氣之學用淨料玻璃罩製成瓜樣電燈其燈名爲烟抗頗士威嚴謂凡有炭之物用火燒至寒暑表極高度則火光變爲白色五金用火燒之頃刻不必用猛火力則大熱因其含火力甚淨如淨炭火焰近之即燃但淨炭不能同生氣而燒必用玻璃罩之凡玻璃罩內必有生氣欲引生氣出於罩外用水銀機器管插入罩嘴運機吸去生氣速封其嘴引生氣愼勿過度若罩內生氣既盡更運機以吸之必大聲破裂水銀機器乃士班敘格致師所製歐州各書院皆置之以學格致論淨炭之功用初燒時用電力稍多至燒既久不用多電力而火光自猛寒暑表亦甚高電燈之火心用淨炭和藥水而製成一線插入罩內其名爲炭線用電線駁炭線燈內之炭線分爲兩端一運電力入內一運電氣出電機而

燈自光至製炭線法各有不同美人壓地臣者俄產也籍隸於美電師以此人爲巨擘現電車電器電線電機皆其所創壓地臣用棉花濕硫鏹水郎將此棉花洗炭線燒時寒暑表度更爲熱烟抗顛士燈形式甚多有製爲瓜形者有製爲連環形者無一定形也

錄知新報

質點配成萬物說

造地球者天造人者天造天者天有地之天有人之天有天之天天無薄天之天尤無薄然地天通人天通天天通天無天分寄於地球所有之質之點之謂天天無質無點分質點於地球所有之六十四元質暨引線引面之無數點而爲千萬億兆恒河天物之身配於質質之生起於點點之微起於魂魂乎質點之中者天天乎質點之用者靈魂天有大靈魂質點萬物故萬物魂人能天其靈魂以用質點故魂而靈物能有其質點而待配於天待配於天

與輕綠類合質凡矽養者皆矽養二亦作矽養三

格致巵言卷一終

丁酉利濟學堂報格致卮言卷一目錄

丁酉利濟學堂報格卮致言卷二目錄

案編二

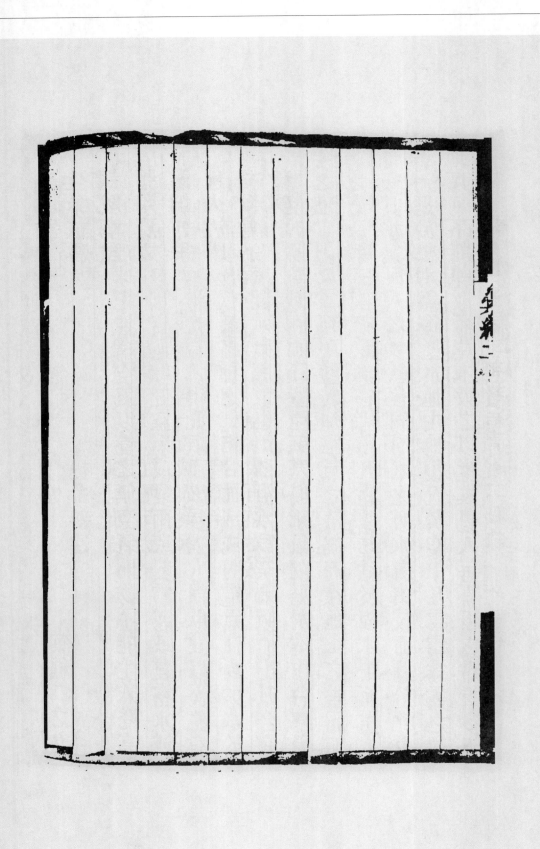

生氣成雪

凡生物在地球上皆藉空氣以養之無空氣則物不能生人登高山吸空氣入口則覺無味此空氣或變雨或變霞霧或變露水或變霜雪皆變幻無定草木得此氣而滋長猶人得飲食以養生空氣之中有輕淡炭養各種之氣相合而成或有電氣在內貯水於碗而水忽下者此水氣騰散也地球海水爲空氣吸而上升合寒暑表之度數則成雨而下墜至天寒時水氣凝結於空中合寒暑表之度數則成雪而下墜若知空氣之淸濁將在地上之雪霜而考之德意英三國格致師嘗考得凡霜露墜結於樹木中而樹木卽吸其水氣與人之吸飲食同樹木之吸水處由枝而遞於幹由幹而遞於根水氣復墜於地由地復升於空中凡雪霜霧露之墜地頃刻不能卽散而草木吸之以生故農人每喜雨露霜雪多下

可以作糞溺用試觀草木在山上不下肥而自大者此吸養之力也節錄紐約格致報

提金新法

現在非洲金廠提金通用西門司哈司克二人之法法以金砂納於鉀養水中加以鉛頁而提淨金質非三十五至五十六日不爲功近據倫敦礦報言有厰毉哥洛司二人覓得提金新法較爲節費省時法用鉛片代鉛和入鉀養則可令礦砂出金快利成色尤佳且所用鉀養亦不必如前此之多是新法實有二益既能使尅日提金又可省鉀養之費也錄經世報

試驗水質

不潔之水飲之易致疾病固夫人而知之矣然欲得眞詮非可徒憑目力也必有法以處之近日比京伯魯賽爾城養生會報載有一法又簡又穩凡居家者皆宜采用茲亟錄如下法用潔淨之白

玻璃瓶一儲水四分之三加以上等淨白冰餹屑約一小匙使之化入水中乃用軟木條塞緊瓶口隨置暖室歷時四十點鐘設過此限後瓶中之水變成牛乳色或雪花狀即知此水有毒不可入口倘依然清朗如晶毫無渣滓則可保其旣淨且潔足供取飲云錄經世報

試驗潮溼

紐約衛生報云試驗房中潮溼之法以一起羅格耶姆（每起羅格耶姆係一千格耶姆合兩鎊二零四六）石灰置於房中將牖戶悉行密閉使不透風二十四點鐘之久取而秤之倘一起羅格耶姆石灰加重百分之一則石灰中收有十格耶姆之水此屋潮溼有妨身體不可居住嘗見房主房客往往以房中潮溼彼此爭論無憑今得此法則其潮溼與否可以立試而知矣錄時務報

鹽用廣大

西八月二十九號紐約格致報云凡鹽之爲物祇用以製食味而不知加新法以用之則其功用愈廣也如人上腭有損及舌上生胎或以鹽水漱口亦能見效又以鹽擦舌十分鐘後飲以涼水能治頭痛之病更能使膠質堅實擦牙能使牙白能辟口氣已摘之花以鹽水養之能令花鮮妍腳腿酸軟可用以和水及好火酒擦患處風寒及發熱症可研爲末用以作鼻煙擦鼻皆能奏効胃滯及反胃症調以熱水一盃可以卽愈因傷過重不醒人事若無步藺地酒與妙方在手以鹽水飲之亦能令其復甦脫牙流血含以鹽水而血自止眼覺困倦鎔以暖水浴身精神卽能復原大聲於當衆者及唱曲者於未言未唱之前及已言已唱之後以鹽水洗濯能令咽喉有力而不涸以擦髮腳能使髮不凋落羽毛受濕不能捲以鹽燒火炙之卽捲有核之菓以鹽食之則美取鹽二十磅硝强亞磨尼亞十磅和以水數加倫將水置之罇內一遇失火以

鑄內之水灑之而火卽滅洗濯黑白棉物用以和水亦可用以之擦鐵版亦能令其光滑玻璃與銅若被染污研之爲末及檸檬擦之卽淨且可以淨手之污以鹽一羹和入牛乳一骨（每骨合二磅）能令乳越數日味鮮而色白以水開芥末加以少許令其味不酸起煙之火及暗弱之火以鹽撒下卽可燃着以火燃物以鹽撒下而火焰卽上而無煙各種蔬菜浸以鹽水以斃菜裡之小蟲花園內須灑鹽水於徑上以滅野草若用之少許又足滋補其生長與樟腦和湅水可爲睡房辟穢之藥以之灑地可免塵囂英國附近海濱之城邑常用海水灑地籐竹製造之器具須浸以鹹水然後起用日本蓆多用鹹水洗之蓋能令其柔軟而不脆爛鹽之功用大矣哉錄知新報

紅坭有金

凡物之屬金類者必有金和雜其中精格致之法者且能知其中

之金之多寡惟用藥料化之傾之或恐得不償失故人莫爲也今有英人格出製紅磚之坭內藏金質每墩紅坭抽出之金可值價一司零西報乃戲言曰以倫敦屋牆紅磚統計約共有五百萬墩倘可取金其金所值准可得銀二十五萬磅錄星報

鐟銅利用

近來格物家攷得雜鐟質之紫銅以之製物較鋼質耐用經久如用以造鎗彈之筒可用多次若造銅帽置之槍內燃放可經十二萬次原質不變至此項鐟銅之阻力徑方一寸可抵九萬六千英磅錄巴黎時報

滅火藥水

美國格致報云火起之時救以滅火藥水其火立熄此種藥水製造極易可以家喻而戶曉其法用食鹽二十磅淡輕三淡養五十磅以水七格倫化之每格倫合英國一百六十兩裝入藥房所用之簿玻璃瓶

塞以輭木而封固之勿使洩氣火發時即以瓶擲入火中破之設或火發於絨綢布疋之上瓶擲不能破者則當先破其瓶口然後遍澆之澆時其藥有氣能助火之熱度熱度大發頃刻即熄矣錄時務報

逃火活門

西國游賞之區如戲園會場等處層樓傑閣集衆動以千計萬計設猝然遇火每至奪路爭逃擁擠充塞而斃於火者遂至指不勝屈慘孰甚焉於是有人倡為多門之說然門多則出入太便照料難周亦非計之得者無已須多設暗門無事則閉遇警始開方為周帀如屋以磚砌則牆內多設門匡而中砌以鬆磚彌其罅隙外飾如常牆令人不辨而於牆內門匡之旁標曰逃命出路并懸斧鑿如此則設遇火警必有人能從容取斧鑿以擘開者倘屋以木製則有巴黎商忒拉爾學堂之格致學生巴里斯思得一法以木

板製成暗門。下脚用絞鏈聯於檻上。兩旁及上端。各用小木一塊釘住。而粉飾與常壁無異。其處亦祇須置一標記。晚懸一燈以示闢門所在。設回祿君忽然稅駕。則倉皇奔避之際。將此門往外一推。便開生路矣。錄格致餘談報

檸檬辟蟻

法國某媼函告其侄女曰。一月前余於無意中得一秘法。竟將食櫃內之無數螞蟻。一齊驅盡。時余在海濱度夏。偶向食櫃察看。見有無數螞蟻盤踞其間。欲驅除之。幾窮於法。翌日櫃內竟無一蟻。如是者歷二日。至第三日。而蟻又屯聚。余初不解其故。適有一破開之檸檬。置諸櫃。及欲取用。又不見一蟻矣。始恍然於前二日亦留置檸檬。蟻之去也。殆以是耳。乃歷試之。蟻果見檸檬而即去。去檸檬而即來。絲毫不爽。於是永置一新鮮檸檬於櫃。而蟻竟絕迹。此實極省便極有益之妙法也。故爲汝告之。錄經世報

格致會通說

泰西之格致悉為天然之公理由人事之試驗漸推漸廣以神其運用也分而言之曰算學幾何熱重電化天文地理聲光汽水動植全體醫農測候礦產等學合而言之皆一理之貫注各有相關徒知一學無以得要旨泛覽各學無以造精深貴交通以明其理專一以見諸用循序漸進乃有實獲蓋算法幾何格致之階梯也天文地理格致之大原也兵農工商格致之功用也而其綱領旨趣則不出熱重電三學而已其從入之途要確有先後次第焉未可淩躐也不揣固陋試詳舉之　天壤間有形而後有數形者數之根也幾何學本理以求形點線面體四者分合錯綜以成三角八線而有四率比例用盡方圓之蘊馭以代微積無不可求之形即無不可明之理凡理之不能明者可以算式明之此重學所由出天文地理學所由精格致諸學由所入也故曰算法幾何格致

之階梯也天文之學廣大精微非專家之業無以窺其涯涘然必明其大端方無疑地球之自轉繞日地賴日之攝引循行軌道而有晝夜四時風雲雨露寒暑漲縮以化生萬物皆日之光熱攝力爲之也是天文爲地學之大原由地學而推之考求地面五帶之氣候與各處之動植吸鐵性之大小而光熱氣電各學出焉考求地質之層級及各層殭石煤礦石類與山川之變遷而礦化水農諸學出焉故曰天文地理格致之大原也　格致者人生切要之功用也積人積智愈究愈精其事不出兵農工商之務泰西之富强悉本於此蓋由方程之界限通幾何之條段明代數之消化通微積之常變乃以重學之六器湊合而成機件用以通力復運以汽力往退旋轉曲盡其妙而製造以興明熱學之傳引發散電學之驅吸透引光學之透入微管氣學之壓力眞空化學之化合愛惡礦學之地體脈理學愈精事愈廣用愈宏無一非兵農工商之

要務。故曰兵農工商格致之功用也。何謂格致之綱領。不出熱重電三學也。天壤間品物流行。不外氣流定三質而已。所以成此三質者。本熱有大小也。而此三質皆加熱則漲。減熱則縮。因減縮而有輕重。因輕重而有浮沈。因浮沈而有聚散。因聚散而有流動。因流動而有傳引。因傳引而有愛惡。因愛惡而有驅吸。因驅吸而有分合。因分合而有變化。皆熱重電三者之能力也。日光之熱。蒸水化汽。升降而成雲霧雨露。直射地面。海陸之聚散不同。空氣流動成風。透入地層。令地層內之氣流定三質變化而生長植動物。此日光之熱也。地心之熱。薰蒸地殼而成空氣。吐噴火汁而成火成石。震壘地中。使地面崩陷而成地層煤礦殭石等。此心地之熱也。至化合之熱。養氣與炭質化合成燒。可蒸水化汽運動機輪。可煆煉金類。調和萬物。此化合之熱也。其餘鬱積生熱。摩擦生熱。動盪生熱。實因空氣中之養氣而成。皆化合之熱也。有熱即有電。有電即有力電者熱之精英力者熱之蓄積也故熱與電皆能與力而力亦可生熱與電三者實相依附也他如空氣之壓力眞空之作用水之流行風之蕩漾皆重力之顯著以成無窮之妙用也萬物靜則自重動則有力所以能錯綜交感者孰非賴重力以爲之乎至空氣與地面相摩盪則生乾電植物生長時有餘熱溢出則鬱而生濕電地質中養氣與鐵質化合而成鐵養則生磁電有此三電各有陰陽以成電極同類則推異類則引而有驅吸以成變化而生生不已矣是知地球上無熱則無漲縮無重力則無流行無電則無化育三者實天地之樞紐萬物之本原也雖化學本極精邃誠無所不賅要皆賴此三者以有功用也故曰熱重電三學格致之綱領必由是以入斯無不交通矣而其從入之途何以有先後次第也凡事必明其理而後能透其用理者事之本無淺之不深淺處少一縈迴深處即多一障蔽此必然者能步步著實得

寸則寸得尺則尺無不可見諸實事此西人爲學之大旨也故不明數算之曲折不足以知元代不明幾何之條段不足以通微積不明三角八線之比例不足言測繪必透幾何之界說方可講重學必透動重學之體性攝動粘合諸力與重心乃可言天文必透靜重學之時與力兌時力不能並減六器之通力皆爲桿理祇能增時省力運以汽力則加力增速再明熱學之隱熱容熱與空氣之燥濕壓力眞空乃可盡汽機之蘊由汽機而知金類之壓力牽丸阻磨力與斷穩各界及水化汽之生電與機軸之生電於是可從事電學明電學之大原出於地面則可致力於地學由地而推之測候動植諸學由地學而推之礦化諸學既知化學則可講求種植農全體醫諸學能得大綱確無疑義自恍然天地之爲天地隨處皆化機而胸襟爲之一擴於是可專精一學以致實用故曰從入之途確有先後次第也　錄湘學報

火有光熱説

洪範曰火曰炎上謂炎而上上者火之性也西人則不言炎上而言漲升漲升者即炎上也天氣非熱不漲非漲不升其所以漲大而上升者則皆出於火之光熱實炎上之明證也何以徵之西人言可焚之物合之極熱遇養火之物即焚爻然鐙之要有二一須養火之氣由下或外透入以養火一則令焚餘之氣由上升散此二者皆即炎上之理焚物與然鐙事本一轍惟萬物中不盡可焚之物物之可焚者如煤炭油薪等類是亦不盡養火之物物之養火者如養氣綠氣等類是其餘如鐵鏽泥沙之類皆不能焚亦不能火凡可焚之物以火熱其本體使生熱吸養火之氣則起然繼以自發之熱漸燒而不熄然可焚之物世間最多而通用者則爲煤炭油薪等類皆與養氣化合以成火其質中均含輕氣與炭質經熱炭質與養氣化而爲炭二養輕氣與養氣化合而成水汽一能

發光。一能發熱。光熱者。炭質輕氣與養氣相化合者也。但使空氣不足。則不能多收養氣。無以化合而發光熱耳。故焚物之火。爐然。鐙之鐙罩。必使空氣能入。餘氣能出。則經火之氣。受熱漲太輕而上浮。四圍之冷空氣趨補其缺。陸續添換。火得飽受養氣。環轉愈快。光熱愈大。倘一有不通。則火立熄。是火能之能然。賴氣之流通。氣之流通。因天氣漲升。天氣漲升。火之光熱為之也。非火性炎上而何。而或謂火之炎上。實天氣托之。如格物入門中云。常言火炎上者。以火性當然。不知實天氣上托之力。熱之發散。六面皆同。無分上下。其在火上者。近火一層。遇熱增漲。輕而上浮。遂將冷者換下。若在火下。近火一層。雖熱不能下移互換。故受熱有難易。不知此即炎上之確據。天氣全高之重。等二尺四寸水銀之深。若不受熱加漲。自下壓而不上托。其能上托者。漲大而輕。輕則必浮。火隨之而成尖形。然其所以漲者。要由熱生。天氣經熱無不漲。漲無不升是火使之漲升也天氣之不下壓而上托者非由火性之炎上而何至淮南子云火日外景言火外明內暗與西人之誼尤爲異地同揆西人言火分三層外層最熱中層最明內層不熱不明此亦空氣中之養氣化合而然也燒時炭質輕氣雖各與養氣化合而養氣與輕氣之愛力大故先合而成水氣卽生大熱炭質與而化分變爲最細之點而上升遇輕養二氣化合之焰受大熱而發白光再升至焰末又遇養氣而成炭養故火分三層其內層之熱不能使燒而爲未燒之霧其中層爲養氣與輕氣化合之處炭質由其氣內透出燒至白光而明外層爲養氣與炭質化合成炭養之處其光淡而熱甚至內層之熱止能使成炭形而不燒者因四圍有燒質阻之不得與空氣相遇所以火之中心無養氣化合故不能燒所燒止在外層一明一熱也與淮南子外景之誼誠不約而同也

釋矽

常甯水口山開出鉛鑛其鉛面結有晶形之物土礦者不識有持以示夢生者生見其六角尖頂形而粘連一層非如科子遂斷爲水夕里開卽矽養鹽類所凝結也按矽養原質爲夕里西恩（寶卽矽）爲黑色顆粒之獨質與養氣相連則爲夕里開（卽矽養亦名玻養）其類分二大綱曰土夕里開曰水夕里開其上者爲科子形分三大類碎口鋒利明如玻璃者爲晶屬（如水晶墨晶茶晶碧晒俱屬之）明不透形碎口如蠟者爲西馱能之屬（凡寶石貓睛空青試金石桃源石瑪瑙俱屬之）邊角薄處微明者爲嚼斯不爾之屬（凡雞血石砂石海浮等俱屬之）今此矽養俱非此類應斷爲水夕里開其中含水其結成較土夕里開爲嫩除輕養二氣幾無以燃鎔之其類雖統於阿背爾然亦有多種有戲色者有無戲色者有走入木中而結成樹阿背爾者有走入火山石中圓轉如珠而爲珠新搭者惟海亦兒愛新脫兹台白西亞二種明如玻璃或結如冰

夌與此相似應斷爲此二種之物其所以能結於鉛鑛之故實因水性本熱而好與夕里開相合其中又含有炭酸其能力能使石銷化夕里開離石而與之行復經地震遂走入鉛鑛脈中其水尚未盡乾遂含水成水夕里開若非此情形則爲古泉遺跡其水由火山石面而來遇先成鉛鑛之處而成潭其水中炭酸爲鉛性所收獨餘夕里開與水相合爲日光銷鑠而夕里開獨沈下遂結於鉛面又過若干期乃爲土石埋沒若更非此情形則此礦爲一熱變石鉛夾入石中當石鎔結時夕里開由火山石中走出遇輕養二氣而含水又遇鉛質相合而成玻璃質結於鉛面玻璃有以矽養夾鉛燒成者

夢生雖未到常甯惟依斯理斷之其鉛必在火山鎔變石中也惟矽爲宇宙間最要之品除養氣外無有更多者石賴此而堅硬其與別種金類合化均成有用之品其在動植各物中亦爲要質今更詳釋於左

夕里西恩之質與砂相類其形有三一爲淡櫻

色粉。二似筆鉛。三爲晶粒形。與金類相同。以法鎔之成塊。與銅鐵和鎔法。京有二小礮。用矽與銅相和鑄成。中國鑄錢。每摻砂子。亦是此意。而其質脆者。因矽養未鎔。不能與銅相結。 用矽養以取矽。（即夕里西恩）其法同於碲養取碲。而其工較難。 夕里西恩之質。除養氣外。無有比其多。凡金石各體。無不含有其質。其用能使各質堅硬。與養相合。爲矽養。其質明淨。爲三分劑。火石砂子爲明淨之質。水晶則幾純爲矽養。 矽常與金類相合。與灰（即鈣）玻養鹻素特（即蘇）打美合尼西利（即鎂）哀盧彌那（即鋁礬）精也等相連。爲各類之矽養。西常消化於水。即能消化之鹽類。矽養也。 弗氣爲獨成之質。鈣弗鐵。含此最多。而與矽愛力甚大。設以金類或玻璃作器盛之。必欲分出而合化於器之質內。以最佳之鈣弗石。並砂或玻璃。置大瓶中。加濃硫強水重六倍。加熱。用玻璃管曲二方角。至二端平行。一端入玻璃杯。一端入瓶口。杯內滿盛汞。以浸沒管口爲度。若不用汞。則矽養遇水成膠粘塞管口所得之水濾出爲輕弗矽弗上加以鋇綫則成晶粒形用小瓶盛水至頸以矽弗傾入則水面結矽養如冰瓶倒置而水不流如用水寫字於玻璃面以矽弗氣傾其上則成透明陽文之字

矽養鹽類諸質常藏山石中而分爲二大類一爲矽養鹽類易被酸消化一爲雙矽養鹽類欲知其爲何種鹽類質須研成極細之粉初以輕綠試之加以濃硫強水如不消化則爲雙矽養鹽類如其銷化則常令水變色所分之質膠爲雲形爲粉形內含輕養爲矽養輕養再以鉀養炭養水沸之如能銷化如銷化者則爲全銷化之質其能稍銷化者則爲若干銷化之質　凡欲分出其矽養者如其含者之質能銷化則以鹽強水加熱乾之則矽養分出而不能鎔其矽養加以鋇養淡養則結爲白色加以銀養淡養則淺黃色加鈷養酸醋或加鉛養淡養俱爲白色　又凡含矽養之質可將納養炭養用鉑綫粘取鎔珠冷時色再加熱粘取矽養之

質少許入火鎔之，必發多泡，因炭養散出也。再鎔之二三次後，其珠透明矣。又欲以暗質驗之，則將納養淡輕養燐養用鉑絲粘之，加熱，則淡輕養化散而成珠，再以矽養粘之，再入吹火內，俯見矽養在此珠內攪動，若不俟其鎔冷，則爲暗質。　凡草木之葉莖作光，亦因含矽之故。蓋土內常含此質，而數分銷化於水，草木吸之以作光料，而爲挾持全體之硬質，其中以籐竹爲多，五穀中含矽質者以麥爲最富，故常以之織爲草帽團扇，光緻可觀。五穀中常有因受肥太盛，結實而其本低壓受土而反生秧者，實因所含矽質太稀之故。若其土含矽質頗多而仍有此病，則爲水內炭酸未能任其銷化之力，故近日肥田有用薛打者，因其含有矽養，見水易銷，可以省五穀吸受之力，而遂其長養，添入硬質，則根莖可以任重，而子粒可以加多。　禽獸羽毛常含矽質，多者愈美。人之指甲髮皮眼球明殼皆含之，身內之骨雖鈣質所成，而仍含矽以堅其體節之管皮亦有此料故到中年矽質加多變爲過硬養生家因此而用汽水凡燒瓦器者其土內常爲鐵矽養而相近之水含之愈足故瓦胚燒成卽以斯水滚之則成一光面如臘燒之則其汁走入土孔而不漏　作磁器之油亦爲矽質而內不含鐵養以高陵泥配以矽養酸更加鹻類之水俟胎燒成蘸之熘至油鎔爲止　凡作磁器須鋁矽養然純者不適用因其乾則收縮而歪也必加以矽養酸然斯物不堅故又必加以鹻類或鈣矽養使其受鎔則相食而堅用鹻類過多則畧能過光或以燒玻璃料加入錫養不能成洋磁而不過光　以矽質取香水其法以火石加熱傾入水中自能裂開成粗粉磨之極細將自散油和之漸添以水油之質點分而不合水從而銷之蒸之則得香水　矽養放在鹻類水中則成鉀養矽養鈉養矽養而銷化於水若多用鹻類而少用矽養所成之物狀如小粉漿西名鎔玻璃再浸於沸水則銷

化甚速可傳於木器之面以代漆而火不傷敷於石壁不生苔蘚石料不固者塗之可免凍燥之裂塗於絲可爲救火衣　凡作玻璃以鈉矽養和以矽養酸或鉛矽養明淨而堅裂火可鎔若三者合用則加鈣矽養名曰布謙玻璃爲最上之品（即中國所謂紅毛片）以鉛矽養和鈉矽養則鎔冶不須久煆而略青藍（即中國通用之玻璃）以鈉矽養或鉛矽養製之易鎔可受琢磨若逕以鉛加入則略如水晶能令光曲可作眼鏡千里鏡之用或以配料之多寡而成寶石作青黑瓶之玻璃乃以沙土和番鹻所餘之石灰或木灰燒成內含鐵養或錳養故黑爲最下之料　凡作玻璃器不經煨煉則易脆裂因內層未隨同俱硬故也若成後仍閉置鑪中以火養之逐漸減火使之由漸而冷自堅固而不畏驟冷驟熱（中國玻璃易脆即由未煏之故）　凡燒玻璃之鑪如通心錨而圓其項四周開戶以入物料入後約須兩晝夜方能鎔　凡燒玻璃欲其有色深藍用鈷養深紅用錳養青用

銅養淺綠或椶黑用鐵養花紅及玫瑰用金養中國紅色乃用尿積 若製瓷紅則以白玻璃俟其將冷時以紅玻璃蘸之冷則相合琢至白底而花露作磁器之醉紅亦同 凡欲作花者以蠟敷其面而畫之至露出玻璃以弗氣過之則無蠟處爲弗氣所蝕而如鑿若以矽弗過之則爲陽文見前 玻璃常有氣泡加硝少許令硝放出養氣其泡即散出有數種金類融之可打成器血如玻璃而能受椎打伸長而質非玻璃銀綠其一也 法京近有假冰戲者以化料傾於地而成蓋所用爲矽質也 凡古玻璃皆綠色蓋其時未能得通光之理如用下等之料所得玻璃每爲綠色蓋因止能通光之黃與藍而阻止紅光若加錳養得紅色即通光之紅而阻光之藍與黃而三色相和則稱通之光爲白色 中國詩每稱琉璃而不及他色實因於此 凡矽養每遇淡輕而爛鉛養玻璃遇輕硫之空氣而變黑遇濕氣則鹻類常隨去而但存矽養緣間出得之玻璃器每如珠光即此故 右釋矽凡言矽者皆其本質凡言夕里開或矽養皆其配質凡言矽養鹽類者爲

之人故魂而弗靈天之大腦氣曰電人之大腦氣曰靈魂凡物罔弗具腦氣具肺吸空養氣而倒生者頑橫生者頑塊然弗知覺運者頑之頑故惟人天物天人天天何者格致家祭天之萬物爲六十四元質配成元質者獨爲一質一成不易無他質羼無他功用化其中四十七爲金類十三爲非金類六十四不恒用恒用者十三而動植諸物也又祗用四質成之四質何曰淡氣曰濕氣曰養氣曰炭氣凡植物若花若葉動物若骨若肉皆合此四質以生以長有閒用硫磺及燐二質者偶然耳夫動植物甚繇而僅四質配成不病雷同者曰四質易位卽易物若血之位置爲濕炭淡養肉之位置爲淡濕養炭骨之位置爲濕養炭淡乳之位置爲養濕淡炭卵白之位置爲淡濕養炭木之位置爲淡養濕炭又有祗用三質者如糖爲炭濕養配成祗用二質者如水爲輕養配成此六十四元質配合成物猶二十六字母配合成言恆用者約六萬言此外尚

成六千萬餘言・輾轉孳乳・變化無窮・其字母能自行配合自成語言者・吾知其不能・天予人以配之・為世大用・乃知天有六十四元質・配成世界萬物・而格致家之精化學者・復能配合各質以代天功一凡物有體質性情・一凡物有愛力吸力攝力・一凡物無一質能滅之使無・無一質能造之使有・一凡物奇妙不可方物・一知質可與言點・夫天之化成類若金木氣水・生長類若禽獸蟲豸・非生而大・生而高・生而堅・質皆以微點相攝結聚而成・故微點黏聯緊結者為凝質・若金若銀若銅鐵・雖擲之地・其質點不崩裂・微點黏聯鬆脆者為流質・若汞若油若酒・苟潑之地・其質點立渙散・不獨物理然・人身成於精血・精血之點微甚・日積月纍・結而成人・然身之微點・皆由原質各點・彙合乃凝・設如人身重約一百五十四磅・依法化分・而驗其體中原質・則有養氣一百十一磅・養氣體積有七百五十立方尺・輕氣體積有三千立方尺・淡氣體積有二十立

方尺此外則有汐一礦鎂十礦鐵一百礦鉀一百五十礦鈉一礦鈣二磅燐一磅十一兩炭廿一磅可知萬物微點皆合原質各點成而原質合成微點又各有不易之率乃銖兩悉稱惟靈魂役固弗如志否則魂靈而形不全若跛者癱瘓者或形全而魂不靈若狂者癡者聾者皆其微點不稱故不獨人身然物體亦然西國有一種油因微點為炭輕所結其中炭四分劑輕四分劑若炭四分而輕三分則不能以成中國有一種寶砂微點為鋁養所結其中鋁二分劑養三分劑若鋁二分而養一分則不能以成物相配則能成不相配則不能成成物者天天大者人又觀鳥卵成於胎珠胎珠者鳥之微點其卵有黃有白故黃之映有一小珠色極純謂白胎珠黃與白乃養珠胎料由珠胎微點漸結漸成而鳥以形又以雞論覆卵數點鐘後卵內胎珠即引長兩邊發生血管四分八裂若榦生枝以至精顯微鏡窺之歷歷可辨閱三日後則血管傳

如綱形中有跳動之物綱形者則結成肺跳動者則結成心六日後翅喙俱現居然雛形耳矣至人之受胎之理西國醫家言之詳兹不縷述要無不起點精血微點而成不獨有形之物然無形之物亦然以算術論平三角之數起於點點如鍼芒欲論日月行度只論中心一點點之所到卽爲躔離眞度故點者平三角之微點也自點引之爲線自線引之爲面自面引之爲體至於體則平三角之形形然非點則不能線非線則不能面非面則不能體是線面體皆點之微點結成也又如借根方之法欲以句八尺絃十七尺而求股則必借一根爲股一根者借根方之微點也以一根自乘方得一平方爲股自乘數以句八尺自乘得六十尺爲句自乘數以弦十七尺自乘得二百八十九尺爲絃自乘數以句自乘數減絃自乘數得二百二十五尺亦爲股自乘數而與股自乘之一平方相等乃以二百廿五尺爲正方積用開平方法算之得十五

五尺爲一根之數即所求之股數是則一根之微點點列而成也以此言之無論上之天下之地中之人無不起點而微微之又微乃爲靈魂靈之又靈乃爲天人微點者釋家之微塵也雖微塵亦世界雖微點亦靈魂莞此塵點世界者靈魂莞此靈魂者靈魂有微質點靈魂有地球靈魂有無盡界靈魂淡養輕炭在人若物爲微點人若物在地球爲微點地球在大千界爲微點司大千諸微點大腦氣者是爲大靈魂然人之心力可析淡養輕炭可周地球可察無盡界地球是爲地天人天天天故格致家言可通佛家諸天之蘊而佛家之積微質微點之心力而球苦海世界其諸仁者所有事與　錄湘學報

格致卮言卷二終

局新章擬以交銀之日起年終核算莊利共得若干登明申報於次年正月按股分支俟一切辦理裕如常年一分起息不許按月支付以昭平允

一各商股單息摺如有遺失須邀公正殷實之人作保報明單號商名由局查核外仍由該商將因何被失及單摺名號登載各新報作爲廢紙俾人人皆知兩月後無人過問方准補給此後倘有葛籐俱惟該保人是問與本局無涉

一商董執事各友薪資應由總辦酌核定數登明冊簿按月開支分文不准預期挪移除局中房租飯食油燭筆墨紙張各項開銷公賬外其餘概不得濫行支取

一結賬分紅應先明定章程茲擬按年清結一次以十二月爲期除完稅課及局中公費薪水外所有贏餘以十成核算八成作爲股商溢利按股均分其二成作爲紅股論功分派以示鼓舞

一開辦基始同人備極艱辛辦成之後或因他故或年老不再入局除薪水開除外所有酬勞應酌給十五年以昭獎勵

一到山開採應購地設棧及雇覓人夫暨收放運銷運解各事宜統俟開辦後酌核情形再當續議刊刻俾供衆覽

奏另籌征收土藥稅釐摺　　戶部

戶部謹奏爲內地土藥出產日盛擬另籌征收之法以擴利源以除積弊恭摺仰祈

聖鑒事竊惟土藥一物爲自古載籍所無旣不合物土之宜即無從則壤成賦從前固懸爲厲禁自開禁之後種植日廣販售日多駸駸有不可遏抑之勢是以光緒十六年總理各國事務衙門會同臣部議立章程並將總稅務司赫德采訪各節具摺請

旨飭下各省督撫體察情形核實興辦今年以來各省覆奏或按畝輸稅或設局統捐按畝者則揑報歉收統捐者則隱匿短細即如江南徐州土藥該督撫初報以產計捐可收銀

三十萬兩旋又改辦統捐在徐局每百斤捐銀六十兩所過各關不復再捐乃自改章程每年僅收二十四五萬兩近又短至二十一萬兩卽此一處前後收數已屬懸殊一再改章竟同虛設其餘各省辦法不同要之一無實際統計各省收數年不過一百數十萬其中胥役之包庇商販之偷漏官吏之浸漁種種弊端更僕難數國家徒受開禁之名賦稅未獲征收之實若不亟爲變計將大利徒歸於中飽臣等反覆籌商並令總稅務司赫德詳加察訪據該總稅務司開呈手摺按今年出產吉林六千担甘肅陝西山東山西河南直隸六萬担四川十二萬担雲南八萬担貴州四萬担浙江一萬四千担江蘇一萬担安徽二千担福建二千担總計三十三萬四千担雖所開者衹係約略之辭然西人工於心計於中國物產較量稽攷精密無遺證以臣等所聞大抵邊塞荒寒之地炎方瘠薄之區凡五穀不宜者罌粟轉能豐殖所出之數與該總

稅務司所開無甚出入。若釐稅併征。每一担以六十兩爲度。則三十三萬担。歲可得銀二千萬兩。如此則不加稅而稅足。不開源而源裕。此等南販本非廉賈。所謂多取之而不爲虐者也。臣等查閱該總稅務司所開中國土藥。吉林四川雲南江蘇四省最爲出色。擬先由四省興辦。辦有頭緒再爲推及他省。吉林由山海關稅務司兼理。四川由重慶關稅務司兼理。雲南由蒙自關稅務司兼理。江蘇由鎮江關稅務司兼理等語。然土藥與洋藥不同。洋藥必先至通商各口。而後散入內地。在新關稅釐並征。實爲包括無遺。土藥則產銷內地。而後分運通商各口。在新關稅釐並征。不免多所掛漏。中國土藥吉林四川雲南江蘇以外。各省不乏出產之區。若帶由山海重慶蒙自鎮江四關征收稅釐。其距四關較遠該省商販不常經過者。固難偏行查攷。即距四關較近。而本地土藥已在本地銷售者。亦屬無從征收。若俟辦有頭緒。再爲推及他省。不惟累歲經年。難期速効。終恐鞭長莫及。徒費周章。各省可以兼統四關。而四關不足以兼統各省事理灼然。不待辨而知也。茲擬通行各直省將軍督撫。選派幹員在出產土藥繁盛各處設立總局。略仿洋藥稅釐併征之法。先行試辦。每担百斤。征銀六十兩。就近在總局交納。納足之後。發給印票。黏貼印花。任其銷售。無論運往何處。概不重徵。如所過關卡。查無總局印票及黏貼印花。或斤重不符。除令補足六十兩。仍照章議罰。自開辦之日起。半年報部一次。一年彙總開報。惟一年徵過土藥數目。必與總稅司手摺所開大致不甚懸殊。方爲核實。如所短過鉅。則是賣放偷漏等弊未能杜絕。該將軍督撫卽應將貪劣疲玩之員從嚴參辦。如與手摺所開不相上下。或更有加增。亦准擇其尤爲廉能勤奮者。奏請優予獎敍。以示鼓勵。至總稅務司手摺未開之奉天黑龍江熱河新疆湖南湖北廣東廣西江西等省。或向產土藥。或新種土藥。均應照此次徵收新章一例辦理將來各省收有成數准提一成開支局用經費六成留歸本省專備撥還續借洋款其餘三成儘數解部照案作爲奉宸苑　頤和園等處工程之用庶鉅款不致盡歸無着而部庫與各省餉力均可稍紓現因需用過鉅籌款極難此事勢在必行各直省將軍督撫等自當共體時艱實心經畫其應如何各就地方情形速籌開辦之處卽行妥定詳細章程專案奏報所有臣等擬另籌徵收土藥辦法緣由理合恭摺具陳並將總稅務司所開手摺節錄恭呈　御覽伏乞　皇上聖鑒謹奏請
旨　謹將總稅務司赫德所開手摺節錄恭呈　御覽　計開

一土藥係中國各省所產而最出色者爲吉林四川雲南江蘇四省特將采訪各省每年出產大概數目列左　吉林六千担　甘肅陝西山東山西河南直隸六萬担　四川十二萬担　雲南八萬担　貴州四萬担　浙江一萬四千担　江蘇一萬担　安徽

二千担。福建二千担。共計大概三十三萬四千担。

覆陳酌減東省錢漕並漕糧捲尾及耗米隨正徵收情形摺

山東巡撫　李秉衡

竊准部咨開議覆臣擬折收錢漕兩項數目。可否作爲定章。應俟舉行一二年。毫無窒礙。再行勒石立碑。所稱耗米一斗五升。折收京錢一千八百文。檢查前案。并無此項耗米計算。不得再收耗米之價。所稱秖准捲勺成合。不准捲合成升。並無似此成案。應令自行酌核嚴定章程。務使官吏不能藉端中飽。以肅漕政而恤民艱等因。奏奉　諭旨依議。欽此。欽遵咨行到臣。自應遵照辦理。伏念錢漕爲百姓脂膏。不容稍有朘削。臣所以嚴定章程。力杜中飽者。與部臣之意。正相脗合。上年遵　旨飭查闔省錢糧。一律裁減。復訪聞漕米亦有浮收流弊。並將斗尖樣盤各名目。概行禁革。無非爲體恤民艱起見。惟尾數賦額攸關。勢難删去。光緒十三年正

月前撫　臣張曜覆　奏平原縣楊德成被參各款案內聲明糧米按合收納不准再捲成升通飭各州縣一體遵照在案蓋取民之數簡則多明升合以上人皆知之勺抄以下則愚民有不盡知者矣而書吏之浮收即於民所不盡知者巧爲算取夫積合之數至十而成升值制錢五六十文折合之數爲十而成勺則所值尚不及一文若不明定限制則畸零之數不獨一合可以升計即一合一抄亦可以升計而民之苦累愈甚定以按合收納則眞數盡人皆知而吏胥不能巧取此循案辦理之倘無流弊者也至耗米一項向章額徵正米一石隨徵耗米一斗五升內係坐支車脚米五升津貼旗丁米三升五合并食米二升共支米一斗五合下餘米四升五合照例每升八釐變價交幫加增席行三分運隨養廉銀六釐儘數支銷而委員盤費及漕船守凍尚不在內是隨徵一五耗米實涓滴皆有開銷惟從前徵收折色州縣任意浮收隨時加

注：第十三、十四葉佚。

私加派逾額或劣紳蠹役藉端訛詐准該商人據實控告按律嚴懲該上司亦不得袒庇姑容以卹商艱而重稅課一俟　命下即由臣部行知順天府府尹暨各該省將軍督撫轉飭所屬州縣等官剴切曉諭各商一體欽遵辦理所有臣議加當稅並嚴汰陋規各緣由理合恭摺具陳伏乞　皇上聖鑒謹奏請　旨奉　旨依議欽此

奏請開墾吉林腹地摺

吉林將軍延　茂

竊查吉林墾務大概情形業經於上年九月二十日恭摺陳明十月二十二日原摺發回奉　硃批戶部知道欽此欽遵分別札飭去後茲據總理墾礦局事務吉林分巡道聯陞等轉據勘荒委員等先後勘得三姓屬界之方正泡一處約有毛荒四萬餘晌伯都訥屬界之蘊梨場一處約有毛荒三萬餘晌吉林屬界之二道漂河一帶約有毛荒五千餘晌又頭道江二道江大沙河古洞河等

處共約有毛荒一萬餘晌又萬兩河那爾蘇等處約有毛荒三萬餘晌群明均堪開闢撥放繪圖稟覆前來奴才按之圖式詢之委員凡地氣之寒暖土脈之肥磽岡巒之險夷煙戶之遠近一再考察始得了然於胸查方正泡多係平原土脈最旺間有岡巒窪甸要在人力經營且北濱松花江本為吉江兩省盜賊往來之路必須盡井分屯方資保衛又查樵梨場四界均係村屯地氣溫暖平原無樹耕墾極易若再盡井分屯尤資聯絡以上二處均照前奏先儘旗戶並附之站丁等備價承領餘則搭放民戶至省南之二道漂河頭道江二道江大沙河古洞河蔄兩河那爾轟等處半係山村藪澤間有平原兼之土脈磽薄沃壤甚少且非衝途要隘無係邊防飭令旗民一體認領縱不能一律盡井亦必使之村屯守望比附而居庶免盜賊擾累至各該領戶應交荒價從前舊章每晌以中錢三千三百三十文為率係屬酌中之數較之江省荒價上

年章程已屬有盈無絀復考之禹貢田賦三則實萬古不易之經奴才請以吉省荒價三千三百三十文之舊章即作爲中則之準其有膏沃之地略爲增設遇磽瘠之區即予量減似於　國計民生兩有裨益現已札飭委員丞貴管書銘帶領繩弓員弁前往方正泡設立行局並飭委員文煥趙仙瀛帶領繩弓員弁前往蘊梨場設立行局均照黑龍江章程製發撥放以免揀擇之弊並請刊給該兩處行局木質圖記各一顆以昭信守俟勘放完竣即飭移局再放別荒統俟將此次查明各荒段撥放竣事再將所放地畝並所收荒價一切確數詳細　奏報造冊咨部立案約自放出之年起定限五年扣至第六年一律升科此外尚有甯古塔屬界之蜂密山並富克錦沿江一帶可墾之荒爲數不少第遠在邊隅地寒霜早俗呼爲冷漿地人皆觀望招戶較難容俟陸續查明次第酌行所有奴才派員先放腹地各荒擬仍照黑龍江奏定章程略

爲變通各緣由是否有當先行據實陳明伏乞 皇上聖鑒訓示
遵行謹 奏請 旨奉 硃批戶部知道欽此

議覆臺灣寄籍內地考試摺 禮部[redacted]

禮部等謹奏爲遵 旨議奏事光緒二十二年十月二十九日准
軍機處交出閩浙總督邊寶泉奏臺灣內渡諸生請准入內地考
試一摺奉 硃批禮部議奏欽此欽遵到部查原奏內稱臺灣諸
生倉卒內渡流離轉徙情殊可憫擬請內渡諸生如內地有籍可
歸者准其各歸原籍責成地方官會同學官查明住址取具親族
鄰右切結加具印結令本生開明年貌三代入學年分曾經歲科
考及鄉試幾次詳請咨部核對相符再行收入原籍州縣學一體
考等食餼如無原籍可歸者責成寄籍地方官會同學官查明居
臺籍貫入學年貌三代應過鄉試科歲考幾次現在寄居何處親
朋何人取具連環保結加結詳請咨部查核相符亦准附入寄籍

州縣學一體送考此係猝攖變故難衡以二十年入籍成例如原籍及寄籍地方有挾嫌攻訐冒籍者不予查辦至居臺粵籍諸生除已歸原籍由粵省辦理外倘有無力回粵願入閩寄籍亦請援照閩籍准入寄籍收考之案責成寄籍地方官查明確取切結送部核覆准其附入閩省寄籍州縣學考試一面咨明廣東巡撫轉飭士子原籍州縣立案不許復回跨考又臺灣內渡監生令地方官查明實係臺灣之人驗明執照現居籍貫取具廩增附僉保加結申送考遺准其一體鄉試俟錄遺後造冊分咨部監如有不符無論已未入闈隨時扣除查臺灣文生應鄉試者近科錄送約在一千名內外實到不過六七百名向係附入閩闈另編至字號取中六名粵籍士子另編田字號取中一名統計臺灣額取中七名明年丁酉科鄉試人數多寡未能預定可否仿照成案將臺灣入籍諸生另編字號合計每百名取中一名零數過半再加一名至

多不得過七名。嗣後各生人數漸少。不敷取中。卽併入閩省諸生應試。毋庸另編字號。其文童考試。卽在所居各籍縣學額內錄取。不必另加學額。此項內地取進各生鄉試。不得編入至字號以示限制。惟明年丁酉科。係屬考取拔貢之年。臺灣旣難按學拔取。自應毋庸舉行等語。禮部查定例生童呈請入籍。地方官先確實查明。申詳督撫。咨明學政。准其入籍考試。又科場條例內開福建鄉試中額。臺灣閩省至字號三名。粵籍田字一名。又捐輸另加廣臺灣至字號。永遠定額三名各等語。今該督等請將臺灣內渡諸生有籍可歸者。准歸原籍。無籍可歸者。卽以寄居之籍爲籍。並請毋庸扣計二十年入籍例限等因。自係爲因時制宜。體恤流離起見。惟地方官確查籍貫時。各該生年貌三代。入學年分。歲科考次數。固須取結聲明。尤應分別閩粵籍。原隸臺灣何府州縣。現居內地何府州縣。於冊內一一註明。咨部核對相符。始准入籍應試。以杜岐混。倘粵籍諸生。果有無力回粵入閩寄籍者。並應由該督咨明廣東原籍立案。不准復回跨考貢監各生。照此一律辦理。至臺灣閩籍中額原有至字號定額三名。後加捐輸永遠三名。合共中額六名。其田字號中額一名。粵歸粵籍考試。向不與閩籍士子統同取中。今該督等請將臺灣內渡諸生鄉試特另編字號。每百名取中一名。自應分別閩籍粵籍辦理。臣等公同商酌。嗣後該省鄉試。應由監臨查明閩籍實在人數。另編至字號。每百名取中一名。零數過半。准加中一名。至多不得過六名。將來人數不及百名。即毋庸另編。散入大號取中。其粵籍士子查明入場人數實在百名以上。仍另編田字號。照取中一名。如人數不敷百名。亦即毋庸另編。散入大號取中。其文童考試。應各該督等所奏。即在所居州縣學額內取進。毋庸另編學額。此項內地取進各生。既無閩籍粵籍名目。該學政錄送科舉時。務須分晰查明。毋許混入內渡諸生。希圖取盈百名另編字號原奏又稱臺灣應試武生每科約額一百名內外取中三名今丁酉科鄉試可否每四十名取中一名零數過半再加一名至多不得過三名武童應試卽在所居州縣學額內錄取不必另加學額此項內地取進各生鄉試不得編入至字號等語兵部查文武事同一律文鄉試文童試旣經禮部議准其武鄉試武童試亦應如該督等所奏將臺灣內渡諸生鄉試時另編字號每四十名取中一名零數過半再加一名至多不得過三名將來應試人數不及四十名者併入閩省諸生應試毋庸另編字號並飭地方官查明該生等年貌三代入學年分及歲科次數原隸臺灣何府州縣現居內地何府州縣造具細冊送部核對相符後准其入籍考試以杜弊混至武童考試應照文童章程一律辦理所有臣等遵議緣由是否有當伏乞　皇上聖鑒再此摺係禮部主稿會同兵部辦理合併聲明謹恭摺具　奏請　旨

奏爲襲職人員弊端百出亟宜釐定章程以挽世風而重名器摺　　御史宋伯魯

竊查例載綠營人員陣亡者。提督給騎都尉兼一雲騎尉。總兵給騎都尉。副將以下。把總經制外委以上。俱給雲騎尉。襲次完時。俱給與恩騎尉。世襲罔替。候補人員陣亡。照實任官階議給世職。又未經就職之舉人恩拔副歲優貢生。及廩增附生。並報捐之貢監生。如隨同官兵打仗陣亡。已奉　旨從優議卹者。均照外委陣亡例核辦。又承襲次序。先儘嫡長子孫。再及嫡次子孫。以至庶出子孫。如無庶出子孫。許令弟姪應承繼者承襲各等語。蓋所以恤忠臣之留裔者。　天恩至優渥矣。乃世風日下。人之希圖爵祿者。往往藉陣亡同姓之名。冒認伯叔以襲其世職。甚有假報陣亡。由採訪忠義局稟呈順天府奏請議卹。更有扶同捏飾貪賄而爲之出結者。因爲投標効力鑽營差使。流品混淆。名器冒濫。至今已極。雖近來出結之處分從嚴。世職之領俸爲額。亦欲挽此積習。而未清其源。終難塞其流也。查各營陣亡報部者。祇有官職姓名。並無籍貫三代。是以易於假冒。即以直隸而論。凡請襲職者。揑報大宛兩縣人居多。緣部中書吏與大宛書吏。朋比爲奸。有索取數百金包辦承襲者。先由部查某某陣亡世職久不承襲。將此名賣與同姓之人。勾通縣吏。揑造宗圖冊結。詳由順天府咨部辦理。到部後。仍歸賣此名之書吏爲之斡旋。弊竇叢生。率由於此。臣謹擬更定章程。凡以報議給世職者。自陣亡之日起。二十年內准襲。以後在營員弁。皆註明籍貫三代。不幸陣亡報部。必將籍貫三代敘明。方議世職。亦限二十年內准襲。逾限者註銷。且必原官之子孫。方准承襲。過繼者不准。如陣亡而無子孫者。許本家報明咨部。按照官階。加二三等贈銜。示諭世職。亦足慰其忠魂矣。苟以不知誰何之人。襲其職銜。依然絕其香火。鬼如有知。不將滋其悔怨乎。應請旨飭下兵部按臣所條奏者詳加酌核衡定章通行各督撫府尹及各路統兵大臣查照辦理庶營私頂冒之弊不禁而自除矣臣愚昧之見是否有當伏乞　皇上聖鑒謹　奏奉　旨另有旨欽此

奏請整頓釐金摺　　湖廣總督　張之洞

竊查湖北餉源惟百貨釐金爲大宗鹽課次之地丁漕糧皆有定額歷年災荒蠲緩有減無增關稅責成稅務司照章徵收亦別無整頓之法鹽課須看銷路暢否至徵收之數有江南加抽川鹽局互相維繫尚無弊端惟貨釐一事其稽徵之寬嚴用人之當否報解之虛實其關鍵全視乎局員得人則盈不得人則絀整頓之道尚有可施於此若能日有起色或可稍資補苴惟比年以來水旱交乘民生既形困苦商業亦見蕭條釐金收數頗爲短絀據各局卡委員稟多以歲歉商稀爲詞體察情形尚非盡屬虛飾豈可再

令入款日減。然而嚴比較則恐病民。寬責成則慮虧餉。查各局卡委員實力稽徵者。未嘗無人而司巡蒙蔽。委員侵蝕者。亦所未免。省城遙遠耳目難周州縣雖多尚有本管道府考察。釐卡分布省外遠者數百里。以至千餘里。並無考察之人若謂一一皆廉介奉公實難深信。竊思釐卡所在。若非附近城關即係繁要市鎮其商貨之衰旺。司員之賢否。弊端之名目。各該地方官紳。必有見聞委員但能欺省城上司之耳目。不能掩附近官民之公論縱該局卡之事。旁人不能纖悉周知。然抽收之數。與報解之數是否相懸。總能知其大較。特以向來地方官不預此事。以故但有竊議不肯公言反覆籌思惟有責成所在地方官稽察一法。尚可維繫檢制。雖地方印官亦未必皆賢。特既有民社之責。其自待總較局卡委員為較重。相應請　旨著為定章。將湖北通省釐金責令局卡所在地方官。認真稽察。其在何州縣之境內者。即責成該州縣。其有局卡與道府治所相距甚近者並責成該道府一體查察如該局卡有賄賣司事巡丁侵蝕虛報苛勒留難等弊即行據實稟報督撫藩司及牙釐總局以憑參辦每屆夏冬兩季即將此半年內境內釐卡有無弊端商貨是否暢旺密行通稟一次倘有較大弊端地方官扶同徇隱查出亦即撤任參處竊思近年屢奉 諭旨振興商務且令各府州縣講求水陸商務則道府州縣所轄境內百貨之盈虛舟車之衰旺徵榷之利弊固爲地方官所必應周知而考究者責以稽察實非分外如此明定章程庶弊端可以稍清釐收可期核實其於籌濟餉需必有裨益理合恭摺 奏陳伏乞 皇上聖鑒訓示謹 奏奉 硃批著照所請戶部知道欽此

近政備考卷二終

丁酉利濟學堂報近政備考卷二目錄

議覆臺灣寄籍內地考試摺　禮部 [redacted]

奏爲襲職人員弊端百出亟宜釐定章程以挽世風而重名器

御史宋伯魯

摺

奏請整頓釐金摺　鄂督張之洞

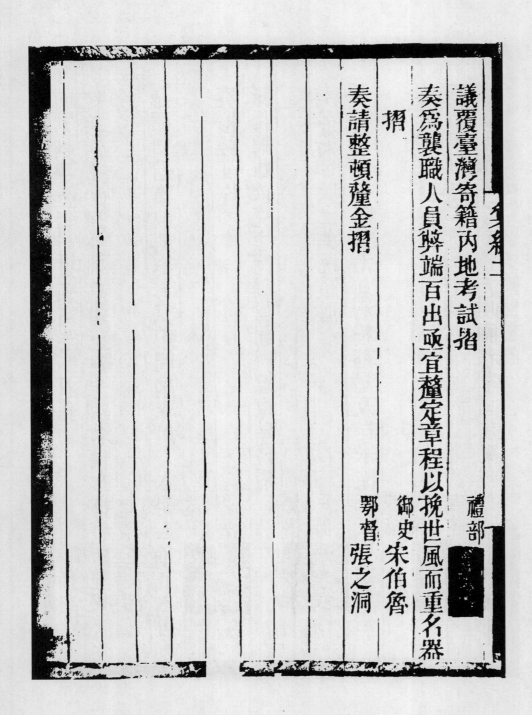

中國宜廣新學以輔舊學說

美國舉人李佳白

中華士夫持論。每斷斷中外界限。佳白。美國人也。乃勸國家廣立學堂。在閩於時局者。卽不斥爲陰懷他意。亦必以政體不同相詆。將恐吾說未畢而閱者已掩卷不欲觀。是以發端伊始。宜明中國所以應立學堂之故。敬告華人。伏念中國自伏羲畫卦。文教遂開。迄今閱六千三百餘年。孔子删書。斷自唐虞。贊易則溯始伏羲。觀繫辭下傳第二章。述伏羲畫卦。通德類情。因歷舉上古聖人制器尚象諸事。自網罟耒耜交易。以及杵臼舟車弧矢宮室書契。由漸而備。而堯典述授時之命。爲全球談天學者最古之書。禹貢紀隨刋之續。爲全球談地學者最古之書。周髀算經記周公商高問答之語。又爲全球談算數測繪者最古之書。他如管墨莊呂關尹元倉諸子。言政治藝術。往往得今日西法之精意。蓋必當日實有此等學業。師傳曹習。家喻戶曉。而後箸書者乃能暢言其理。絕非偶然冥合。且勞人思婦。感懷咏詠。乃觀星能舉其名。賦物能盡其理。即事能達其意。藉非格致之學精。何以篇什之美具。蓋自伏羲至成周。中土文明日盛一日。學術亦日廣一日。政多實政。民多智民。猗歟盛哉。迨至嬴秦。焚詩書百家語以愚黔首。當時明備之學術寖以放失。漢世掇拾燼餘。所存幾何。武帝表章六藝。罷黜百家。夫表章六藝。極善。罷黜百家。則有用諸學術。隨以俱廢矣。文武之道。賢者識大。不賢識小。六藝識其大百家識其小。武帝舉一廢百。故漢後箸書者。不復能自成一家。學人託業。乃多蹈虛。專精經術者。墨守成法。疲神性理者。好爲高論。詩文專集。則塞谷填海。書翰末技。亦鬬巧爭妍。良由教養實學。缺焉不備。無所事事。故相率畢力爲此。而星命風水占驗神仙浮屠。與夫一切惑世誣民之邪說。乃得乘間抵隙。旁見側出。於其間。上以之爲政。下以之爲俗。積非成是。千餘年不悟。嗚呼。愚哉。夫儒家宗主。翻標周孔。而周公以多材多藝擅美孔子以多能鄙事鳴謙從未有以空談高理不包衆藝而得稱聖哲者試舉漢後諸儒與周孔較覺周孔之堂奧廓乎有容後儒之門庭漸多窘步蓋即事物以察理則談理以得實而見精憑書冊以悟理則談理雖近正而多蔽優劣所分固由天授亦人事使然也太西崇尚實學其列道學一科者於研究新舊約全書之外仍復兼營藝事觀明季徐光啓李之藻等所譯新法歷算各書率皆西來教士利瑪竇龐迪我鄧玉函熊三拔諸人所口授融歐洲之巧算入大統之型模當時雖不能用　皇朝入主中夏特許施行而湯若望南懷仁紀利安戴進賢等先後備員欽天監中國地學失傳故地圖無精本康熙四五十年間　特命教士雷孝思杜德美麥大成費隱如輩往滿蒙暨各直省分道測繪以地輿合諸天度道里遠近按圖可稽即世所稱　内府本地圖者是也厥後陽湖李氏益陽胡氏所刻地圖號稱精善實溯源於雷

杜諸教士之作比例以觀傳基督教者既皆以道而兼藝讀問孔書者不當聞風興起實事求是以雪博而寡要勞而少功之積慽乎中國格致技藝之學雅有淵源一厄於暴秦之焚禁再厄於漢武之罷黜洪流未暢輒止半途由是用其物不別其性習其事罕知其理文人學士高而不切拙匠粗工聊用謀食蓋失傳者二千年矣西士東來各罄所長不靳出示華人耳目未經詫爲異物曾不知卽我古聖人備物致用成器之學同源異派而踵事加精也考歐洲格致技藝導源於希臘遞盛於羅馬而實託始於古埃及蓋古世之歐羅巴洲獉狉未變亞細亞洲人抵希臘教以人事昏冡猶未盡洗商之世邇哥洛從埃及來建國於雅典教民禮義文字是爲歐洲人文學之祖歷代講求漸臻明備及至羅馬衰微北狄分據於前突厥攻倂於後比於秦灰漢刼正自相似而實學猶幸不廢者則以博雅名流散布四方相續不絕也豈惟不絕又從

而恢廓之精研之或出藍謝青或舍筏登岸降至前明中葉荷蘭人之遠鏡出而測天航海之術精意大利士子究察各處之土派石類與其蘊藏之跡而地球人物之來歷顯由是而光電汽化之學相因並起日引月長前傳後繼以物較物以事驗事以理證理務使進於確乎不拔之地而後已馴至今日民富國强火輪舟車徧於大地山陬海澨咸戴聲靈此無他新學爲之也向使太西諸國墨守希臘羅馬之陳蹟罔求新異未嘗不足以自立然而力量之淺深境界之闊狹人類之智愚國勢之興替則有不可同年而語者矣中國格致技藝之學失傳既久一旦欲求興復豈能叩寂課虛嚮壁而造幸有西人導其先路倘肯虛心不難坐獲若使聽其放失無論今日泰西諸國騁其長駕遠馭之謀無法以相抵制即返而證諸周孔之學術已覺偏而不全難以質諸往聖矣夫方趾圓顱戴高履厚華人與西人同備百物以自養合諸器以爲用

華人亦與西人同而試叩其所學則西人事事翻新華人事事襲舊西人事事徵實可坐言即可起行華人事事蹈虛口談則理高躬行則事缺欲彌其憾是非兼采西學斷斷不可夫中西並立新舊迭乘專尚西學而竟棄中學者非也然篤守中學而薄視西學者實屬失之太隘誠使翻然改圖博學無方見聞既廣自然樂觀西書喜近西士而得觀摩之益開拓才識不囿於文藝之工心源既濬智慧流通美在其中而暢於四肢發於事業更能推廣教化隨地有學堂以訓童蒙有閨塾以課婦女陰教陽教均受其益安有目不識丁之患哉中國地大物博近則官民交困由不知取材於地耳誠講新學則農有機器以盡地力官得礦產以濟國用通商惠工以交易有無國豈患貧孟子曰無政事則財用不足故欲求財用之足必先通籌政治華人能通西學則考泰西史鑑即可爲借鏡之資觀各國新聞紙更能通知時局取彼所長補我所短

有利必興有害必除非獨政治之煥然一新已也儒先至教愈以講明力求實際屏去虛誕不惑於雜僞亂真之邪說天倫人倫一以貫之蓋實學本兩間之公理爲萬國所共學卽非一國所可遺是故孔子中國之至聖也而問官於郯子摩西猶太之教祖也而從學於埃及之祭司虛懷若谷有容乃大古今稱美豈可論甘而忌辛是丹而非素哉孔子曰黃帝堯舜通其變使民不倦神而化之使民宜之孟子曰大舜有大焉善與人同舍已從人樂取於人以爲善蓋天地無外帝王無外聖人亦無外惟抱殘守缺重已輕人知近古不知遠古之夫乃多所外而實自外於天地之生成帝王之樂育聖人之教化顧乃大言不慙曰吾中國不與外國同也嗚呼竭華人之智力豈能逃出地球之外而自成一世界哉如不以吾言爲謬則請觀於成周以前道術之宏備秦漢以後道術之衰絕又請觀於華人之智能事事遠不逮古人西人之智

能事事直实過古人深思其故反求其本息偏枯之空談講博通之實學勿墮入焚羣籍愚黔首之惡趣於是學堂隆起於國中人才蔚長於海外赤縣神州庶有鳩乎

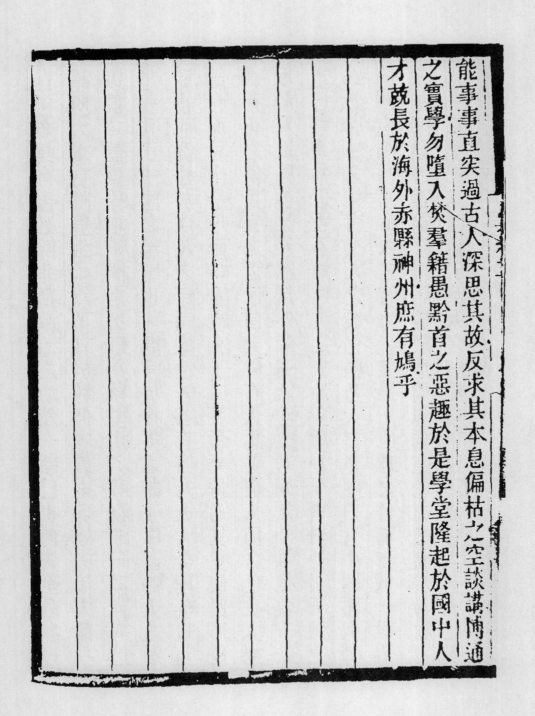

理財篇

孫魯欽

光緒乙未三月馬關之約定許給日本兵費銀二垓兩是年九月還遼之約定又許酬銀三京兩夫以中國之財力區區之數無待外求而計臣仰屋興嗟惟以稱貸於人爲倉猝補苴之術姑就第一次貸諸俄法之款以概其餘期以三十六年本利清償計本銀二垓三京兩合諸年息五釐約共需銀六垓四京四兆兩國家每歲所入不過一垓金出欵稱是苟非年省百之十七八不足以集事當此需用浩繁之際其能辦與否固不待智者而後決也近讀戶部奏疏雖有各省關派解之議然數於償欵者必紬於常解於是以裁兵爲長策以增稅爲要圖趙孟諸諳聞者生厭不知二十二行省中豈竟無可籌之欵但使一轉移間歲入之銀當可驟增一三京兩不揣固陋妄擬數條聊備大僚採擇　一曰核地丁

國家每歲額徵地丁銀約三京兩每庫平銀一兩約値市價錢一千

四百文乃州縣徵收每銀一兩作錢二千數百文不等中飽之數將過正供之半是徵於民者有四京五兆兩之多而歸於公者僅三京兩之譜也今宜取二一切中飽之數歸入正供每歲所入可贏一京五兆兩　國家頓增鉅欵百姓照常完納有益於上無損於下莫善於此　二曰折漕糧每歲額徵漕米約四兆四億石每石市價約値銀一兩五六錢通共僅値銀六兆六億兩耳乃州縣徵收每米一石折錢五六千文不等今卽以每石五六千合算計收錢二二京二兆千文約合銀一京五兆七億兩較之原額　國家收百分中之四十二而官吏反收百分中之五十八蠹國病民莫此爲甚今若改米而爲銀應徵一京五兆七億兩除原額外每年實增收銀九兆兩且既辦折漕海運河運等費皆可節省倉督糧儲各缺皆可裁汰每年所贏又不下四兆金矣　三曰增養廉天下州縣之肥瘠視錢漕多寡之數以爲衡今既悉更舊制則州縣不

太苦乎。苦而不自甘其苦保無有額外取諸民者乎。查各省州縣約一千三百四十缺原定養廉銀自四百兩至一千八百兩不等若以每缺一千二百兩勻計共需銀一兆六億八千兩今議一切加增每缺以四千兩勻計共需銀五兆三億六萬兩除原有廉銀外實增銀三兆七億五萬二千兩移停海運裁糧缺所省之四兆兩以爲彌補有盈無絀養廉既增然後嚴定中飽之罪州縣自無從藉口且亦誰敢輕於嘗試乎。

四曰開金鑛近數年來金貴銀賤此無他用金之國日多出金之鑛不足以供之也中國若能開採金鑛五洲萬國其孰不仰賴且中國金鑛獲利之厚已有漠河一公司可爲明證今宜盡除一切封禁之陋凡有鑛苗湧現者悉准民間集股開採嘗觀泰西各國遇有興辦大事類多集股而成與股之數少或一二股多至千百萬股與股之人上而公家下而婦豎無限制亦無分别是以通國中人但使足以自贍幾於無不

有股票之存今欲集股開鑛華民風氣未開不妨畧改其法而以地丁漕折銀六京兩爲額分作三年第一二年徵收錢漕之期各帶收三成第三年帶收四成各給以年息二分其第二年收銀之期准其將第一年三成息銀扣除交納逐年皆照此辦理收銀一次各付實收一紙至第四年領息之期即將實收三紙倒換股票息摺各一扣計三年中各股實繳之銀祗十分之八其二分則息銀也且第四年即可收回二分前後不過七年業已收回血本以後於田產之外別有此足恃之恒產民亦何憚而不爲哉各省藩庫旣收此欵報明戶部專案存儲但有可採之金鑛經泰西名鑛師察驗得實不分畛域一體撥用萬一三年之中尙無成效應付之息無可撥付仍准將第四年錢漕扣利減徵示民大信此不但開鑛一事上下交獲其益已也君民於以相通有無可以相共國勢有苞桑之固外人無窺伺之患矣　五曰設銀行各省遞年應

解應撥之欵每以延遲爲患設有急需而呼應不靈患匪淺鮮今宜設立　國家總銀行於上海適中之地而設分行於各省會各海口其次推及於東南西三洋諸海口凡各省撥解之欵盡行交於銀行曰銀行轉匯各處且或可代存或可籌墊京外交便之道此其造端至於開採鑛產築造鐵路通行郵局設立製造諸凡要政有驟苦貲本之無出者銀行但有可以指抵之欵皆可次第代籌是故以銀行爲諸務之本則銀行之利溥新政之利興而我中國之利權亦從此而收矣强學子曰今天競言强矣而强必本於富我中國非不富也富藏於地與不富等前議五則首固其本次杜其弊末宏其制所以核地丁折漕糧者皆以杜中飽也苟議行之每年應贏銀二京四兆兩積三十六年之久計贏銀八垓六京四兆兩況能將此贏餘創行各項新政其得之利更不止此數已也我中國零債僅約銀四京三兆兩益以予日之本息等銀亦不過

三垓兩設以八垓六京四兆兩之欵、逐年交銀行生息、輸流抵付、大約以息抵息、當無不足、三十六年之後、在公家八垓六京四兆兩、贏欵中僅少去三垓兩、應還之本、尚餘銀五垓六京四兆兩、以三十六年分之、每年應餘銀一京五兆六億六萬兩、況所抵之息、不過五釐、創行新政之利、豈止此乎、惟是有善法、尤貴有善變乎法者、知而不言、是爲不智、言而不行、是爲不忠、天下不乏忠於國者、倘能俯采芻蕘、中國之興、可拭目待之矣、

條陳養民事宜摺

侍讀學士文廷式

竊維國家之設官以爲民也。然數千年來於理財之道但謀所以取民。而不謀所以養民。使各盡其一手一足之烈。而國家從而征之稅之。於是乎大利不興。衆力不集。民幾不能自養。而國家亦因而患貧。時至今日。籌款之法已窮。郵政銀行諸端。未易一時措辦。有以開源之說進者。或疑其迂濶。而遠於事情。臣以爲爲民興利。計其效遠者三年。近者一年。亦可謂神速矣。中國地大物博。萬里膏腴。西人推爲天下第一大富之國。而國用匱乏。民情困苦如此。則養民之道失其傳也。五十年來所言西法。皆僅枝葉。其本在富國養民而已矣。此乃中國三代聖人之古法。禮失而求諸野可也。法國百年以前。上下貧窘。後乃興種樹之利。嚴伐樹之禁。立勸民栽樹之官。遂富甲歐洲。縱橫四海。故英美擅工商之利。而法德奥意諸國。其大利皆在於農。中國從古重農。自應以農事爲急。而農政之要則以開渠種樹為先應請　旨明諭天下各就本省可開之水道固有之利源董勸民間妥籌興辦民力不足官助其成不得故事奉行亦不得藉端苛擾唐人講水利元代重農政史書具在成效昭然至中國現有四大利可以立致富強者臣請為　皇上詳晰言之一曰蠶桑之利禹貢九州桑土居其七今農桑之利僅存江浙則昔多今少可知矣意大利種桑養蠶垂百餘年而其絲之柔韌潔白終遜中國西人攷求始知中國蠶絲冠於各國皆因太湖之水百倍肥腴距湖稍遠者則否故太湖太泊皆宜蠶桑即太湖一隅每歲之利將及萬萬使推之洪澤巢湖鄱陽洞庭及滇池昆明等湖皆種桑養蠶如太湖之側則數萬萬金之大利已在掌中矣二曰棉花紡織之利近年洋紗洋布銷售中國者歲值六千餘萬金土布之利全為所奪向日西人織布皆用木棉產於美國印度兩處近中國自立紡織各廠始知華棉絲長色白不及

洋棉而温暖堅厚過之然洋棉每石需洋三十餘圓華棉則每石十餘圓耳故近年洋船回國出口棉花驟增至二千餘萬而江西安徽湖廣江浙各省所出棉花尤稱上品西人攷求全地球人數衣布者十人中止得三人衣綢者十人中不及一人此兩項利源有加無已應請　旨飭下江浙安徽江西湖南湖北雲南各督撫先籌款購買桑秧沿洪澤巢湖鄱陽洞庭滇池昆明等湖廣行栽種勸諭民間大興蠶利高燥之地徧植棉花責成本地紳耆詳細開導提款設局官爲維持然後集款招商廣立繅絲織布各廠使所出之蠶絲紗布媲美洋工比及三年其收利何止萬萬大利所在人所必趨惟須實力實心不得假手吏胥徒增擾累此大利之在南方者其事至順而易也三曰葡萄釀酒之利北方數省歲銷洋布四千萬金除羊毛草帽緶値銀五百萬金外餘無一物可以相抵是歲耗三千五百萬金矣民安得不貧法國有人游歷北省謂

自黃河以北無地不宜葡萄即奉天三省如能廣種葡萄其利已可敵法蘭西一國因葡萄性喜天寒最宜沙土故也查法國葡萄製酒之利歲合中國銀數九萬萬兩酒值一兩稅亦加之法國歲需全資酒稅近日洋酒華人亦喜飲之每歲入口已千餘萬中國開此利源無此重稅則物美而價必廉即不能盡奪法國之利而已可杜洋酒之源是爲北省之民歲增數千萬金之進款矣惟製酒葡萄其種類與中國異枝多實繁本大畧如吳越人之種桑應請

旨飭下出使法國大臣密派專員攷求此事購覓佳種雇募西人選購製酒機器來華於直隸山東先行試辦逐漸推行則其事不勞而集矣四曰畜牧之利畜牧爲北方大利古有明徵非止牛羊供食駝騾負重也西人剪羊毛以織呢羽收駝毳以製毡絨牛乳之類飲食必需美國之北方遂以此擅無窮之利中國如東三省熱河口外七廳錫金河套及甘肅新疆等處地廣人稀最宜

畜牧小民愚昧創始維難邊帥疆臣又多習故安常不知通變應請
旨飭下出使美國大臣訪訂精於畜牧及織造呢羢毡毯之人至沿邊相度然後購買機器開闢圍場提款派員管理牧政數年以後美利大興矣此二事者爲北方絕大利源創辦之時應先令使臣延訂妥人博求良法以立中國富强之基不得敷衍因循貽誤大局俟辦有效然後將其法行之內地各督撫及邊疆大臣董勸商民一律興辦此利之在北方者其事稍逆而亦非難也以上四事本皆中國舊法雖參用機器兼資人工可養無數貧民卽可銷無窮隱患旣爲閭閻廣生計更爲國家增稅釐所謂因利而利百姓足而君足者較之搜骨剔髓剜肉補瘡害中於民而國終受其禍者其優絀勞逸遲速相去何如也惟中國可興之利甚多亦甚易略舉數事以例其餘而大要仍在疆吏得人先集巨貲力除積弊刻刻以養民爲念則富國豐財之本計已隱寓其中愚昧

之見是否有當謹恭摺具陳伏乞　皇上聖鑒謹　奏

醫學善會序

梁啟超

南皮先生序不纏足會。窮極流弊。乃曰數十百年以後。吾華之民。幾何不馴致人人爲病夫。家家爲侏儒。盡受殊方異族之蹂踐魚肉而不能與校也。啟超受而三復。眙然以驚。瞿然以悲。曰嗟乎。古之欲强其國者。十年而後生聚之。蓋殖民若斯之難哉。中國孳育之繁。甲大地。雖紀紀有刀兵。歲歲有旱溢。月月有癘疫。昔昔有水火。而此四萬萬人者。旋滅旋生。不增不減。歷數十年。恆以民數等於萬國之上。故爲民上者。視其民爲不足愛惜之物。聽其自休自養。自生自死於高天厚地之內。而不一過問。而烏知乎其種之將瘠將弱將稀將虜將殄將絕。冥冥之間。隱受其毒。而不能救也。吾聞師之言曰。凡世界蠻野之極軌。惟有兵事。無有他事。凡世界文明之極軌。惟有醫學。無有它學。兵者。純乎君事者也。醫者。純乎民事者也。故言保民。必自醫學始。英人之初變政也。首講求攝生之

編上經世文傳

道。治病之法而講全體。而講化學。而講植物學而講道路而講居宅而講飲食多寡之率。而講衣服寒熱之準。而講工作久暫之刻。而講產孕而講育嬰。而講養老。而講免疫。而講割紮。自一千八百四十二年以來。舉國若鶩。普之將蹶法也。日之將圖我也。為其國之大小民之衆寡不敵也。於是倡為強種之說。學堂通課。皆兼衛生。舉國婦人。悉行體操。故其民也。筋幹強健。志氣遒烈。赴國事若私難。蹈鋒鏑若甘飴。國之浡然。蓋有由也。今中國之戶口誠衆矣。然西人推算。凡地球生人之率。大都每五十年而增一倍。乃吾國自乾嘉以來。人數即號稱四萬萬。迄今垂七十餘年。未有增益。以丁酉列國歲計政要所記載。猶不過三萬八千六百萬。見知新報此何故歟。一歲之中。其坐藥誤而死者。不知幾何人。疾本可治而不解治之之道。束手聽其坐斃者。不知幾何人。坐道路不潔居宅不精。飲食不淨。感召疫癘。坐病致死者。不知幾何人。坐父母有病受質尪弱未及年而死者不知幾何人胎產不講坐孕育而母死或胎落者不知幾何人故孳生雖繁而以每百人中較其死亡多寡之率則亦遠甲於大地嗚呼彼死於無醫與死於醫者其數之多巧麻不能稱也泰西新史攬要云當道光廿二年英廷派員專查通國受病之由及醫學據報云當英國戰事最酷之時其傷亡之兵士尚不及沾染癘毒藥物不救而死者之多特丕家能設善法以衛民生講明醫學以防藥誤則每年之獲救者不下三四萬人故以民數計中國數十年來恆冠萬國以每方里所有民數計則中國每二十年必有所減今且等居第六矣此亦西國戶口漸增而中國戶口漸少之萌兆也孳生雖繁又可恃耶而況今之所謂四萬萬者又復稟賦日薄軀幹不偉志氣頹靡壽命多夭亦南皮先生序中語然則國究何取乎有此民哉而不見夫蠶乎中國以蠶務冠絕天下近歲以來蠶之患椒末瘟黃軟病者所在皆是西方之講蠶學者謂不及今整頓則中國蠶種絕矣即不爾而作繭無力一眠即死雖有蠶如無蠶矣嗟乎物固有之人亦宜然故不求保

種之道則無以存中國保種之道有二一曰學以保其心盛二曰醫以保其軀殼今舉四萬萬人之心靈而委諸學究之手舉四萬萬人之軀殼而委諸庸醫之手是率其國爲盲聾之行爲尸居之氣若之何其不愚且弱也今卽靡論及此抑古人有言死生亦大矣人當晏居康樂從容仁壽則相與習焉忘焉云爾一旦有霜露之侵寒暑之失飲食之逆陰陽之患方其展轉床蓐疾痛慘怛呼號呻吟或乃素所親愛若老父慈母手足昆弟嬌妻愛子若平生一二肝膽相共骨肉相親之師友親戚倏忽感沴戾生疾病乃至涕唾洒洟生死呼吸之頃苟有神醫一舉而起之雖南面王之樂不以易此此天下無智無愚無賢無不肖之所同心也今中國所在京國都會以至十室之邑三家之村固靡不有以醫鳴者詢其爲學也則全體部位之勿知風土燥濕之勿辨植物性用之勿識病證名目之勿諳胸中有坊本歌括數則筆下有通行藥名數十

遂囂然以醫自命偶值天幸療治一二顯者獲愈而國手之名遂噪於時今之所謂醫者皆此類也若乃一二賢士大夫其措心於中國醫學及古醫書講求鑽研探悟新理或受庸醫之誤而發憤肆力此業以救天下者雖未始無其人顧未克讀海外之書廣集思之益加以道路閡隔財貲微薄即有所心得而刊布無力濟世未能坐使其賢其仁無由公之於同類彼疾者昕生夕作環而待命又不可以須臾緩也利害切身急何能擇於是向所謂鄉曲村邑之以醫鳴者遂得以持其短長若而人也則皆粗識字略解文理學爲八股八韻而不能就者乃始棄而從事於此途今夫醫也者天下至貴之業最精極微之學億萬人生死之所由繫也而八股八韻者天下至賤之業至鄙至俚之學愚陋庸下人所有事者也今其人之聰明才力並此至鄙至俚之學愚陋庸下人之所優爲者猶且學焉而不能就乃忽焉而期以窮精極微忽焉而望其

身若其所親愛老父慈母手足昆弟嬌妻愛子若肝膽骨肉之師友親戚而懸性命決生死於此輩之手此何異屠腹飲鴆以自戕舉其所親愛者而手刃之也嗚呼此四萬萬人中其死於是者歲不知幾萬億人吾靡得而稽焉乃若其所知者若亡友曹著偉氏名泰犢東南海人甲午十月卒年二十四吳鐵樵氏名樵四川達縣人丁酉四月卒年三十二其智慧志氣才力學行皆一世所無也咸以尋常微細無足重輕之病受庸醫進毒劑數日之間痛楚以死以前古神聖之呵護天下豪傑之想望挽留之而不得一庸醫斷送之而有餘天下事之痛心疾首張口切齒孰過是也嗟乎醫學既已不講生其間者幸而終身無病則苟免焉卒有不幸陰陽寒暑之冒犯則已舍其身爲釜中魚爲俎上肉聽醫者之烹治臠割而不能以自有其不治也視爲固然其痊也則孤注之偶一得者也可不懼哉可不痛哉雖然以此罪醫者醫者不任受也古之醫者方伎之畧列於藝文惠濟之方頒

自天子其重之也如是西國醫學列爲專科中學學成乃得從事今中上旣不以醫齒於士類士之稍自重稍有智慧者皆莫肯就此業醫師之官不設無十全爲上之獎無十失四五之罰坐聽天下之無賴持此爲倚市餬口之術殺人如麻又何怪歟鐵樵之弟曰仲彀憫茲學之廢墜悼厥兄之慘酷發大心願欲釆中西之理法選聰慧之童孺開一學堂以昌斯道而屬余述其所由貫諸天下議方倡未就也余在廣座中慷慨哀激論保種之道次述仲彀之所志臨桂龍君積之忽從座起涕泗長跪而言曰此舉若昌某願粉身碎骨相贊助某家計雖淡泊願悉所有以其半養母而散其半以就此事以報先君於地下余驚起長跪問故則君之尊甫於客歲患痢爲醫者所誤齎志以沒積之方徹歲自怨艾以未嘗學醫爲莫大罪其痛心疾首張目切齒盡息息與仲彀有同心也梁啟超曰天下之爲人子弟而與仲彀積之共此懵怛者奚啻千

萬吾度其苟有人心者其必志兩君之所志哀悼憤恨思有以一掃庸醫之毒以謝其父兄而惜乎獨力之不克舉又無人爲振臂號呼以集其事也抑庸醫之病天下天下稍有識者皆能道之顧以爲其害未必卽在我是用漠焉淡焉置之而已抑豈不聞緩急者人之所時有也萬一事起倉卒命在瞬息大索其良者不可得乃不得不委而棄之於庸醫之手彼時噬臍雖悔何及詩不云乎迨天之未陰雨徹彼桑土綢繆牖戶亦烏知夫誰氏當罹其害而誰氏當蒙其利乎今將誓合天下孝子悌弟之與仲[illegible]積之同其痛者與夫仁人志士之自愛其身與其所親者與夫一時賢士大夫之讀中西醫書有所心得而亟欲廣仁心仁術於天下者壹心攀從昌此善舉能效其力當效其財大以救種族之式微小以開藝術之新派遠以拯來者之急難近以殺兩君之私痛開醫會以通海內海外之見聞刊醫報以甄中法西法之美善立醫學堂選

高才之士以究其精微設醫院循博施之義以濟貧乏凡厥條理
別具專篇海內好善之君子其諸有樂於是歟

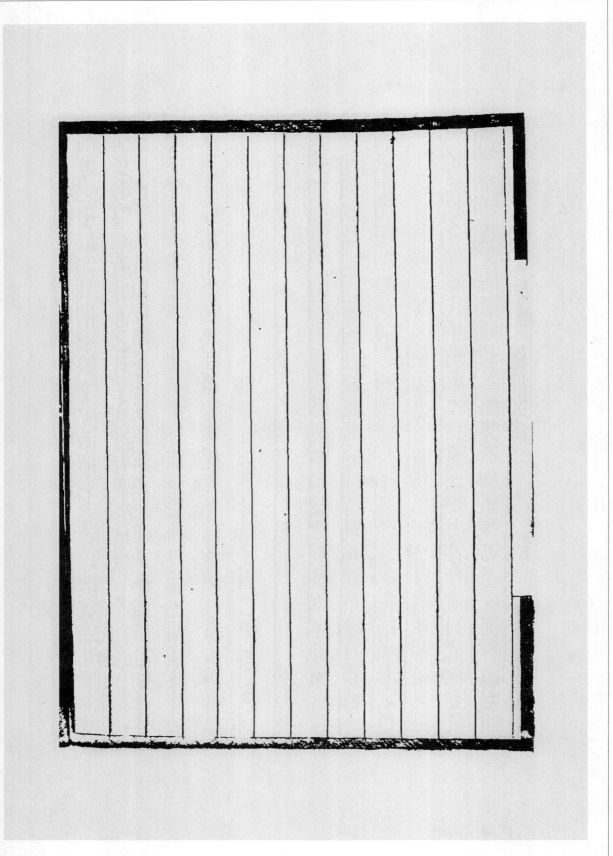

奏爲官紳種植樹木辦有成效摺 光緒廿三年

廣西巡撫　史念祖

竊廣西情形，地以瘠而多荒，民以貧而思亂，荒則益貧，亂則益荒，觀於歷來盜案之多，即知游惰日衆，而農務日疎也。前歲收成稍歉，民志已搖，幸賑糶無延，得免沸擾。近年兩湖協餉極少，戶部派欵漸增，利源日竭，局勢可虞。臣愚以爲此時受病已深，難圖急效，且公欵既不敢輕以嘗試，惟有因勢導引，使民自闢生機。除墾荒開礦均已辦有端倪，另案奏報外，查種植之利，樹木不亞桑麻，蔗靛優於五穀。去冬臣諭飭通省廣興種植，舉凡桐茶松竹，隨地所宜，先定簡明章程，並於粤湘購運秧子，分發各屬，每屬樹木定以三十萬株爲額，蔗靛聽便。領公欵者利息歸公，自籌欵者利息歸私。民地祇令報驗，官地酌取地租。種成後由牧令繪圖呈報，委員覆勘所活實在成數，如額者酌獎，不及額者記過，玩抗者撤究，如能逾額數倍驗明奏請獎勵至紳民未領公款所種之樹但須報驗有獎無罰今春陸續據報除所種棉蔗靛麻應歸入墾荒案內查勘外截至四月中合計通省業經委驗者已共種得桐茶松杉柳樛蜡竹桃李柚栗棕桂等樹一千七百四十餘萬株其中桐茶居什之四五種類有三年五年之別從此灌溉得宜尅期必可獲利其續報之處仍卽隨時委驗至官紳咸知庫帑支絀且以種植之利雖遲而穩故盡願籌捐不願領款繳息伏查粤民習惰此次勸諭種植初不料踴躍如斯成效立見惟新種樹木根蒂未深初經夏熱冬寒培植全賴人力已嚴飭各屬隨時考察保護擬明春再分查一次勸督補舊增新兼查灌溉勤惰所有此次勸辦種植之員實以署平樂府知府趙徠彥藤縣知縣文明欽永安州知州俞震龍蒼梧縣知縣吳廷燕等爲最奮發不無微勞足錄可否俟明春二次覆驗後分別奏獎數員以期鼓舞之處伏候　恩施其

辦理不力各屬除地方實有爲難情形不計外倘查明實係延宕
卽當隨時嚴懲以警玩愒所有去冬通飭官紳種植樹木以裕利
源現在辦有成效各緣由開具清單恭摺具陳伏乞　皇上聖鑒
訓示謹奏

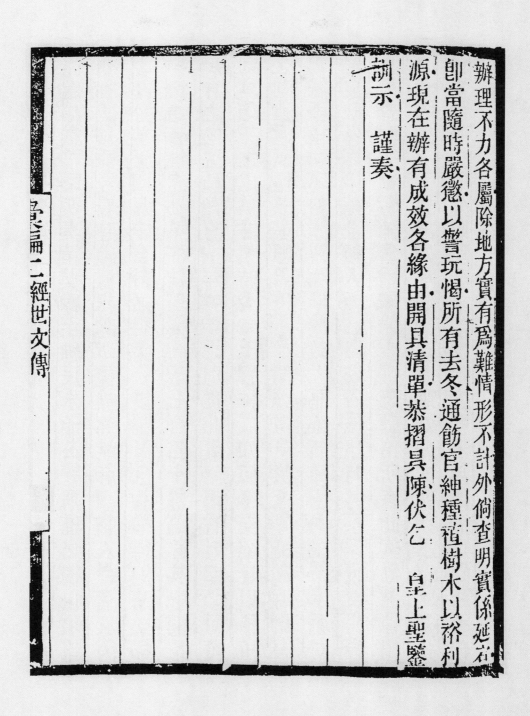

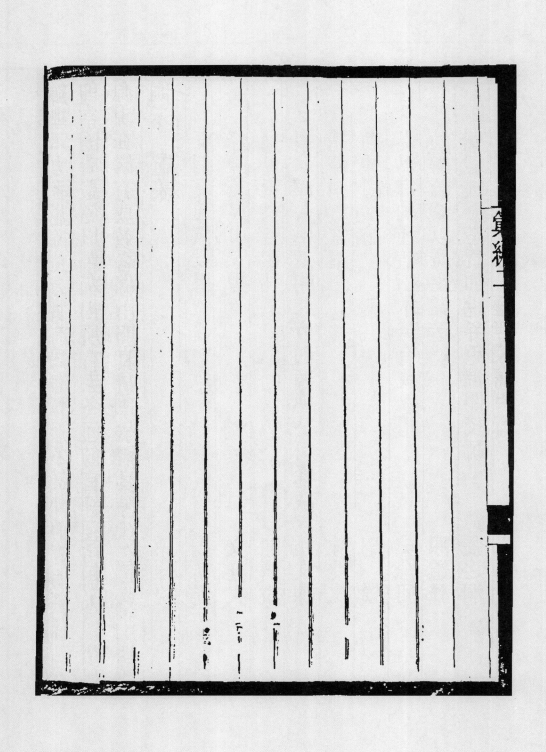

經世文傳目錄

利濟醫院學堂報冬季辦事姓氏

院董瑞安陳黻宸介石　瑞安何迪啟志石

院長樂清陳　虬志三

監院

瑞安池志澂次滂兼總理　瑞安陳葆善栗菴兼總理

總理

樂清陳國琳雪嵐兼襄訂　樂清陳　麟湄川

永嘉張昌堯岐侯兼分校　瑞安張懋衍松如

協理

瑞安何　焵禹農兼撰述　瑞安林　燊湘巖

樂清葉麟風魯山兼總校　永嘉姜周臣廉生

教習

樂清馮　豹隱南兼襄訂　玉環季騰霄仙卿兼襄訂

瑞安羅慶瑱佩卿兼總校　永嘉劉錫麟玉如兼分校

襄訂

告白

泰順周煥樞麗辰　永嘉陳　琮厭夫

纂修

樂清劉之屏藩侯　瑞安胡　鑫潤之　張　烈燿卿　陳　俠醉石

撰述

樂清陳　明宗易　瑞安陳兆麟豫齋　陳鍾琦韞莊　程　雲石仙

永嘉王　復六菑

總校

樂清高炳麟雲騏　瑞安王　蘅墨仙　郭鳳鳴瀲霞　林　獬養素

青田周鴻年琴溪　金華蔣瑞騏蓮生

分校兼校字

永嘉伍贊熙襄宸　永嘉陳祖訓鸞庭　吳紹泰子讓　毛宗漢卓仙

樂清葉　蓁月舫　瑞安羅以禮菘莊　邱　緘小亭　林　翰星垣

瑞安黃　遵伯威　瑞安何　樾帥木　胡鳴盛芝仙　陳平東茗軒

平陽楊　炘志遠　玉環余　瑨召棠　張諧紳小梅　陳玉明覺生

青田金　銘緘三